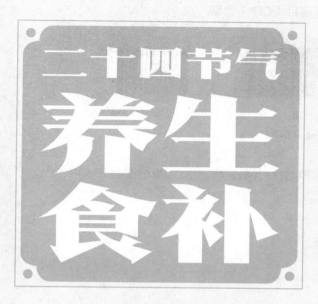

二十四节气养生食补

张振/主编

U0271733

中医古籍出版社
Publishing House of Ancient Chinese Medical Books

图书在版编目（CIP）数据

二十四节气养生食补 / 张振主编 . —北京：中医
古籍出版社, 2021.5
ISBN 978-7-5152-2227-1

Ⅰ.①二… Ⅱ.①张… Ⅲ.①二十四节气–关系–食
物养生 Ⅳ.①R247.1

中国版本图书馆CIP数据核字(2021)第056946号

二十四节气养生食补

主编　张振

策划编辑	姚强	
责任编辑	张雅娣	
封面设计	李荣	
出版发行	中医古籍出版社	
社　　址	北京东直门内南小街 16 号（100700 ）	
电　　话	010-64089446 （总编室）010-64002949 （发行部）	
网　　址	www.zhongyiguji.com.cn	
印　　刷	天津海德伟业印务有限公司	
开　　本	880mm × 1230mm　1/16	
印　　张	16	
字　　数	320 千字	
版　　次	2021 年 5 月第 1 版　2021 年 5 月第 1 次印刷	
书　　号	ISBN 978-7-5152-2227-1	
定　　价	69.00 元	

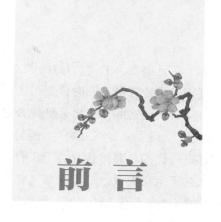

前　言

　　二十四节气是中华民族传统文化的重要组成部分，流传至今，深深影响着我国广大劳动人民的生产和生活。"春雨惊春清谷天，夏满芒夏暑相连，秋处露秋寒霜降，冬雪雪冬小大寒。"这首《二十四节气歌》在我国民间广为流传，二十四节气的影响由此可见一斑。

　　二十四节气是我国独创的传统历法，也是我国历史长河中不可多得的瑰宝，上至风雨雷电，下至芸芸众生，包罗万象。在长期的生产实践中，我国劳动人民通过对太阳、天象的不断观察，开创出了节气这种独特的历法。经过不断的探索、分析和总结，节气的划分逐渐变得科学和丰富，到距今两千多年的秦汉时期，二十四节气已经形成了完整的体系，并一直沿用至今。

　　起初，二十四节气及其相关的历法是为农业生产服务的，比如"芒种"这个节气，说的是这个时期的小麦、大麦等有芒作物已经成熟，要抓紧时间收割。这个节气同时也是有芒的谷类作物（如谷、黍、稷等）播种的最佳时期，倘若错过了就可能造成歉收。在这一时期，农民既要抢收，又要播种，是一年之中最忙的季节，因此又称该节气为"忙种"。渐渐地，人们发现二十四节气还影响着我们生活的其他方面，比如饮食、起居、养生、节日民俗等。科学证明，这二十四个节气对人体的影响是不相同的，在不同节气时身体会出现不同的生理现象，人们根据身体的情况采用健身或是调整饮食的方式加以调节和改善，使身体处于健康的状态。由此可以看出，二十四节气的影响已经渗透到人们生活中的各个方面。

　　二十四节气之中更蕴含着丰富的中华传统文化。北宋著名哲学家程颢有一首题为《秋日偶成》的诗，诗中说："闲来无事不从容，睡觉东窗日已红。万物静观皆自得，四时佳兴与人同。道通天地有形外，思入风云变态中。富贵不淫贫贱乐，男儿到此是豪雄。"诗中用自然法则来展现人生的哲理，无论是"静观万物"，还是享受春夏秋冬"四时佳兴"，其中的道理都是一样的。要想达到"天人合一"的境界，就必须按自然规律办事。从这个意义上说，二十四节气在讲述气象变化的同时，也在讲述人与自然的关系、人与人的关系，更是在讲述人类生存的基本法则。二十四节气直接或间接地影响着每一个人，人们总是在季节的交替中生活，随着时间的变化而改变，这些都与二十四节气有关。太阳的升落，月亮的圆缺，这些自然现象与二十四节气也都是分不开的。随着科技的发展，人们生活水平的提高，人们对于自然界和自身联系的认识更加深刻，因此二十四节气知识对人们来说也就更加重要。不论你去到地球上的任何国家或地区，有中华儿女的地方，就会有二十四节气相伴。不仅如此，二十四节气还陪伴着深受中华文化影响的人们。

由此可见，了解二十四节气知识，对于传承中华传统文化、服务百姓日常生活都十分有意义。鉴于此，我们精心编写了本书。书中首先详细介绍了二十四节气的起源，以及与之相关的历法、季节、物候、节令等内容，接着按照春、夏、秋、冬的顺序介绍各个季节的节气知识，包括农事特点、农历节日、民风民俗、饮食养生、药膳养生、起居养生、运动养生、常见病食疗防治等，全方位解读二十四节气，带领读者领略传统文化的精髓。书中随文配图近千幅，用图解的方式展现二十四节气知识，清晰明了，别具特色。生动的图画与经典的传统文化知识完美融合，相映成趣，大大提升了可读性和观赏性。

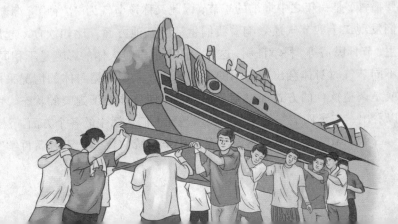

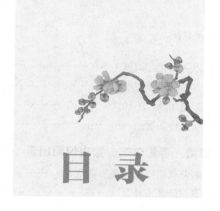

目　录

第三篇 夏满芒夏暑相连——夏季的6个节气

第四篇　秋处露秋寒霜降——秋季的 6 个节气

第五篇　冬雪雪冬小大寒——冬季的 6 个节气

第一篇

二十四节气

——中国独有的一种历法

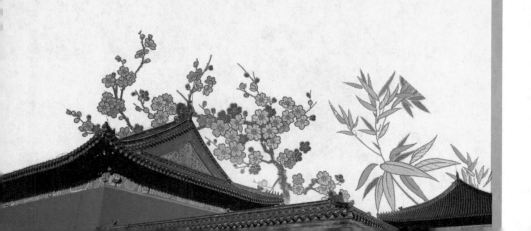

❦ 第1章 ❧
二十四节气来历

　　早在春秋时期，人们就确定出仲春、仲夏、仲秋和仲冬四个节气，以后不断地改进与完善。随着劳动人民的不断发明和研究，二十四节气逐渐确定和完整起来，于秦汉年间，二十四节气完全确立。

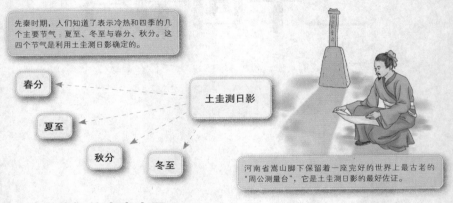

先秦时期，人们知道了表示冷热和四季的几个主要节气：夏至、冬至与春分、秋分。这四个节气是利用土圭测日影确定的。

春分

夏至

秋分　　冬至

土圭测日影

河南省嵩山脚下保留着一座完好的世界上最古老的"周公测量台"，它是土圭测日影的最好佐证。

二十四节气的丰富内涵

　　我国大部分地区处在温带，气候冷热变化很大。劳动人民为了农业生产上的需要，创造了二十四节气。从节气的名称上，我们就可以知道它包含的意义。

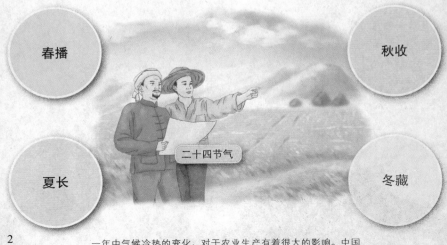

春播

秋收

夏长

冬藏

二十四节气

一年中气候冷热的变化，对于农业生产有着很大的影响。中国农业生产以二十四节气作为指导，要求掌握季节，不违农时。

二十四节气中，表示四季变化的有立春、春分、立夏、夏至、立秋、秋分、立冬、冬至八个节气名称，表示天气变化的有雨水、谷雨、小暑、大暑、处暑、白露、寒露、霜降、小雪、大雪、小寒、大寒十二个节气名称，表示农事和其他的有惊蛰、清明、小满、芒种四个节气名称。

　　古时人们根据月初、月中的日月运行位置和天气变化及动物、植物生长等自然现象，利用它们之间的关系，把一年平分为24等份，并给每等份取了专有名称，这就是二十四节气。古时把节气称"气"，每月有两个气：前一个叫"节气"，后一个叫"中气"。

　　太阳从黄经0°算起，沿黄经每运行15°所经历的时日称作一个节气。每年运行360°，共经历24个节气（每个月两个节气）。其中，每月第一个节气为"节气"，即：立春、惊蛰、清明、立夏、芒种、小暑、立秋、白露、寒露、立冬、大雪和小寒等；每月的第二个节气为"中气"，即：雨水、春分、谷雨、小满、夏至、大暑、处暑、秋分、霜降、小雪、冬至和大寒等。"节气"和"中气"交替出现，各经历时日15天，后来人们习惯把"节气"和"中气"统称为"节气"。

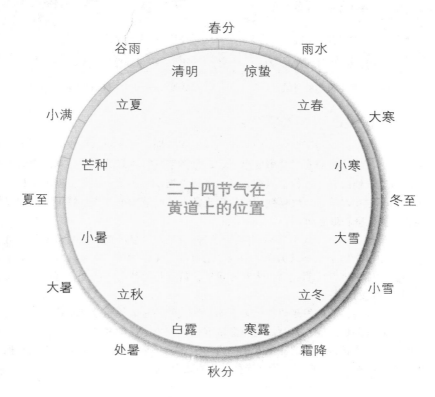

二十四节气在黄道上的位置

二十四节气的基本含义如下：

二十四节气基本含义

立春——春季开始	立秋——秋季的开始
雨水——降雨开始，雨量渐增	处暑——炎热的暑天即将结束
惊蛰——春雷乍动，惊醒了蛰伏在泥土中冬眠的动物	白露——天气转凉，露凝而白
春分——分是平分的意思，表示昼夜平分	秋分——昼夜平分
清明——天气晴朗，草木繁茂	寒露——露水已寒，将要结冰
谷雨——雨量充足而及时，谷类作物能够茁壮成长	霜降——天气渐冷，开始有霜
立夏——夏季的开始	立冬——冬季的开始
小满——麦类等夏熟作物籽粒开始饱满	小雪——开始下雪
芒种——麦类等有芒作物成熟	大雪——降雪量将会增多，地面可能会有积雪
夏至——炎热的夏天来临	冬至——冬天来临
小暑——天气慢慢开始变热	小寒——气候变得寒冷
大暑——一年中最热的时候	大寒——一年中最寒冷的时候

二十四节气的科学合理测定

　　广大农民群众为了搞好农业生产，在远古时期就很重视掌握农时。因为只有掌握农时，才能按照农时从事农事活动，才能够获得较好的收成。掌握农时就是掌握节气气候的变化规律。最初人们从观察"物候"入手，就是根据观察自然界生物和非生物对节气、气候变化的反应现象，从而掌握节气气候特征，人们以物候为依据从事农事活动。

　　较早的古历书《夏小正》，有物候的详细记载。《夏小正》全书虽然只有五百余字，却以全年十二个月为序，记载了每月的天象、物候、民事、农事、气象等方面的详细内容，说明我国古人对于星辰，特别是北斗七星的变化规律研究已经达到了一定的水平。

　　不久以后，人们发现以物候来掌握节气气候还是显得粗放和不稳定，于是便求助于对天象的观测，通过观测星象的变化，找出了星象和节气变化的规律，如《鹖冠子》中记载有关北斗星斗柄的指向描述："斗柄东指，天下皆春；斗柄南指，天下皆夏；斗柄西指，天下皆秋；斗柄北指，天下皆冬……"

紧接着人们又发现，以"天象"观测来掌握节气气候，仍然显得比较粗疏、缺乏准确性。后来，人们意识到日照时人的影子长短可能与太阳的位置和气候变化有某种关联。劳动人民经过反复地实践探索，获得的经验是：用土圭来测量太阳对晷针所投影子的长短，即以土圭测日影的方法确定了春分、秋分、夏至、冬至节气的准确日期。

随着"两至""两分"的确定，立春、立夏、立秋、立冬，表示春、夏、秋、冬四季开始的四个节气也相继确定。这样"四立"加上"两分""两至"，恰好把一年分为八个基本相等的时段，把四季的时间范围定了下来。《吕氏春秋·十二纪》中详细记载了八个节气，而且还有许多关于温度、降水变化的内容，以及温度、降水变化所影响的自然物候现象等内容。

随着铁制工具的普遍利用和农田水利灌溉的大发展，农事活动日益精细与复杂，耕地面积日益扩大，这就使得在天时的掌握上，要有更多的主动性和预见性，以便及时采取措施。于秦汉时代，黄河中下游地区的人们根据本区域历年气候、天气、物候以及农业生产活动的规律和特征，先后补充确立了其余十六个节气。这十六个节气是：雨水、惊蛰、清明、谷雨、小满、芒种、小暑、大暑、处暑、白露、寒露、霜降、小雪、大雪、小寒、大寒。至此，历时三四千年，终于形成了完整的二十四节气，西汉《淮南子》一书就详细记载了完整的二十四节气内容。

从此以后，人们对二十四节气的探索随着生产力的提高而发展前进。对于那些对农业生产有特别意义的时段，有了更细致的阐述，并且在具有不同气候和农业生产特点的地区应用时，产生出大量的农谚、民谣。二十四节气的深刻含义，已经不仅仅是节气的名称所能表达的了。

土圭测影定节气

利用直立的竿子在正午时刻测其影子的长短来确定节气

把一年中影子最短的一天确定为"夏至"

把一年中影子最长的一天确定为"冬至"

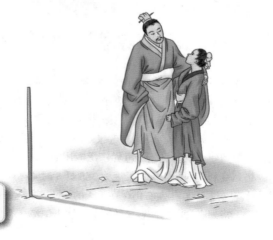

第2章
二十四节气和历法

节气与太阳历

太阳历是世界上大多数国家、地区和民族通用的历法，简称阳历，又称"公历"。

太阳历是基于地球环绕太阳运行的规律制定的，把地球环绕太阳运动一周所经历的时间称为一个"回归年"，它是太阳历的一年。起初确认一个回归年约为365日，随后经过科学精密计算是365日5小时48分46秒。

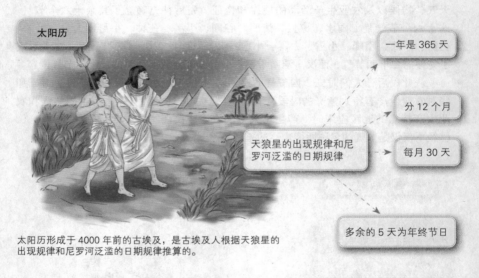

太阳历

天狼星的出现规律和尼罗河泛滥的日期规律

一年是365天

分12个月

每月30天

多余的5天为年终节日

太阳历形成于4000年前的古埃及，是古埃及人根据天狼星的出现规律和尼罗河泛滥的日期规律推算的。

古埃及的太阳历经过两次组织修改，才成为当今世界通用的太阳历。第一次是在公元前46年，古罗马的恺撒大帝主持修改历法。以古埃及的太阳历为基础，修改后实施四年一闰，即"恺撒历"。第二次是在1582年，罗马教皇格列高利十三世又一次组织修改历法，这次修改的历法称"格列历"。格列历规定每400年减去3个闰年，也就是当今世界广泛应用的太阳历，即公历。

格列高利历的历年平均长度为365日5时49分12秒，比回归年长26秒。虽然照此计算，过3000年左右仍存在1天的误差，但这样的精确度已经相当了不起了。

由于格列高利历的内容比较简洁，便于记忆，而且精度较高，与天时符合较好，

1582 年 3 月 1 日,格列高利颁发了改历命令,内容是:

1.1582 年 10 月 4 日后的一天是 10 月 15 日，而不是 10 月 5 日，但星期序号仍然连续计算，10 月 4 日是星期四，第二天 10 月 15 日是星期五。这样，就把从 325 年以来积累的老账一笔勾销了。

2. 为避免以后再发生春分飘离的现象,改闰年方法为：凡公元年数能被 4 整除的是闰年，但当公元年数后边是带两个 "0" 的 "世纪年" 时，必须能被 400 整除的年才是闰年

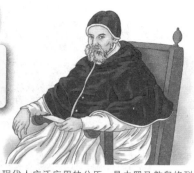

现代人广泛应用的公历，是由罗马教皇格列高利十三世组织修改而成。

因此它逐步为各国政府所采用。我国是在辛亥革命后根据临时政府通电，从 1912 年 1 月 1 日起正式使用格列高利历的。

古埃及的太阳历一年有 12 个月，1、3、5、7、8、10、12 月为大月，大月为 31 天；2、4、6、9、11 为小月，小月中除 2 月份外均为 30 天。2 月份平年是 28 天，闰年（四年一闰）是 29 天。公历纪元，相传是以耶稣基督诞生年为元年。中国于 1912 年（民国元年）正式开始采用公历。

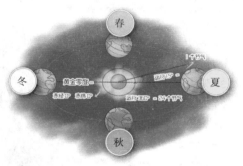

地球围绕太阳公转的位置决定二十四节气的划分。

二十四节气也是太阳历。二十四节气按照历法的定义也是一种历法，可以称为 "节气历"，它和古埃及的太阳历可谓并驾齐驱。最初先民们通过土圭观察日影的变化确立了 "二至" "二分" 节气，又通过 "二至" "二分" 节气的回归计算，得出了一个回归年是 365 ～ 366 天的论断。又根据日影长短变化的规律，结合气候寒暑变化的规律，相继确定了 "四立" 节气。仅凭这 "二至" "二分" "四立" 8 个节气，便勾画出了一年四季完整的图像。《尧典》说："三百有六旬有六日，以闰月定四时成岁。" 鉴于节气历是依据日影变化的规律所制定，本身又能直接表达一年四季的轮回，后来又发展为 15 天左右一个节气，一周年为 12 个月，这足以说明 "二十四节气" 是中华民族创建的中国式的太阳历。

节气与太阴历

太阴历，简称阴历。据可靠史料记载，世界上一些文明古国，都是在数千年前先后制定和运用了太阴历。我国在 4200 多年前便有了太阴历，太阴历是依据月相的变化周期来制定的，比较直观，容易掌握，故为世人最先采用。

朔 把完全见不到月亮的一天称"朔日",定为阴历的每月初一。

望 把月亮最圆的一天称"望日",为阴历的每月十五(或十六)。

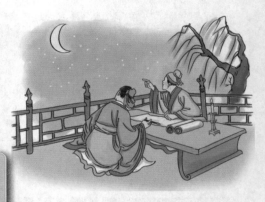

从朔到望,是朔望月的前半月;从望到朔,是朔望月的后半月;从朔到望再到朔为阴历的一个月。一个朔望月为29天半,实际上是29天12小时44分3秒。

我国的先民们把月亮圆缺的一个周期称为一个"朔望月"。

阴历一年有12个月,单月是大月(30天),双月是小月(29天),全年共有354天。12个朔望月共为354~367天,二者一年相差0~367天。若不予以调整,经过40年后,其朔望日期便完全颠倒。因此阴历需要安排"闰年"来调整,办法是每30年中给规定的

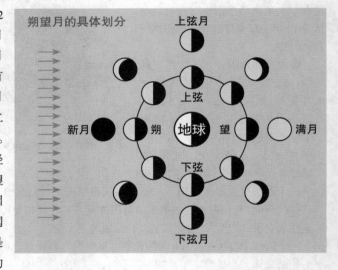

朔望月的具体划分

上弦月
上弦
新月 朔 地球 望 满月
下弦
下弦月

11年中的每年最后一月加1天。阴历经过这样的自我调整以后,每30年和月相的步调差8~16分。并且,由于月亮围绕地球运转和地球围绕太阳运转均非匀速运转,为保持朔日必须在阴历每月初一,也进行必要的调整。因此,有时会出现连续两个阴历大月或连续两个阴历小月的情况。

节气和阴历是我国古代的太阳历和太阴历。它们同时产生于4000年前左右夏朝的前期,当时曾一度对两种历法分别并用。用节气历来记述一年之中寒暑、季节、气候、物候以及农事时段的演变规律和特征;运用阴历主要来记述月、日时段,如每月的初一、十五以及诸多的民族祭祀日期,如春节、元宵节、端午节、

七巧节、中秋节、重阳节以及除夕等，沿海地区的人们根据阴历月相判断海洋的潮汐日期和时间等。

直到今天，在我国还有不少人仍然将节气和阴历分别并用。

节气与阴阳合历

把太阴历和太阳历二者配合起来的历法叫作"阴阳合历"。在我国的夏朝后期，将阴历和节气历结合起来制定了阴阳合历。阴阳合历是在夏朝制定的，因此在历史上长期称其为"夏历"，近代改称为"农历"。

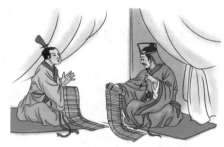

夏朝时将阴历改革成阴阳合历，其具体改进之处是：运用节气历给阴历设置闰月。

一个节气历一年是 365 天，而阴历的一年是 354 天，二者一年相差 11 天，经过一定年限后，在阴历的年月中寒暑的日期则完全颠倒。改进的方法是给阴历增加天数、设置闰月，设置闰月的阴历年份称作"闰年"。

刚开始采取三年一闰，但还剩下三四天；后采取五年两闰，却又超过了四五天；又采取八年三闰，仍差两天。经过反复观测实践，终于确定了"十九年七闰"的办法。那么"十九年七闰"，闰月设置在哪年哪月呢？经过验证考虑，闰月设置于阴历的年、月份中没有"中气"的月份。

由于节气的相间日数是 15 天左右，而阴历的一月是 29.5 天，因而在阴历月份里的节气日则逐年逐月向后移动，大约每过 2.8 年，就有一月的"中气"移出该月的月末，形成该月没有"中气"。这就是无中气的月份，于是便以此月为闰月，并以紧靠的上一月的月号为闰月的月号。例如，紧相连的上一月是阴历的四月，那么闰月便是闰四月，其他的调整办法依次类推。

在阴历的每 19 个年份中，将会出现 7 个年份中有一个月没有"中气"的现象，于是在 19 年中设 7 个闰月，即 7 个闰年，这就是"十九年七闰"的由来。将阴历和节气历相结合，设置闰年闰月，十九年七闰，最大的好处是使阴历的年月变化和寒暑的变化基本协调一致，将不会出现"寒冬"腊月挥扇过春节、穿着棉衣过"三伏"的现象。

第3章
二十四节气与物候

二十四节气气温变化形成四季

四季一般是根据二十四节气来划分的：把从低气温走向高气温的季节叫作春季，把气温高的季节叫夏季；把从高气温走向低气温的季节叫作秋季，把气温低的季节叫作冬季。

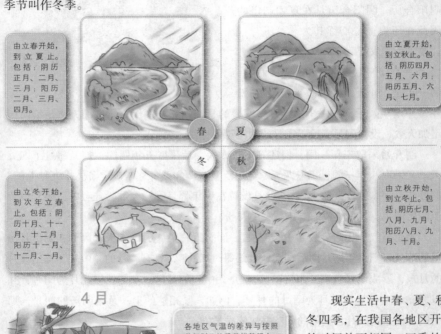

由立春开始，到立夏止。包括：阴历正月、二月、三月；阳历二月、三月、四月。

由立夏开始，到立秋止。包括：阴历四月、五月、六月；阳历五月、六月、七月。

由立冬开始，到次年立春止。包括：阴历十月、十一月、十二月；阳历十一月、十二月、一月。

由立秋开始，到立冬止。包括：阴历七月、八月、九月；阳历八月、九月、十月。

春 夏 冬 秋

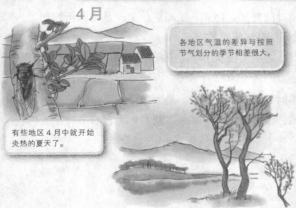

4月

各地区气温的差异与按照节气划分的季节相差很大。

有些地区4月中就开始炎热的夏天了。

现实生活中春、夏、秋、冬四季，在我国各地区开始的时间并不相同，四季的长短也不一致。

因此，用温度参数来划分四季才会更合理适用。把平均气温在22℃以下、10℃以上的时候定义为春季和秋季，把平均气温在22℃以上的时候定义为夏季，平均气温在10℃以下的时候定义为冬季。

二十四节气和七十二候

二十四节气不但在历法方面有所创造，而且与节气物候也有密切的联系。为了科学、有效、更切合实际地划分、界定二十四节气，也为了寻找到各个节气之间相互衔接、起始的"物化标志"，于是便有了从时序上，每月六候、一年七十二候的区分，才出现了各种应时的"物候现象"。这些以气象、水温、地温、土壤、地表、动物、植物等变易为其验证的物候，既是古代长期社会生产（主要是农业）、生活实践经验的感性认识的总结，又是古代农学、天文学、气象学、节候学等领域的重要科研成果。

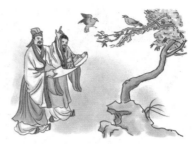

候是指古代以一候为五日，具体用鸟兽草木等的变动来验证月令的变易。

七十二候的基本内容：

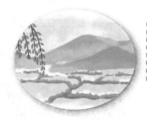

1. 立春
初候，东风解冻（阳和至而坚凝散也）。
二候，蛰虫始振（振，动也）。
三候，鱼陟负冰（陟，言积，升也，高也。阳气已动，鱼渐上游而近于冰也）。

2. 雨水
初候，獭祭鱼（此时鱼肥而出，故獭先祭而后食）。
二候，候雁北（自南而北也）。
三候，草木萌动（是为可耕之候）。

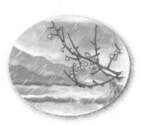

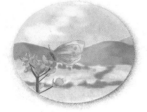

3. 惊蛰
初候，桃始华（阳和发生，自此渐盛）。
二候，仓庚鸣（黄鹂也）。
三候，鹰化为鸠（鹰鸷鸟也。此时鹰化为鸠，至秋则鸠复化为鹰）。

4. 春分
初候，玄鸟至（燕来也）。
二候，雷乃发声（雷者阳之声，阳在阴内不得出，故奋激而为雷）。
三候，始电（电者阳之光，阳气微则光不见，阳盛欲达而抑于阴。其光乃发，故云始电）。

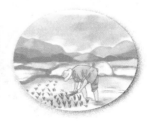

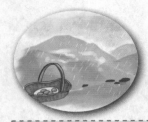

5. 清明

初候, 桐始华。

二候, 田鼠化为鴽, 牡丹华 (鴽, 音 rú, 鹌鹑属, 鼠阴类。阳气盛则鼠化为鴽, 阴气盛则复化为鼠)。

三候, 虹始见 (虹, 音洪, 阴阳交会之气, 纯阴纯阳则无, 若云薄漏日, 日穿雨影, 则虹见)。

6. 谷雨

初候, 萍始生。

二候, 鸣鸠拂其羽, 飞而两翼相排, 农急时也。

三候, 戴胜降于桑 (戴胜, 织网之鸟, 一名戴, 阵于桑以示蚕妇也, 故曰女功兴而戴鸣)。

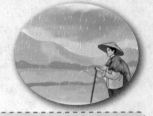

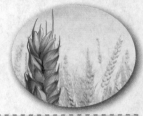

7. 立夏

初候, 蝼蝈鸣 (蝼蛄也, 诸言蚓者非)。

二候, 蚯蚓出 (蚯蚓阴物, 感阳气而出)。

三候, 王瓜生 (王瓜色赤, 阳之盛也)。

8. 小满

初候, 苦菜秀 (火炎上而味苦, 故苦菜秀)。

二候, 靡草死 (葶苈之属)。

三候, 麦秋至 (秋者, 百谷成熟之期。此时麦熟, 故曰麦秋)。

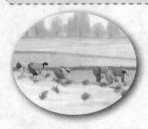

9. 芒种

初候, 螳螂生 (俗名刀螂, 说文名拒斧)。

二候, 鵙始鸣 (鵙, 伯劳也)。

三候, 反舌无声 (反舌, 百舌鸟也)。

10. 夏至

初候, 鹿角解 (鹿, 阳兽也, 得阴气而解)。

二候, 蜩始鸣 (蜩, 音 tiáo, 蝉也)。

三候, 半夏生 (半夏, 药名也, 阳极阴生)。

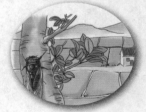

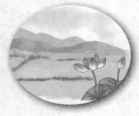

11. 小暑

初候, 温风至。

二候, 蟋蟀居壁 (蟋蟀, 亦名促织, 此时羽翼未成, 故居壁)。

三候, 鹰始挚 (挚, 言至。鹰感阴气, 乃生杀心, 学习击搏之事)。

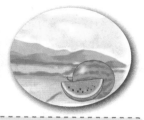

12. 大暑

初候，腐草为萤（离明之极，故幽类化为明类）。
二候，土润溽暑（溽，音rù，湿也）。
三候，大雨时行。

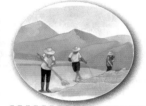

13. 立秋

初候，凉风至。
二候，白露降。
三候，寒蝉鸣（蝉小而青赤色者）。

14. 处暑

初候，鹰乃祭鸟（鹰，杀鸟。不敢先尝，示报本也）。
二候，天地始肃（清肃也，寒也）。
三候，禾乃登（稷为五谷之长，首熟此时）。

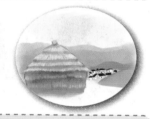

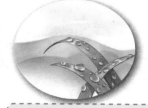

15. 白露

初候，鸿雁来（自北而南也。一曰：大曰鸿，小曰雁）。
二候，玄鸟归（燕去也）。
三候，群鸟养羞（羞，粮食也。养羞以备冬月）。

16. 秋分

初候，雷始收声（雷于二月阳中发生，八月阴中收声）。
二候，蛰虫坯户（坯，音péi。坯户，培益其穴中之户窍而将蛰也）。
三候，水始涸（国语曰：辰角见而雨毕，天根见而水涸，雨毕而除道，水
涸而成梁。辰角者，角宿也。天根者，氐房之间也。见者，旦见于东方也。
辰角见九月本，天根见九月末，本末相去二十一余）。

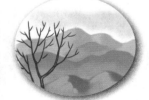

17. 寒露

初候，鸿雁来宾（宾，客也。先至者为主，后至者为宾，盖将尽之谓）。
二候，雀入大水为蛤（飞者化潜，阳变阴也）。
三候，菊有黄花（诸花皆不言，而此独言之，以其华于阴而独盛于秋也）。

18. 霜降

初候，豺乃祭兽（孟秋鹰祭鸟，飞者形小而杀气方萌，季秋豺祭兽，走者
形大而杀气乃盛也）。
二候，草木黄落（阳气去也）。
三候，蛰虫咸俯（俯，蛰伏也）。

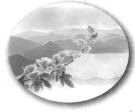

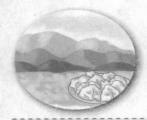

19. 立冬

初候，水始冻。
二候，地始冻。
三候，雉入大水为蜃（蜃，蚌属）。

20. 小雪

初候，虹藏不见，季春阳胜阴，故虹见（孟冬阴胜阳，故藏而不见）。
二候，天气上升，地气下降。
三候，闭塞而成冬（阳气下藏地中，阴气闭固而成冬）。

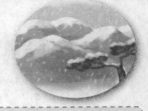

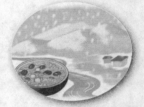

21. 大雪

初候，鹖旦不鸣（鹖旦，音 gé dàn，夜鸣求旦之鸟，亦名寒号虫，乃阴类而求阳者，兹得一阳之生，故不鸣矣）。
二候，虎始交（虎本阴类，感一阳而交也）。
三候，荔挺出（荔，一名马蔺，叶似蒲而小，根可为刷）。

22. 冬至

初候，蚯蚓结（阳气未动，屈首下向，阳气已动，回首上向，故屈曲而结）。
二候，麋角解（麋，阴兽也。得阳气而解）。
三候，水泉动（天一之阳生也）。

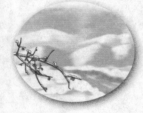

23. 小寒

初候，雁北乡（一岁之气，雁凡四候。如十二月雁北乡者，乃大雁，雁之父母也。正月候雁北者，乃小雁，雁之子也。盖先行者其大，随后者其小也）。
二候，鹊始巢（鹊知气至，故为来岁之巢）。
三候，雉雊（雊，雉鸣也。雉火畜，感于阳而后有声）。

24. 大寒

初候，鸡乳（鸡，水畜也，得阳气而卵育，故云乳）。
二候，征鸟厉疾（征鸟，鹰隼之属，杀气盛极，故猛厉迅疾而善于击也）。
三候，水泽腹坚（阳气未达，东风未至，故水泽正结而坚）。

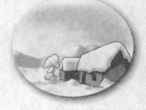

第二篇

春雨惊春清谷天

——春季的 6 个节气

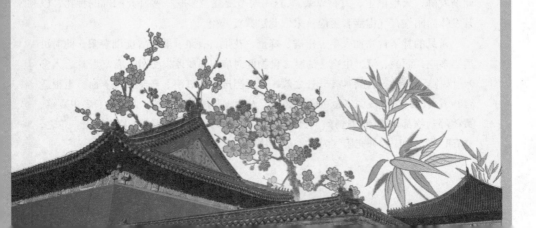

第 1 章

立春：乍暖还寒时，万物开始复苏

立春节气是二十四节气之一，又称"打春"，"立"是"开始"的意思，中国以立春为春季的开始，每年公历 2 月 4 日或 5 日太阳到达黄经 315° 时为立春。《月令七十二候集解》记载："正月节，立，建始也，立夏秋冬同。"古代"四立"，指春、夏、秋、冬四季开始，其农业意义为"春种、夏长、秋收、冬藏"，概括了黄河中下游农业生产与气候关系的全过程。

人们把立春节气的 15 天分为三候，即"初候东风解冻，二候蛰虫始振，三候鱼陟负冰"。从这三候的名称就可以明白立春的季节变化特征——告别了寒冷的冬天，春天已经到来，然而冬天的寒冷却还未能一下消失殆尽，天气需要经过较长的一段时间预热才能慢慢暖和起来，东风送暖，大地开始解冻，万物渐渐苏醒，这就是"初候东风解冻"。五天后，蛰居的虫类因感受到了春天的温暖，而蠢蠢欲动地向外界活动，这就是"二候蛰虫始振"。再经过五日，水面厚厚的冰也逐渐开始融化了，水底的鱼儿迫不及待地要到水面上来吸吸氧气，感受一下春天的气息，于是便有了"三候鱼陟负冰"的说法。此时的气候特点，虽然还不能让人们立刻感受到春天般的温暖，但却使人明显感受到春天的脚步近了。

立春饮食养生：少酸多甘，平抑肝火

补充阳气，多食甘辛、少食酸冷

立春时节饮食养生应以补充阳气为主。《黄帝内经·素问》中记载："春三月，此谓发陈，天地俱生，万物以荣。"这一时节要注意多吃一些补充阳气的食物，以升发体内阳气，气虚症者更应该采取此法饮食养生。

常见的甘辛食物如大枣、柑橘、蜂蜜、花生、香菜、韭菜等能助春阳，此时可适当多吃，而酸、涩、生冷、油腻之物此时应尽量少吃。另外，首乌肝片、人参米肚、燕子海参等药膳具有升补之效，可适当选食。红枣、薏米补气养血，也很适合春天食用。阳气虚弱者也可酌情药补，人参或西洋参、党参、太子参、冬虫夏草、黄芪等药物都是不错的选择，它们能提高人体的免疫力，有抗衰老的作用。总之，立春时节饮食应以补充阳气为主，多食甘辛、少食酸冷。

养护阳气，适当吃些韭菜

　　立春时节适合养护人体的阳气，应适当食用些韭菜。韭菜能增强人体对细菌、病毒的抵抗能力，甚至可以直接抑制或杀灭病菌，有益于人体健康。初春时节的韭菜品质最佳（《本草纲目》记载"正月葱，二月韭"），晚秋次之，夏季最差。为了避免营养的流失，在烹调前应将韭菜快速清洗，在下锅前现切。另外要特别注意，隔夜制作的熟韭菜不能食用，以防吃坏肚子。

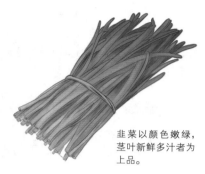

韭菜以颜色嫩绿，茎叶新鲜多汁者为上品。

◎ 韭菜虾仁粥

【材料】韭菜、虾仁各 25 克，大米 100 克。
【调料】盐、味精、鸡汤各适量。
【制作】①韭菜淘洗干净，切成段；虾仁去虾线，洗净，焯水，切末；大米淘净，用冷水浸泡 30 分钟，捞出沥水。②砂锅中倒入适量鸡汤，放入大米，大火煮沸后改用小火熬至黏稠。③下入虾仁煮至熟透，加入韭菜段、盐、味精，大火煮沸即可起锅食用。

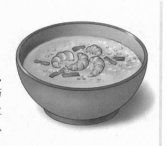

食用韭菜虾皮炒鸡蛋，清洁肠壁、促进排便

　　韭菜含有大量膳食纤维，经常食用可以清洁肠壁、促进排便。立春时节可以食用韭菜虾皮炒鸡蛋，既营养丰富，又含热量低，并且温中养血，温暖腰膝。

◎ 韭菜虾皮炒鸡蛋

【材料】韭菜适量洗干净，鸡蛋 2～3 个，盐、虾皮适量。
【制作】①韭菜洗净切小段，鸡蛋破壳后打匀。②炒锅上火，植物油烧温热后，放入虾皮煸炒至香。③然后倒入打匀的鸡蛋，待鸡蛋炒得稍有固定形状后将韭菜倒入。④煸炒一阵后加盐、姜末、味精，再进行翻炒即可食用。

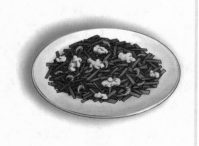

食用家常木须肉，清热排毒

冬春之际，食用木耳有清热排毒的功效。食用家常木须肉，瘦肉和鸡蛋的加入为人体补充了丰富的蛋白质，这样组合起来脂肪含量较少，春天吃既不会长肉又享受了美味。

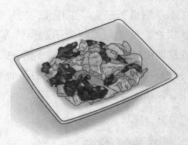

◎ **木须肉**

【材料】黑木耳，瘦肉，鸡蛋2个，黄瓜、油、料酒、花椒、酱油、盐、鸡精、淀粉、葱、姜、蒜末儿适量。

【制作】①黑木耳泡发洗净，撕成小块，黄瓜切片；瘦肉切片放入碗中，倒上少许料酒、酱油和一点点淀粉或嫩肉粉，拌匀渍一会儿。②鸡蛋磕入碗中，打散；炒锅置于火上，放油，油热后把鸡蛋摊熟，打散，盛出。③再添些油，油热后下花椒，待花椒变色出香味后把花椒捞出，放肉片翻炒，断生后放葱、姜、蒜末儿、酱油翻炒，上色后把鸡蛋、木耳、黄瓜倒入继续翻炒，加少许盐，也可以加点汤或水，最后放些鸡精，炒匀即可食用。

平衡消化，多食粗粮、少食油腻

立春时节要平衡消化，多吃谷类粗粮，如玉米、燕麦等，生菜、芥菜、芹菜等富含膳食纤维的新鲜蔬菜也应多吃。一些调味食品如葱、姜、蒜等具有祛湿、辟秽浊、促进血液循环、兴奋大脑中枢的作用，也可适量食用。还应多吃一些多汁的水果，以消热滞、和湿滞、平衡消化。经过冬季的长期进补，立春之时人体的肠胃一般积滞较重，为了避免助湿生痰，甚至阴津耗损、阳气外泄，所以立春时节也不宜多吃油腻食物。

平抑肝火，多吃蔬菜、少吃羊肉

立春时节，肝火较盛，为平抑肝火，饮食方面应多吃性平味淡的蔬菜、野菜和食用菌，可以平抑肝火，有益养生；而野菜、食用菌大多含热量较少，且富含维生素，多吃也不会过多增加人体热量。羊肉具有温胃御寒的作用，但是过了立春就不宜再多吃羊肉了，多吃极易上火，有可能导致胃疼、便秘、咳嗽、黄痰、烦躁、失眠、乳房胀痛等症状。

食用豌豆炒牛肉粒，提高抗病能力

牛肉营养丰富，能迅速提升体力，豌豆富含人体所需的各种营养物质，尤其是含有优质蛋白质，可以提高机体的抗病能力和康复能力。由于牛肉富含粗纤维，能促进大肠蠕动，保持大便通畅，因此食用牛肉还能起到清洁大肠的作用。欲提高机体抗病和康复能力可以食用豌豆炒牛肉粒。

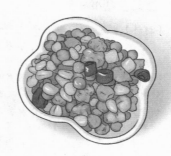

◎ **豌豆炒牛肉粒**

【材料】豌豆、牛里脊肉、新鲜红尖椒、酱油、白糖、生粉、胡椒粉、盐、料酒、花椒粉、大蒜瓣、食用油。

【制作】①先将牛里脊肉切成丁，放入碗中加入酱油及一点白糖、料酒和胡椒粉、清水拌匀，再加入生粉继续拌匀。②烧开水，加入一小勺油及一点盐，将洗净的豌豆倒入烫 1 分钟，捞出后放入冷水中浸泡至凉备用。③红尖辣椒切片，锅内倒油烧热，将牛肉粒中加一勺食用油拌匀后下入热油中，翻炒至牛肉粒约七分熟时盛起备用。④在锅内的余油中下入辣椒煸炒出香味，再将大蒜瓣剁碎成蓉入锅内一同煸炒出香味，将余烫好的豌豆和炒好的牛肉粒一同下入锅中，翻炒均匀，撒上一点花椒粉、盐调味，最后淋上一点味汁关火，趁着锅中的余温再翻炒一下盛盘即可食用。

养护肝脏，可以吃些黄豆芽

鲜嫩黄豆芽不但有清热解毒作用，而且还具有疏肝和胃的功效。立春时节适当食用黄豆芽，一是可以有效地养护肝脏；二是还可以预防维生素 B_2 缺乏症。

◎ **豆芽平菇汤**

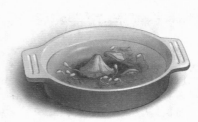

【材料】黄豆芽、平菇各 150 克。尽量挑选芽长 2 厘米左右的黄豆芽，这样的豆芽营养价值最高。

【调料】盐、味精、香油适量。

【制作】①黄豆芽洗净，平菇洗净，撕成条。②锅中倒入适量开水，放入黄豆芽大火煮 3 分钟，再加入平菇条煮 2 分钟，下入盐、味精调味，淋上香油即可。另外，烹调时加少量食醋能防止豆芽内的维生素 B_2 流失。

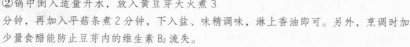

19

立春药膳养生：蛰虫始振宜养肝

补肝肾、益精血和乌发明目食用首乌猪肝粥

◎ 首乌猪肝粥

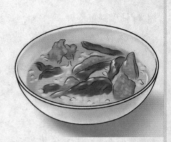

【材料】首乌少许，猪肝50克，大米200克，水发木耳25克，青菜叶少许，葱、姜各适量，盐、鲜汤、酱油适量。

【制作】①首乌煎熬制药汤20毫升，猪肝剔筋洗干净剁末，葱、姜洗干净、切丝，青菜洗干净与木耳一起切碎。②将大米、猪肝末以及首乌药汤放入锅中，大火煮沸后用小火慢煲1小时。③等粥黏稠时，放入木耳、青菜碎末及调味料，搅拌均匀，撒上葱、姜丝即可食用。

发汗、祛痰和利尿服用大葱猪骨补钙汤

◎ 大葱猪骨补钙汤

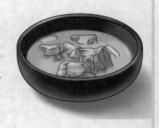

【材料】猪筒子骨两根，葱两根，红枣10粒，姜数片，盐适量。

【制作】①大葱洗干净切段；红枣洗干净去核；猪筒子骨洗干净，放入沸水中略微余烫，捞出浮沫。②锅中放入适量水烧开，下猪筒子骨、姜片与红枣，先下一半葱段，大火煮沸后，小火煲约1小时，再下另一半葱段与盐，小火煮熟即可服用。

利肝和中、清热祛痰食用蹄髈煲荠菜

◎ 蹄髈煲荠菜

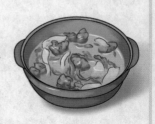

【材料】猪蹄髈1只，荠菜100克，冬笋50克，葱半根，姜适量，辣椒1个，八角3粒，酱油和盐适量，冰糖和醪糟各1大匙，鸡精、胡椒粉、五香粉各半小匙。

【制作】①葱切成段。姜洗干净切成片，荠菜、冬笋分别入水余烫，捞出冷水冲净。②猪蹄髈切块，加酱油腌拌，再炸去多余油脂，捞出沥干。③爆香葱、姜后放荠菜、冬笋、猪蹄髈和其他调味料。大火煮开后，再小火煲40～50分钟即可食用。

立春起居养生：夜卧早起，多活动

立春要晚睡早起

立春时节作息要"晚睡早起"，《黄帝内经·素问》中记载了关于立春时节养生要晚睡早起的说法，民间也有"立春雨水到，早起晚睡觉"的民谣。立春以后，天气转暖，阳气回升，万物生发。随着时间的推移，白昼时间越来越长，晚上时间随之变短，我们的作息也应随着这种变化而做出相应的调整，所以此时"晚睡早起"就变得很有必要，这样做可以防止人体受到春天气息的振荡。"晚睡早起"事实上是一种顺势而为的养生方法，否则会产生诸多不良后果。例如会导致人体内的阳气受到抑制，从而使人体气息不畅，造成"上火"，还可能伤害到肝脏，使肝气不畅。

当然，"晚睡早起"也要适可而止，不要极端化，晚睡也不宜过晚，早起也不宜过早，立春时节睡眠的最好时间是晚上 11 点至早晨 6 点多。

立春尽量少接触宠物

在万物复苏的立春时节，宠物有可能成为肌体健康的杀手，轻者会引起皮肤过敏，重者可能会引起过敏性鼻炎、过敏性哮喘、过敏性结膜炎、荨麻疹等病症，因此不要小看宠物对肌体过敏的影响。在家庭饲养的宠物中，猫和狗是占比重最大的，也是最容易引起人体过敏的两类动物。对猫狗过敏主要表现为过敏性鼻炎、过敏性结膜炎、过敏性哮喘以及特异性湿疹等，此外，猫狗的过敏源长时间飘散在空气中，极易被人体吸入呼吸道，引起哮喘。猫的过敏源主要是由皮脂腺、唾液腺、皮毛、泪腺、尿液中分离出来的，常常会集中在皮毛的根部，黏附于一些较小的颗粒表面，漂浮在空气中。狗的过敏源相对稳定，可以在灰尘中存在很长时间，猫的致敏性较强，因此一旦出现过敏，应该及时就医。为了避免上述情况发生，可以采取以下预防措施：

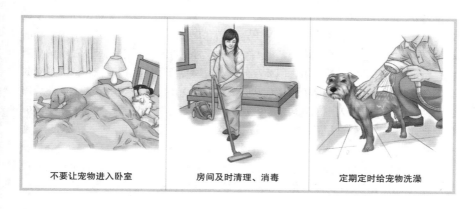

| 不要让宠物进入卧室 | 房间及时清理、消毒 | 定期定时给宠物洗澡 |

立春运动养生：散步、慢跑、踏青

勤散步奋精神，疏通气血、生发阳气

春天是一个万木争荣的美好季节，立春之时，春日到来，人亦应随春生之势而动。立春日出之后、日落之时是散步健身的大好时光，散步地点以河边湖旁、公园之中、林荫道或乡村小路为好，因为这些地方空气中负离子含量较高，空气清新。散步时衣服要宽松舒适，鞋要轻便，以软底为好。散步时可采取全身活动，例如合擦双手、揉摩胸腹、捶打腰背、拍打全身等动作，以利于活血化瘀、通气血、生发阳气。

散步不要拘泥于常规形式，应量力而行。活动速度快慢、时间的长短，应以劳而不倦、轻微出汗为度。散步速度一般分为缓步、快步、逍遥步三种。老年人以缓步为好，步履缓慢，行步稳健，每分钟行 60 ~ 70 步，可使人稳定情绪，消除疲劳，亦有健胃助消化的作用。快步，每分钟约行走 120 步，这种散步轻松愉快，久久行之，可振奋精神，兴奋大脑，使下肢矫健有力，适合于中老年体质较好者和年轻人。逍遥步，散步时且走且停，时快时慢，行走一段，稍事休息，继而再走，或快走一程，再缓步一段，这种时走时停、快慢相间的逍遥散步，适合于病后康复期的患者或缺乏体力活动者。

慢跑增强免疫力、改善心肺功能、降血脂

立春时分，万物复苏，休息了一个冬天的身体也该动一动了，而慢跑活动正是一个不错的选择。慢跑是一项简单而实用的运动项目，它对于改善心肺功能、降低血脂、提高新陈代谢能力和增强机体免疫力、延缓衰老都有较好的作用。慢跑还有助于调节大脑皮质的兴奋和抑制，促进胃肠蠕动，增强消化功能，消除便秘。

踏青时要预防花粉过敏

立春时节，是外出郊游、放松心情的最好时光，但是在享受大自然带给我们的惬意之外，也不能忽视这个季节所带给人们的一些季节性困扰，避免出现季节性过敏症状。立春前后，春风拂面，此时正是人们到户外透透气的好时节，但是户外活动也会带来一些意想不到的麻烦，例如空气中飘浮的花粉就是造成身体过敏的罪魁祸首。不少人都会对花粉过敏，因此在外出时要避免近距离地接触花粉，如果肌肤上出现小红斑、水泡、瘙痒等过敏症状时，要及时医治。花粉过敏，人们能够普遍意识到，但是很少有人意识到树木也会使人在春季发生皮肤过敏，如随处可见的柳树就是此季节常见的过敏源。柳树发芽之后会有一些毛茸茸的柳絮，春风刮起，这些柳絮就会随风飘荡，吹到人脸上或者其他暴露在外的肌肤上就极有可能引起过敏反应，如果吹到了眼睛周围，还有可能会引起过敏性结炎；鼻子吸入之后也会引起过敏性鼻炎。因此，这个时节不但要预防花粉过敏，而且还要注意柳絮过敏。

立春常见运动养生方法

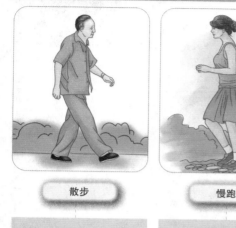

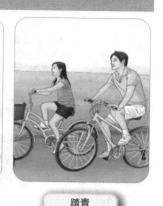

散步	慢跑	踏青
散步速度分缓步、快步、逍遥步三种。	两手握拳，步伐均匀有节奏，用前脚掌着地。	保证足够睡眠，选择晴朗天气，携带应急物品。
宜根据不同年龄和体质选择适当的散步方式。	跑前做 3 ~ 5 分钟准备活动，速度每分钟 100 ~ 200 米，10 分钟左右为好。	踏青中要预防花粉过敏，且要注意柳絮过敏等。

立春时节，常见病食疗防治

流行性感冒饮用姜茶饮防治

立春过后，流行性感冒便进入了高发阶段。流行性感冒是由流感病毒引起的一种传染性强、传播速度快的急性呼吸道感染性疾病，主要通过空气中的飞沫、人与人之间的接触或与被污染物品的接触传播。流行性感冒的临床表现为急起高热、全身疼痛、显著乏力和轻度呼吸道症状等特征。

流行性感冒可以饮用姜茶饮发汗防治。姜茶饮可以祛风发汗，利于防治流行性感冒、风寒感冒。在日常饮食上还要摄取足够的维生素和矿物质，食用新鲜蔬菜和水果，如芥蓝、西兰花、柑橘等。

过敏性鼻炎多吃维生素丰富的食品

过敏性鼻炎是日常生活中的一种常见病，并可引起多种并发症。立春时气候变化较快，空气中悬浮着很多花粉和其他粉尘，很容易诱发过敏性鼻炎。过敏性鼻炎主要表现为打喷嚏、流清涕、鼻塞、鼻痒，大多数患者还伴有脸部和眼睛的

◎姜茶饮

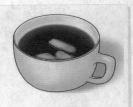

【材料】姜、红糖各25克。

【制作】①姜切成片；红糖捣碎。②锅中倒入适量水，放入姜片，大火煮开，随后改用小火煲25分钟，加入红糖，调匀即可饮用。

流行性 感冒预 防措施	1	根据天气预报掌握天气变化，适时增减衣物。
	2	积极锻炼身体，增强体质和免疫力，随时适应气候环境突变。
	3	饭前便后勤洗手，防止病从口入。
	4	用冷水洗脸，增强鼻黏膜对空气的适应能力。
	5	早晚开窗换气，室内定期进行熏醋消毒。
	6	不去人口稠密的地方凑热闹。

瘙痒症状。

过敏性鼻炎患者要注意均衡营养，尽量少吃或不吃油腻、辛辣食物及甜食，还应该戒烟戒酒。要多吃柑橘、卷心菜、洋葱、大蒜等维生素含量丰富、可抵抗过敏症的食物。另外，每天适量饮用豆浆也可以改善过敏性鼻炎。

过敏性鼻炎可以食用玉米须蚌肉煲来防治，玉米须蚌肉煲可以防治过敏症状。

◎玉米须蚌肉煲

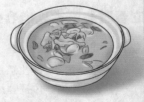

【材料】玉米须、薏米各50克，蚌肉300克，料酒、味精、鸡精、盐、姜片、葱段各适量。

【制作】①把玉米须、薏米缝入纱布袋内，蚌肉切片。②砂锅内放入蚌肉、药袋，加入盐、姜片、葱段、料酒、味精、鸡精，倒入2500毫升清水，大火煮开，改用小火煲30分钟即可食用。

过敏性 鼻炎预 防措施	1	春季空气中花粉、灰尘较多，外出时佩戴口罩，防止吸入过多花粉、灰尘。
	2	坚持体育锻炼，增强抵抗力，促进鼻腔内的血液循环。
	3	加强营养，少吃寒性食物，适量补充维生素A和维生素B，以增强体质。
	4	注意居室环境卫生，消除蟑螂等害虫。

流行性感冒预防措施

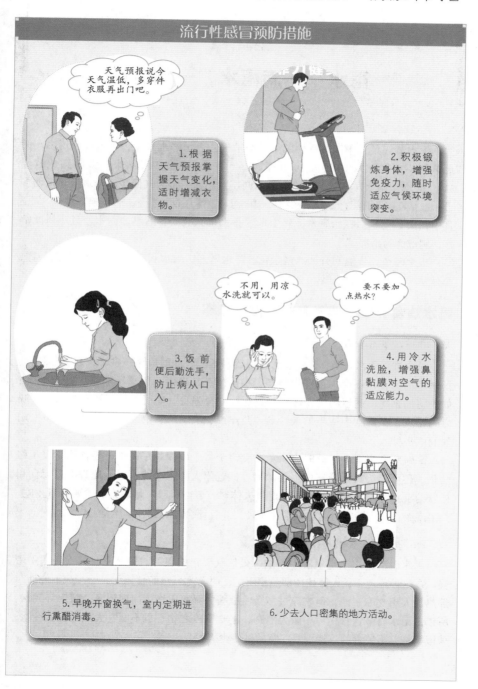

天气预报说今天气温低，多穿件衣服再出门吧。

1. 根据天气预报掌握天气变化，适时增减衣物。

2. 积极锻炼身体，增强免疫力，随时适应气候环境突变。

不用，用凉水洗就可以。

要不要加点热水？

3. 饭前便后勤洗手，防止病从口入。

4. 用冷水洗脸，增强鼻黏膜对空气的适应能力。

5. 早晚开窗换气，室内定期进行熏醋消毒。

6. 少去人口密集的地方活动。

第2章

雨水：一滴雨水，一年命运

雨水节气是二十四节气中的第二个节气，表示降水开始，雨量逐渐增多。雨水节气一般从 2 月 18 日或 19 日开始，到 3 月 4 日或 5 日结束。太阳到达黄经 330° 时交"雨水"节气。雨水，表示两层意思，一是天气回暖，降水量逐渐增多了；二是在降水形式上，雪渐少了，雨渐多了。《月令·七十二候集解》中说："正月中，天一生水。春始属木，然生木者必水也，故立春后继之雨水。且东风既解冻，则散而为雨矣。"

雨水时节，气温回升、冰雪融化、降水增多。雨水和谷雨、小雪、大雪一样，都是反映降水现象的节气。

雨水饮食养生：调养脾胃，防御春寒

滋养脾胃，多喝汤粥

时令进入雨水时节，人的脾胃往往容易虚弱，此时应该多食汤粥以滋养脾胃。汤粥容易消化，不会加重脾胃负担，山药粥、红枣粥、莲子汤都是很好的选择：如果将汤粥配上适当的中药做成药膳还能滋补强身。如可以根据初春时节肝气旺盛的特点，在药膳中适当加入沙参、西洋参、决明子、白菊花、首乌粉等生发阳气的中药材。

平时脾胃虚弱的人此时应避免进食饼干等干硬食物：由于干硬食物不仅不好消化，还可能给胃黏膜造成损伤。另外，老年人脾胃功能不好，此时应以流食和松软的食物为主，这类食物可以促进人体对营养的吸收。最后，晚餐要尽量少吃，如果晚餐过量，则有可能造成消化不良，并且还会影响到睡眠质量。

防燥热，不吃生冷不吃辣

雨水时节，由于空气湿度增加，虽然气温仍然很低，但是此时的天气寒中带湿。在这种环境下，人体往往郁热壅阻。此时若吃燥热的食物无异于"火上浇油"。郁热让人想吃凉东西，但吃凉过多会使脏腑为湿寒所伤，出现胃寒、腹泻等症状。所以，雨水时节饮食应以中庸为原则，不吃生冷之物，也不能吃大热之物。冷饮、辣椒都是应当慎食的，特别要注意的是要少喝酒。

御春寒，多吃高蛋白

雨水时节虽然是在春季，还属于早春，寒流经常光顾，昼夜温差也比较大。在寒冷的条件下，人体内的蛋白质会加速分解，从而使人的抗病能力降低。所以，此时人体就需要摄入足够的热量来保持体温，应对寒冷。鱼、虾、鸡肉、牛肉、豆制品等含有较高的热量和丰富的蛋白质，所以此时应该多吃。

清心醒脾、明目安神可适当吃些莲子

莲子素有"莲参"之称。雨水时节，人体新陈代谢旺盛，多吃莲子可收到清心醒脾、明目安神、补中养神、健脾补胃、止泻固精、益肾涩精止带、滋补元气之功效。

雨水时节，清心醒脾、明目安神可以食用竹荪莲子丝瓜汤。

◎竹荪莲子丝瓜汤

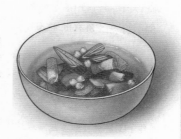

【材料】鲜莲子（挑选饱满圆润、粒大洁白、肉质厚佳、口咬脆裂、芳香味甜、无霉变虫蛀者为佳）、水发玉兰片各 50 克，水发竹荪 40 克，嫩丝瓜 500 克。

【调料】盐和味精适量。

【制作】①鲜莲子焯 5 分钟，去衣、心（烹饪莲子前最好先用热水泡一泡，这样可以使莲子迅速软化，增强口感，还可以缩短烹饪时间）。②竹荪洗净，去头，切块；嫩丝瓜洗净，去皮、瓤，切片；玉兰片洗净。③各种材料下锅后，加水小火煮 30 分钟，沥水，放汤碗中。④锅内放入盐、味精，大火煮沸后，倒入汤碗内即可食用。

雨水药膳养生：冰雪融化宜调脾

补脾胃，降血压食用香芹牛肉

◎香芹牛肉

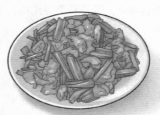

【材料】香芹 150 克，牛肉 250 克，食用油 50 克，淀粉 10 克，精盐 2 克，酱油、胡椒粉、味精各适量。

【制作】①鲜牛肉洗净剁成大块，用清水泡两个小时，烧开余去血水后，捞起晾冷切成条。②湿淀粉加酱油搅匀后与牛肉条调匀。③锅内油烧至七八成热时，放入牛肉、香芹及其他调料，炒至牛肉熟时即可食用。

【禁忌】牛肉为"发物"食物，患疥者慎食，勉强食用后病情可能会加重。

补肾滋阴、养肝明目食用枸杞蒸鸡

食用枸杞蒸鸡有补肾、滋阴、养肝、明目、降低胆固醇、增强免疫力之功效。

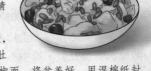

◎ **枸杞蒸鸡**

【材料】枸杞1大匙，子母鸡1只，葱1根。姜数片，清汤3碗、盐、料酒、胡椒面、味精适量。

【制作】①把子母鸡宰杀洗干净，放入锅内，用沸水汆透，捞出冲洗干净，沥尽水分。②把枸杞装入鸡肚，再将鸡肚朝上，放入盆里，加入葱、姜、清汤、食盐、料酒、胡椒面，将盆盖好，用湿棉纸封住盆口，上笼蒸2小时。③拣去姜片、葱段，然后放入味精即可食用。

养气血、消水肿食用清蒸鲈鱼

食用清蒸鲈鱼有助于养气血、消水肿和补脾胃。

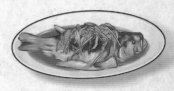

◎ **清蒸鲈鱼**

【材料】鲈鱼1条，姜、葱、香菜各10克，盐5克，酱油5克，食用油50克。

【制作】①鲈鱼打鳞去鳃肠后洗净，在背腹上划两三道痕。②把生姜切丝，葱切长段后削开，香菜洗净切成适当长段。③把姜、盐放入鱼肚及背腹划痕中，淋上酱油，放在火上蒸8分钟左右，放上葱、香菜。④锅烧热，倒入油热透，淋在鱼上即可食用。

【禁忌】外感及热症没有痊愈者慎用。

补中益气、养血安神服用大枣汤

大枣富含蛋白质、脂肪、糖类、胡萝卜素、B族维生素、维生素C以及钙、磷、铁和环磷酸腺苷等营养成分，能够助湿生热，补中益气、养血安神。大枣汤有着很好的滋补和美容作用，下面介绍制作红枣汤的方法。

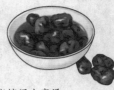

◎ **大枣汤**

【材料】大枣20枚左右。

【制作】①大枣洗净，加水用大火煮开。②然后改用文火慢煮，等到大枣烂熟即可食用。

【禁忌】由于大枣能助湿生热，令人中满，因此湿热脘腹胀满者慎用大枣汤。

雨水起居养生：春捂防寒是关键

雨水时节，要注意"春捂"

雨水之前天气较冷，雨水之后我国大部分地区气温升高，天气变暖，可以明显地感觉到春天的气息。而这时也是寒潮来袭的时节，人们的情绪容易因为天气的变化而产生波动，往往对人们的健康造成不好的影响，特别是对高血压、心脏病、哮喘病患者更为不利。这个时节，要注意"春捂"。

"春捂"是说在春季气温刚要转暖时，不要过早仓促地脱掉棉衣。由冬季转入初春，乍暖还寒，气温变化又大，善于养生的医学家们都十分重视"春捂"的养生之道。民间常常流传着"二月休把棉衣撤，三月还有梨花雪""吃了端午粽，再把棉衣送"的俗语。

春捂的策略

1. 下厚上薄

寒多自下而生。人体下部血液循环较上部为差，易受寒冷侵袭。遵循"下厚上薄"的原则，有利于身体健康。

2. 衣着舒适透气

适当多穿一些衣服，选择宽松的款式。衣服不是穿得越多越好，如捂出了汗，冷风一吹反而易着凉伤风。

4. 增强抵抗力

加强锻炼，增强机体的抗病能力，合理饮食和起居。

3. 适时添减

要根据天气灵活掌握，适当地添加或减一些衣服。

春捂注意事项

1. "春捂"要捂好两头

照顾好头颈与双脚，避免感冒、气管炎、关节炎等疾病发生。由于寒气多自下而起，且人体下身的血液循环要比上部差，容易遭风寒侵袭，女性不宜过早地换上裙装，否则会导致关节炎和其他妇科疾病。

2. 小孩子"春捂"要把握好时机

应根据气温变化给孩子增减衣服。当昼夜温差较大时，就要捂一捂；若气温相对稳定时，则可以不捂了。气温回升后不能立即减衣，最好再捂一周左右，尤其对于免疫力弱的婴儿，最好再捂两周以上以方便身体慢慢适应。

春天来临，要克服春困

春天人们容易犯困，这其实是人体随着季节变化的正常反应。春天来临，气温升高，人体皮肤毛细血管和毛孔渐渐张开，血液循环加快，因此相对来说，供应给大脑的血液就少了，另外昼夜时长的变化和周围舒适的气温，都会让人感觉困倦，昏昏欲睡。

雨水时节，要想克服春困，作息安排要有规律，要劳逸结合。根据自然界的规律，随着四季的变化逐渐调整自己的日常作息。

空气湿度大，要预防湿寒之气

雨水时节，降水较多，造成空气湿度较大。而夜间气温降低，湿热空气很容易在此时凝成雨滴，导致夜间降水频繁。而阴雨增多使雨云遮挡阳光，所以此时白天地面光照也较少。同时，雨水到达地面，蒸发后会带走大量的热量，又会使地面空气温度进一步降低，造成既潮湿又寒冷的天气。这种恶劣天气对人体的神经系统、关节骨骼和各种器官都有很大影响。

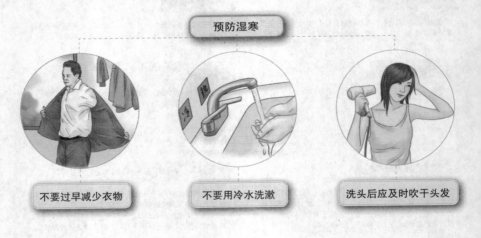

雨水运动养生：适量活动，不妨"懒"一点

向懒人学习一点——伸伸懒腰

雨水时节，在经过了紧张工作或学习后，人们会感到疲倦。如果这个时候站起身来伸个懒腰，就会像立刻充了电一样，顿时精神振作，感觉轻松自如。

人们伸懒腰的时候一般都要打个哈欠，同时头向后仰，双臂上举，这个动作会适度地挤压到心、肺，可以促使心脏更加充分地运动，从而把更多氧气运送到人体的各个器官，人体就会觉得疲劳顿消，神清气爽。

适量运动，循序渐进

冬去春来，进入雨水时节，伴随着气温的逐渐转暖，越来越多的人开始到户外参加体育锻炼。这个时节最适合运动，但也最要防止"运动过量"，否则不但起不到保健的作用，还会对身体造成不应有的损伤。因此，此时运动不但要把握一个"度"，而且还要循序渐进。

过量运动不仅会造成人的反应能力下降、平衡感降低、肌肉弹性降低，还会使人食欲减退、睡眠质量下降，导致情绪低落、易怒、免疫力降低，出现便秘、腹泻等症状。所以运动要适可而止、循序渐进。

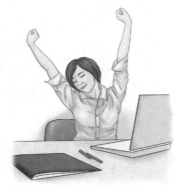

伸伸懒腰能增加呼吸深度，提神解乏，加快人体新陈代谢，还可以预防腰肌劳损，防止驼背。

雨水时节，常见病食疗防治

腮腺炎，饮用绿豆金银花饮防治

流行性腮腺炎是一种由腮腺炎病毒引起的急性呼吸道传染病，它主要经由空气飞沫传播。由冬入春后，是流行性腮腺炎的高发期，易感人群主要是5~15岁的未成年人，偶见成年人发病。

腮腺炎患者尽量少吃酸辣食物，并应多喝水。在接受正规治疗的同时也可进行食疗。例如绿豆金银花饮，具有疏风解表、清热解毒、消肿止痒的作用，适合腮腺炎患者饮用。

◎**绿豆金银花饮**

【材料】绿豆50克，金银花10克，白砂糖30克。
【制作】①绿豆、金银花淘洗干净。②锅内放入绿豆、金银花，加入适量水，大火烧开，改小火煎煮30分钟，关火，去渣取液，加入白砂糖搅匀即可饮用。

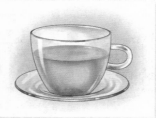

痔疮，多吃富含纤维素食物食疗

痔疮是人体直肠末端黏膜下和肛管皮肤下静脉丛发生扩张和屈曲所形成的柔软静脉团。春秋两季，气压相对较高，是痔疮的高发季节，因此，痔疮患者在此时节应加强预防和治疗。

痔疮患者，为了确保排便通畅，应该多吃新鲜的水果蔬菜和其他富含纤维素

腮腺炎传染病的一般预防措施

1	雨水时节，应及时注射疫苗可以有效预防腮腺炎传播。
2	腮腺炎流行期间尽量少出门，实在要出门应戴上口罩，不要去人多的地方。
3	经常开门窗通风换气，保持室内空气清新、流通。
4	注意保持个人卫生，勤洗澡，多喝水，加强体育锻炼。
5	一旦出现发热、上呼吸道症状应及时就诊。确诊后应听从医嘱，采取隔离措施进行静养。

的食物，尽量少食油腻和辛辣等刺激性食物，切忌喝酒。软炸香椿具有滋阴润燥之功效，适用于痔疮、大便干燥等症。

◎ 软炸香椿

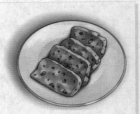

【材料】香椿200克，干淀粉、盐、蛋清、花椒粉、味精、植物油各适量。

【制作】①把香椿淘洗干净。②在蛋清中加入干淀粉，顺着同一个方向搅匀，成蛋糊，放入香椿挂糊。③取一小碗，放入盐、花椒粉、味精，拌匀成花椒盐。④炒锅放植物油烧热，放入香椿，中火炸至金黄色，盛出蘸花椒盐即可食用。

便秘预防措施		
	1	平时保持良好的精神状态，避免紧张、焦虑不安等情绪产生。
	2	积极参加健身运动，锻炼身体，增强身体抵抗力、免疫力。
	3	养成定时排大便的好习惯，每天最少一次。
	4	早晨起床时空腹喝一杯温开水，建议其他时间也要勤喝水。
	5	平时用药要遵照医嘱，以免滥用药物发生便秘。

第3章

惊蛰：春雷乍响，蛰虫惊而出走

惊蛰是一年中的第三个节气，在公历3月5日或6日，太阳位置到达黄经345°，影长古尺为八尺二寸，也就是相当于现在国际单位制2.018米长。动物蛰藏进土里冬眠叫入蛰，惊蛰，民间原来的意思是：春雷乍响，冬眠于地下的虫子受到了惊吓而从土中钻出，开始了新一年的活动。事实上，是因为惊蛰时节气温回升的步伐较快，当气温回升到一定程度时，虫子就开始活动起来了。

惊蛰时节，春雷响动，气温迅猛回升，雨水增多，正是大好的"九九"艳阳天，地温也随着逐渐升高，土壤开始解冻。冬眠的动物开始苏醒了。蛰伏在泥土中冬眠的各种昆虫，以及过冬的虫卵也要开始孵化。惊蛰时节，除东北、西北地区仍是银装素裹的冬日景象外，其他地区早已是一派融融春光了，桃花红、梨花白、黄莺鸣叫，春燕飞来，处处鸟语花香。

惊蛰饮食养生：新陈代谢提速，要加强营养

补充维生素C使身体更强健

惊蛰时节，人体的新陈代谢逐渐加快，此时应该从饮食上加强营养，及时补充维生素C就是一种很好的饮食调养方法。维生素C能够抗氧化，还具有解毒作用，它不仅能降低烟酒及药物对人体的副作用，还可以优化人的结缔组织，使人的皮肤、牙齿、骨骼、肌肉更加强健。维生素C还能促进胶原蛋白的合成，增强人体免疫力，有助于抵抗感冒。惊蛰补充维生素C，蔬菜类可以选用小红辣椒、苜蓿、菜花、菠菜、大蒜、芥蓝、香菜、甜椒、豌豆苗等，水果类可以选择雪梨、红枣、黑加仑、蜜枣、番石榴、猕猴桃、核桃等。

惊蛰慎吃"发物"

惊蛰时节是植物生根发芽时期，同时也是多种疾病的"生发"时期。此时要注意禁食"发物"，以免旧病复发。什么是"发物"呢？发物是指富于营养或有刺激性，容易使疮疖或某些病状发生变化的食物。惊蛰时节，对于体质虚弱、慢性病、过敏体质以及皮肤病患者来说，狗肉、猪头肉、牛羊肉、韭菜、荠菜、香椿、朝天椒、生大蒜还是少吃为妙。

惊蛰忌多吃糯米

惊蛰时节，切忌过量食用糯米制品。虽然已经进入惊蛰时节，但是在春节期

间，人们大都经历了暴饮暴食的洗礼，人的肠胃功能会因不堪重负而变得虚弱。糯米是人们比较熟悉的美食，但是此时却不宜多吃，因为糯米过于黏滞，且难于消化，如果此时多吃会加重肠胃负担，造成消化不良，严重的还可能引起肠梗阻。老人和儿童消化功能比较弱，所以惊蛰前后应尽量避免食用糯米制品。对于健康的成年人来说，此时食用糯米食品也应量力而行，否则肠胃会不堪重负，容易引发出许多肠胃病来。

惊蛰应吃的食物：雪梨、洋葱

1. 雪梨

惊蛰时节，天气还有些许寒冷，空气仍然较为干燥，而细菌开始加快繁殖，此时是上呼吸道疾病的高发期。雪梨可以止咳化痰、润肺、生津，并且维生素含量很高，是这个时节非常适宜食用的水果，雪梨以大小适中、果皮细薄、光泽鲜艳、果肉脆嫩、多汁香甜者为佳。雪梨可以直接食用，也可以做成梨干食用，还可以加入冰糖加工"秋梨膏"饮用。惊蛰时节，可以制作莲子炖雪梨食用。

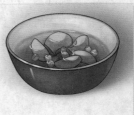

◎ **莲子炖雪梨**

【材料】莲子 100 克，雪梨 60 克，冰糖末适量。

【制作】①莲子洗净用清水浸泡 12 小时，去两端、心。②梨洗净，去皮、核，切片。③炖锅内放入莲子、梨，大火烧沸，改小火煮半个小时，加入冰糖末，拌匀即可食用。

2. 洋葱

洋葱营养丰富，具有杀菌的功效，惊蛰时节食用洋葱可以使病毒、细菌远离人体。同时，洋葱还可以促进血液循环、发散风寒、降血压、提神、对抗哮喘、治疗糖尿病。烹炒时要注意：切好的洋葱不宜立刻炒制，最好先放置 15 分钟再下锅烹炒；加热不宜过久，否则会导致营养成分流失，以稍微带些微辣味为最佳火候。惊蛰时节，可以制作圆白菜洋葱汁饮用。

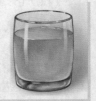

◎ **圆白菜洋葱汁**

【材料】洋葱 250 克，圆白菜 100 克，红酒 50 毫升。

【制作】①圆白菜和洋葱洗净，切碎。②榨汁机中放入圆白菜和洋葱，加适量凉开水，榨取汁液，倒入杯中。③加入红酒，调匀即可饮用。

惊蛰药膳养生：春雷隆隆宜补肾

养阴补肾，食用冬虫夏草炖老鸭

惊蛰养生，适宜食用冬虫夏草炖老鸭。冬虫夏草味甘，性平，能补肾壮阳，补肺平喘，止血化痰，是一味稀有的名贵中药材，一年四季均可食用。鸭肉味甘微咸，性偏凉，入脾、胃、肺及肾经，具有清热解毒、滋阴补虚的功效。将冬虫夏草与精心挑选的老鸭一同炖煮，汤汁澄清香醇，鸭脂黄亮，肉酥烂鲜美。惊蛰时节食用冬虫夏草炖老鸭可以养阴补肾，还可以滋补身体，十分有益。

◎ 冬虫夏草炖老鸭

【材料】冬虫夏草30克，老鸭1只，葱段适量，姜数片，盐2小匙，味精1小匙，料酒2大匙，八角2粒。

【制作】①冬虫夏草用温水洗干净。②老鸭去内脏洗干净，入沸水中余烫，捞出漂净血水、浮沫。③高压锅水烧开，放老鸭、冬虫夏草、料酒、八角、葱段、姜片。④熟透后，加入盐、味精调味即可装碗食用。

补肾益气、补虚活血，饮杜仲猪瘦肉蹄筋汤

◎ 杜仲猪瘦肉蹄筋汤

【材料】蹄筋（猪、牛均可）100克，猪瘦肉300克，杜仲25克，肉苁蓉15克，花生仁50克，红枣12颗，冷水3000毫升，香油、盐适量。

【制作】①把蹄筋浸后洗干净，切成段。②猪瘦肉洗净，切成大块，用开水烫煮一下。③杜仲、肉苁蓉、花生仁、红枣浸后洗干净，杜仲去粗皮，红枣去枣核。煲内倒入3000毫升冷水烧至水开，放入以上用料。④再用中火煲90分钟即可。⑤煲好后，滤去药渣，加入适量香油、盐后便可饮用。

强筋骨、补血，止血食用烧黄鳝

◎ 烧黄鳝

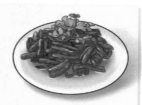

【材料】黄鳝500克，食用油50克，酱油5克，大蒜10克，生姜10克，味精、胡椒、盐各2克，湿淀粉30克，香油10克。

【制作】①黄鳝洗净切成丝或者薄片。②把盐、味精、胡椒、湿淀粉调成芡汁，姜、蒜切成片。③油烧至七成热，下黄鳝爆炒，快速划散即下姜、蒜、酱油炒匀。④倒入芡汁，淋上香油即成。⑤不习惯腥气者可于起锅前放入适量酒、葱或者芹菜除去腥味。

【禁忌】患病属热症或者热症初愈者不宜食用烧黄鳝。

吃香酥鹌鹑补脾胃，利消化

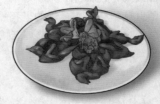

◎ 香酥鹌鹑

【材料】鹌鹑8只，湿淀粉150克，花椒2克，白糖5克。料酒10克，精盐2克，生姜、葱各10克，八角10克，官桂3克，食用油，味精1克。

【制作】①鹌鹑掼死，拔净毛，剁去头，爪洗净。剖开脊背取出内脏，洗净，用开水焯烫一下，取出，用清水洗净。②八角打成小颗粒。用料酒、精盐、花椒、八角、官桂、生姜等腌鹌鹑2～3小时，再上笼大火蒸20分钟，取出鹌鹑，晾凉后切成块，裹一层湿淀粉待用。③油烧至八成热，放入鹌鹑块炸黄，使鹌鹑皮起脆，捞出装盘，将蒸鹌鹑的原汁倒入锅内，加入味精，用湿淀粉勾成芡，淋在鹌鹑块上即可食用。

惊蛰起居养生：注意保暖

惊蛰时节，虽然气温逐渐升高，但是波动仍然较大。有时会出现初春气温升高较快，而到了春季中后期，气温和正常年份相比反而较低的气候现象，这种现象俗称"倒春寒"。对于老年人来说，这种气候是非常危险的。曾经有研究表明，在低温的室内不动，老年人的血压会明显升高，可能诱发心脏病、心肌梗死；一些慢性病，如消化性溃疡、慢性腰腿疼等也比较容易复发或加重。所以当此种气候来临时，老年人一定要提高警惕，做好准备。

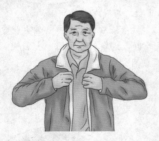

关注天气预报，根据气温变化增添衣物保暖。

老年人
起居养生

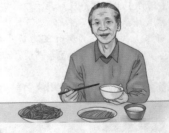

少沾烟酒，科学饮食，吃膳食纤维高的食物。

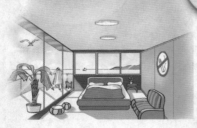

讲卫生。保持室内空气流通，打扫房间，勤洗手。

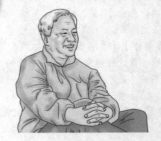

保持良好心态，注意多休息，切勿过度疲劳。

惊蛰运动养生：全身心健身活动

惊蛰时节全身放松，进行徒步健身活动

惊蛰时节，如果没有遭遇"倒春寒"，气温就会逐渐升高，越来越多的人开始走出家门，到室外运动锻炼。但是，由于刚刚经过寒冷漫长的冬季，人体的各个器官功能还没有恢复到最佳状态，特别是关节和肌肉还没有得到充分的伸展，因此不宜进行过于激烈的体育运动。建议此时最佳的运动方式是"健走"健身。

"健走"是一种介于散步和竞走两种活动之间的运动形式。"健走"的动作要领是：一条腿高抬、另一条用力蹬，这样两腿肌肉同时用力，大步、快速地向前行走。在春天的气息中，无论清晨还是傍晚，穿上一双合适的运动鞋，选择一条幽静的小道，健步快走，沉浸在鸟语花香中，徜徉于自然氧吧里，让全身在"健走"中得到放松。在不知不觉中，肌肉得以伸展，肺部得到清洁，血液循环加快，新陈代谢逐步改善，健康将会不期而至，自然会精神抖擞、腿脚利索了。

多种运动组合，交替运动强身健体

惊蛰时节，人们的运动欲望逐渐被和煦的阳光勾了出来。运动是很奏效的养生方式，但是仅仅局限于一种或两种运动则过于单一，不能使身体获得全面均衡的锻炼，应该采用"交替运动"的方式，将多种运动合理组合，对身体进行全面、均衡、多方位的锻炼。"交替运动"包括体脑交替，动静交替，左右交替，上下交替，前后交替，倒立交替，走跑交替，胸、腹呼吸交替，穿、脱鞋走路交替。交替运动能强身健体，比如走跑交替运动，做法是先走后跑，交替进行，若能长期进行，可以增加腰背、腿部的力量，增强体质。

<table>
<tr><td colspan="2" align="center">多种运动组合强身健体</td></tr>
<tr><td>1</td><td>跑步、网球、羽毛球、俯卧撑交替运动。经常跑步可以很好地锻炼腿部肌肉，但是上肢却缺乏锻炼，因此应该有针对性地选择一些网球、羽毛球、俯卧撑等能够锻炼上肢的运动。</td></tr>
<tr><td>2</td><td>"向前""向后"交替运动。日常生活中接触到的运动大多是"向前"运动的，如果平时多做些"向后"的运动，如后退走、后退跑，可以提高下肢灵敏度，活跃大脑思维，对人们常见的腰疼、背疼、腿疼也有很好的疗效。因此，有些活动可以考虑采取逆向运动，但是一定要注意安全第一、见好就收，千万不可走火入魔。</td></tr>
<tr><td>3</td><td>左右开弓、交替运动。平时习惯用右手、右脚者可以尝试着用左手、左脚；平时习惯用左手、左脚者可以尝试用右手、右脚。左右开弓可以使左右肢体更加协调，而且可以同时开发左右大脑，使大脑功能更加协调，并且能够使人越来越聪明。</td></tr>
<tr><td>4</td><td>动静交替运动。我们平常所说的运动都是以动为主，如果每天利用一段时间让身心处于绝对平静的状态中，毫无挂碍，可以使人体的各个器官得到更好的放松。</td></tr>
<tr><td>5</td><td>大脑锻炼和身体锻炼结合起来。打牌、下棋、猜谜等脑力游戏可以锻炼大脑，散步、跑步、打球等体力运动可以锻炼身体。将这两种锻炼科学地结合起来，那么既可以锻炼大脑也可以增强体质。</td></tr>
</table>

惊蛰时节，常见病食疗防治

食用胡萝卜防治桃花癣

惊蛰时节是"桃花癣"高发期。由于此时正是桃花盛开的日子，因而美其名曰"桃花癣"。"桃花癣"属于过敏性皮炎，此病易感人群是儿童或青少年，多数患者是在面部出现症状，发病时面部长出大小不等的钱币状浅色斑点。一般情况下，斑点表面干燥，并有少量细小的糠状鳞屑附着，少量患者还会同时伴有不同程度的疼痛、瘙痒或灼热感。另外，患者容易心神不定、坐卧不安、心烦意乱。

"桃花癣"患者在日常饮食中应该多吃新鲜蔬菜、动物肝脏和禽蛋，禁食或少食辛辣刺激的食物以及海鲜类产品。维生素 A 可以防治"桃花癣"，而胡萝卜中所含的胡萝卜素可以在体内被转化成维生素 A，所以，对于此病的患者来说，胡萝卜是很好的食疗选择。"桃花癣"也可以饮用猪皮麦冬胡萝卜汤食疗防治。猪皮麦冬胡萝卜汤具有补血活血、促进新陈代谢、保护视力、润泽肌肤、抗衰老等功效。

◎ 猪皮麦冬胡萝卜汤

【材料】胡萝卜、麦冬各 50 克，猪皮 100 克，猪骨高汤、姜片、盐各适量。
【制作】①麦冬洗净，然后用温水泡软。②猪皮清理掉猪毛，洗干净，切成条。胡萝卜洗净，切块。③先在汤锅内放入猪骨高汤，大火烧沸，再放入麦冬、胡萝卜、猪皮、姜片，再用小火炖煮 1 小时左右，放盐调味即可。

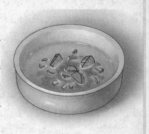

饮用红枣花生冰糖汤防治肝炎

春季高发的肝炎有甲型肝炎和戊型肝炎。肝炎主要有食欲不振、厌油、乏力、懒动、低烧、黄疸、肝区疼痛、腹胀等症状。如果不慎患上了肝炎，就必须及时到医院就医。在接受正规治疗的同时，也可以通过食疗来辅助治疗，以达到更好的疗效。惊蛰时节，可以采取饮用红枣花生冰糖汤食疗防治肝炎。红枣花生冰糖汤具有补中益气、养血平肝功效，适用于急慢性肝炎。

◎ 红枣花生冰糖汤

【材料】红枣、花生米各 50 克，冰糖适量。
【制作】①红枣、花生米淘洗干净。②砂锅中倒入适量水，放入花生米煮沸，再加入红枣，再次煮沸后加入冰糖，煮至冰糖溶化即可饮用。

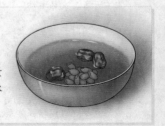

生活中如何预防肝炎

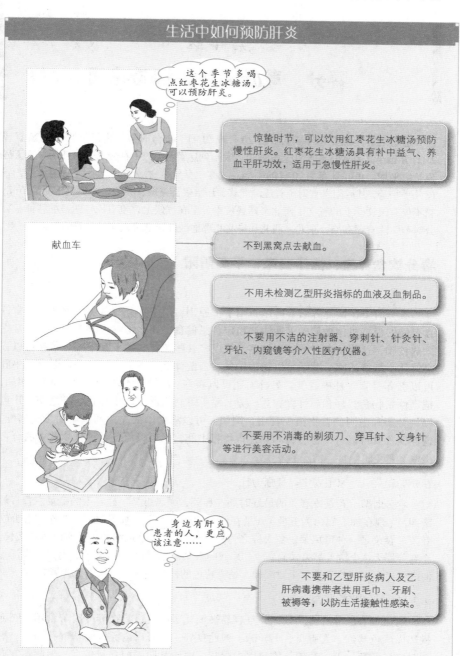

这个季节多喝点红枣花生冰糖汤，可以预防肝炎。

惊蛰时节，可以饮用红枣花生冰糖汤预防慢性肝炎。红枣花生冰糖汤具有补中益气、养血平肝功效，适用于急慢性肝炎。

献血车

不到黑窝点去献血。

不用未检测乙型肝炎指标的血液及血制品。

不要用不洁的注射器、穿刺针、针灸针、牙钻、内窥镜等介入性医疗仪器。

不要用不消毒的剃须刀、穿耳针、文身针等进行美容活动。

身边有肝炎患者的人，更应该注意……

不要和乙型肝炎病人及乙肝病毒携带者共用毛巾、牙刷、被褥等，以防生活接触性感染。

第4章

春分：草长莺飞，柳暗花明

春分之日一般是每年阳历 3 月 20 日或 21 日，春分时节是指每年的 3 月 20 日或 21 日开始至 4 月 4 日或 5 日这段时间。太阳到达黄经 0°（春分点）时开始。这天昼夜长短平均，正好是春季 90 日的一半，故称"春分"。春分这一天阳光直射赤道，昼夜几乎相等，其后阳光直射位置逐渐北移，开始昼长夜短。春分是个比较重要的节气，它不仅有天文学上的意义：南北半球昼夜平分；在气候上，也有比较明显的特征：春分时节，除青藏高原、东北、西北和华北北部地区外，都进入比较温暖的春天。

春分饮食养生：燕子归来，平衡阴阳

春分时节，饮食忌大寒大热

春分时节，饮食方面要遵循阴阳平衡原则。由于春分时节阴阳均分，日常饮食要能够保持机体功能的平衡协调稳定。忌偏食，要么常吃大寒食物，要么常吃大热食物，这些饮食习惯弊端较多，可以多食些菜花、莲子和牛肚。菜花可以强身健体，抵抗流感；莲子可以稳固精气、强健体魄、滋补虚损、祛除湿寒；牛肚可以滋养脾胃、补中益气。另外，还可以将寒、热之食物合理搭配食用，例如，把寒性食物鱼、虾和温性食物葱、姜、醋等调料搭配，以中和鱼、虾之寒。还可以将补阳和滋阴的食物搭配食用，例如，可以将助阳的韭菜和滋阴的蛋类搭配。这样饮食既可以将寒性食物和热性食物相中和，又可以保证各种食物营养的合理摄取，避免了偏食等情况的发生。

春分吃春菜——家宅安宁，身强力壮

春分时节，正是吃春菜的最好时期。春菜，顾名思义，是春天的蔬菜。昔日岭南四邑（现在加上鹤山为五邑）开平苍城镇的谢姓人家，有个习俗，叫作"春分吃春菜"春菜是一种野苋菜，乡人称之为"春碧蒿"，多是嫩绿的，约有巴掌那么长。逢春分那天，全村人都去采摘春菜，采回的春菜一般与鱼片"滚汤"，名曰"春汤"。清润可口，能清热降火、生津润燥，是有特色的简易靓汤，且男女老少皆宜。

滋养肝血可适当吃些鸭血

鸭血具有滋养肝血功效，并且容易被消化吸收，适宜在春分时节食用。鸭血挑选以颜色暗红、无腥臭、无异味、弹性良好、掰开后内无蜂窝状气孔为佳。烹调时应搭配葱、姜、辣椒等佐料以去腥味。由于其胆固醇含量较高，因此不宜多吃，适可而止。

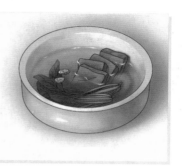

◎ **菠菜鸭血羹**

【材料】鸭血 150 克，菠菜 250 克，葱白 3 克，香油、盐、味精、植物油各适量。

【制作】①鸭血淘洗净，切块。②菠菜去根，淘洗净，切段。③葱白洗净，切葱花。④锅内加适量水，放入菠菜，开火煮至九成熟，放入鸭血块，加入植物油、葱花、盐、味精、香油，大火煮沸即可食用。

春分时节养肝、护肝

春天肝气旺盛而升发，中医认为，春天是肝旺之时，趁势养肝可避免暑期的阴虚。在食物中，鸡肝、鸭血和菠菜都有滋养肝脏的功效。

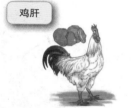

鸡肝

鸡肝可以温补养肝，亦可以温补脾胃。

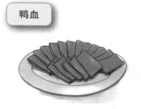

鸭血

鸭血营养丰富，是春季养肝佳品。

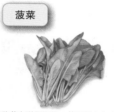

菠菜

菠菜有滋阴润燥、补肝养血之功效。

缓解压力宜食 B 族维生素食物

春分是精神疾病高发期，这个时期我们可以选择一些可以缓解压力、调节情绪的富含 B 族维生素的食物。B 族维生素包括维生素 B_1、维生素 B_2、维生素 B_6、维生素 B_{12}、烟酸、泛酸、叶酸等。这些 B 族维生素是推动体内代谢，把糖、脂肪、蛋白质等转化成热量时不可缺少的物质。如果缺少维生素 B，则细胞功能马上降低，引起代谢障碍，这时人体会出现怠滞等症状。情绪容易激动、易生气的人可选择富含 B 族维生素的食品，主要有猪腿肉、大豆、花生、里脊肉、火腿、黑米、鸡肝、胚芽米等富含维生素 B_1 的食品；动物肝脏、牛奶、酵母、鱼类、蛋黄、榛子、菠菜、奶酪等富含维生素 B_6、维生素 B_{12} 的食品。

疏通血脉可食用菠菜

菠菜具有疏通血脉、利五脏、解毒、防春燥之功效，是春分时节饮食养生的首选蔬菜。菠菜挑选以根部颜色浅，梗部红且短，叶子新鲜、无黄色斑点且有弹性者为上品。食用前最好先用沸水烫软，捞出再炒。菠菜与海带、水果等碱性食品一同食用，能促使草酸钙溶解并排出，以防止结石。但是不宜多吃，适可而止。

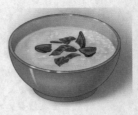

◎ 猪肝菠菜粥

【材料】猪肝80克，菠菜120克，大米100克，盐、姜丝、葱丝各适量。

【制作】①猪肝淘洗干净，切成薄片。菠菜淘洗干净，去根，切段。大米淘洗干净，冷水浸泡30分钟。②砂锅中加入冷水，放入大米，大火烧开后，改小火煮成稀粥。③加入猪肝片、菠菜段、姜丝、葱丝、盐，搅匀。④煮至猪肝熟透，即可食用。

春分药膳养生：健身美容、消肿明目

润泽肌肤、调经止痛，食用松子玉米鹌鹑汤

松子玉米鹌鹑汤的药膳功效不但有润泽肌肤、调经止痛，而且还具有美白补湿、行气活血的功效。

◎ 松子玉米鹌鹑汤

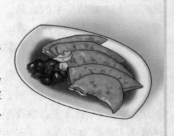

【材料】松子仁75克，玉米棒2只，鹌鹑4只，猪瘦肉150克，陈皮1块，盐、冷水适量。

【制作】①鹌鹑去毛、去内脏，洗干净。玉米去皮去须，洗净切段。松子仁漂洗干净。陈皮用清水浸透。猪瘦肉洗干净沥干水。②瓦煲内倒适量冷水，先用文火煲至水开，然后放入全部材料。③待水再滚起改中火继续煲2小时左右，放盐调味即可。

健身益寿可食用首乌肝片

首乌肝片是一道四川传统名菜，有补肝益肾、养血祛风之功效。

◎ 首乌肝片

【材料】鲜猪肝250克，首乌液20毫升，木耳20克，青菜叶少许，葱、姜、味精、酱油适量。

【制作】①猪肝洗干净、切片。②取少量首乌液（首乌液可用新鲜首乌榨汁，或用干首乌浓煎成汁）、盐、淀粉拌匀，放入烧热油中滑熘。③放入木耳、青菜叶、剩余的首乌液、葱、姜、味精、酱油等炒熟即可食用。

利尿消肿. 通脉下乳，食用嫩豆腐鲫鱼羹

　　嫩豆腐鲫鱼羹不但具有利尿消肿、通脉下乳之功效，而且还具有益气健脾、消热解毒之功效。

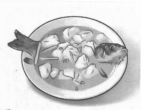

◎ **嫩豆腐鲫鱼汤**

【材料】嫩豆腐500克，鲫鱼肉200克，玉米2大匙，鸡蛋1个，姜丝、香菜、盐、淀粉适量。
【制作】①嫩豆腐、鲫鱼肉切成丁。鸡蛋打散、香菜切小段。②锅内加水，煮沸后加入豆腐、鲫鱼肉、玉米。③放盐调味，再以水淀粉勾芡，淋上蛋液，撒上姜丝及香菜。

养脑明目，增强体质，食用双耳爆海螺

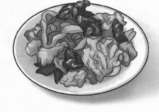

◎ **双耳爆海螺**

【材料】木耳100克，榆耳100克，海螺肉250克，青椒、红椒各半个，葱白1根，姜片少许，盐、鸡粉、料酒、红油适量。
【制作】①木耳、榆耳切成小块，青、红椒切片，葱切段。②海螺肉切成十字，入沸水中稍微余烫。③炒锅中注入油，放入葱段、青红椒片、姜，旺火爆香后，放入螺肉、榆耳、木耳及调料快速爆炒，淋红油，出锅即可食用。

温中行气、散血解毒，食用姜韭牛奶羹

　　姜韭牛奶羹温中行气、散血解毒，且适用于胃寒型胃溃疡、慢性胃炎、胃脘痛、呕恶者。

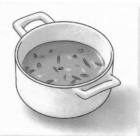

◎ **姜韭牛奶羹**

【材料】生姜25克，韭菜250克，牛奶250克（或奶粉2汤匙，加水适量）。
【制作】①韭菜除去杂质、黄叶，洗净切碎，生姜洗净切碎。②将韭菜、生姜捣碎绞汁，放入锅内加入牛奶，加水适量，将锅置于火上烧沸即可食用。

春分起居养生：杀菌、除尘

屋内适量养花，能够杀菌、除尘

　　春分时节气候适宜病菌的繁殖和传播，是流行性疾病的高发期。日常生活中要注意经常打开门窗通风，最好能种一些花草，花草既可给居住环境增添春意，又能杀菌、提高空气质量。

适合室内养殖的花草及益处	
1	吊兰能够有效净化房间里的空气。
2	常春藤的叶子可以有效地吸收粉尘。
3	丁香花释放的特殊香气，可以有效地杀灭各种病菌，起到预防传染病的效果。
4	仙人掌晚上可以释放氧气。增加空气中氧气和负氧离子的浓度，提高人们的睡眠质量。
5	薰衣草的香味具有镇静安神的功效，对改善心率过速有很好的辅助作用。
6	桂花的芳香味道可解除抑郁、去除污秽，对改善狂躁型精神病有较好的功效。
7	菊花的香气可起到清热疏风，改善头晕、头痛、感冒以及视物不清等症状。
8	玫瑰的花香可疏肝解郁，是缓解肝胃气痛的最佳花草。

　　在居住环境中种些花草有不少好处，但要注意花草植物也会释放二氧化碳，如屋内植物过多，会造成二氧化碳过量，因此屋内养花一般以每个房间 2～3 盆为限。

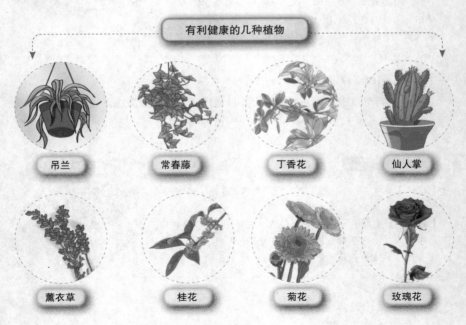

有利健康的几种植物

吊兰　　　　常春藤　　　　丁香花　　　　仙人掌

薰衣草　　　　桂花　　　　菊花　　　　玫瑰花

居室布置舒适有序，有助身心健康

春分时节，暖湿气流比较活跃，冷空气活动比较频繁，因此，阴雨天气较多。将居室安排得舒适而有序，对身心的健康也很有益处。比如将客厅布置得温和舒畅；将卧室布置得温馨适意；饭厅注重色彩搭配，会唤起人的食欲；将阳台布置成一个小花园，清香四溢，悦人心目。

春分运动养生：锻炼身体，增强抵抗力

锻炼身体要注意卫生保健

春分时节是一个易于滋生细菌的节气，因此在锻炼身体时要注意卫生保健。早晨的气温比较低，有时还会有雾气，室内外温差悬殊，人体骤然受冷，容易患伤风感冒，还会使哮喘病、支气管炎、肺心病等病情加重，所以锻炼时最好选择在太阳升起后再到户外运动为宜。此外还要加强防寒保暖，春分时节气候多变，户外锻炼时衣着穿戴要适宜，随时注意防寒保暖，以免出汗后受凉，更不要在大汗淋漓后脱下衣服或在风口处休息。锻炼身体出汗后，一定要及时用干毛巾擦掉身上的汗水；另外还要及时穿好御寒衣服做好保暖，以免风寒感冒。

锻炼身体前要做好热身运动

热身是指让身体热起来，以微微出汗为准。要针对不同的锻炼，采取不同的热身方式。锻炼前经过各种形式的热身运动后，就不用过分担心锻炼的过程中会出现肌肉拉伤、抽筋等情况。

锻炼身体前怎样做好热身运动	
年轻人	运动前慢跑让身体微微出汗，根据锻炼内容针对性地活动关节，热身时间在 15 分钟以上。
老年人	热身应先慢走让身体热起来，再做些简单的体操，热身时间要保持在 10 分钟以上。
打篮球	针对手指、手腕、膝盖、脚踝等部位热身，双手互压手指韧带，向不同的方向转动手腕，前后跨步压腿以及蹲起。
打网球	针对小臂和腰部进行热身，最好的方式是做拉伸和绕环动作。
打乒乓球	针对手腕、肱二头肌和肱三头肌进行热身，手腕、脚腕的绕环和拉伸运动最适宜。
打羽毛球	要注重肩、背肌肉的热身，最适宜的方式是压肩、拉背等。
跑步、走路	加强双腿热身，热身运动可以以脚踝绕环、下蹲抻拉等为主。

锻炼身体要警惕肌肉扭伤

春分时节锻炼身体要防止肌肉扭伤。人们都知道，关节是靠肌肉和韧带来保护的，冬季气温低，肌肉、韧带的柔韧性较差，对关节的保护力度会有所减弱，所以运动中只要磕着、碰着一点，就会造成损伤，容易发生骨折。然而到了春季，随着温度的升高，肌肉弹性增加，骨折的情况很少出现，但是人们往往运动热情过于高涨，往往会加大运动强度、挑战极限，或者忽视了运动前的热身，肌肉缺乏对突然提高运动强度姿势的适应，就会出现扭伤，因此在春分时节锻炼身体要量力而行，应循序渐进增加锻炼强度和难度，并且还要做好锻炼前的热身，警惕肌肉扭伤。

放风筝：缓解压力，愉悦身心

春分时节，地气上升，在风和日丽的大自然中放风筝可享受很好的日光浴、空气浴。放风筝有助于人体的内热疏泄，增强体质。跑跑停停的肢体运动可增强心肺功能，增强新陈代谢等养生功效。

认识误区：运动出汗越多越好

日常生活中，有不少人以为运动出汗越多，健身效果就会越好，其实这是一个很不科学的观点。现实中有的人稍微一运动就满头大汗，有的人运动很长时间却没有出汗或者很少出汗，这到底是什么原因造成的呢？一般来说，出汗多少与运动强度相关，运动强度越大，出汗越多，反之越少。另外，每个人的身体状况不一样，所以出汗多少也与个人的身体情况有关；汗腺数量越少，出汗也越少；反之则越多。体质好的人，肌肉发达，耐力好，即使进行大量运动也轻而易举，不会觉得特别累，出汗就相对较少；体质不好的人，不善于运动，稍微一动就会累得直喘粗气，出汗也就相对较多。运动前饮水的多少也会影响出汗量，运动前饮水越多，运动中越容易出汗。运动后，对于少量的出汗，可以不必太在意；但是对于大量的出汗，应该引起重视。因为大量出汗使体液减少，如果不及时补液，可导致血容量下降，心率加快，排汗率下降，散热能力下降，体温升高，机体电解质紊乱和酸碱平衡紊乱，引起脱水。脱水导致机体的一些主要器官生理功能受到影响，如心脏负担加重、肾脏受损。钠、钾等电解质的大量丢失可导致神经肌肉系统障碍，引起肌肉乏力、肌肉痉挛等症状。脱水还会使运动能力下降，产生疲劳感等症状。

可见，运动锻炼不是出汗越多越好。尤其是春分前后运动更不宜太剧烈，出汗过多损伤人体正气，由于春分时节严寒基本上已过去，各种病邪也随之滋生，也有可能出现连续阴雨和倒春寒。此时人体气血运行在肌肤体表，一些旧疾就会发出来，如气管炎、哮喘、关节炎、宿年的筋骨关节软组织劳损疼痛等容易复发。年老或体弱者，患有心脑血管病、胃肠道病以及失眠、焦虑、抑郁等情志疾病的人此时更不容掉以轻心。春分时节运动一定要适度，不宜过分剧烈以致大汗淋漓，造成出汗过多导致津液的大量丢失，而损伤人体正气。

春分时节，常见病食疗防治

失眠饮用酸枣仁汤食疗防治

失眠是指无法入睡或无法保持睡眠状态，导致睡眠不足，常见导致失眠的原因主要有环境因素、个体因素、躯体因素、精神因素、情绪因素等。中医认为，失眠是人体阴阳失调、气血不畅造成的。春分时节气候变化较大，气候的不稳定容易影响到人的情绪，使人的生理功能失调，再加上春季气压偏低，造成人体激素分泌紊乱，容易导致失眠。

根据中医理论，导致失眠的原因是脏腑阴阳失调、气血不和。因此，针对失眠的食疗应选择可以协调脏腑、调和气血阴阳的食物，以达到补益心肺、滋阴降火、疏肝养血、益气镇惊、化痰清热的效果。失眠可以饮用酸枣仁汤。酸枣仁汤具有补肝益胆、宁心安神之功效，另外还可以缓解失眠多梦症状。

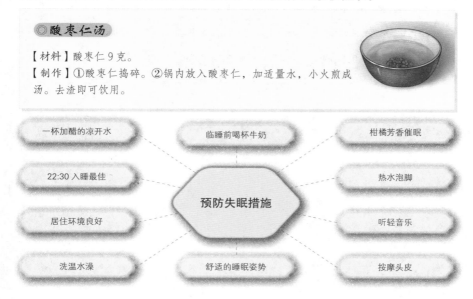

◎ 酸枣仁汤

【材料】酸枣仁 9 克。
【制作】①酸枣仁捣碎。②锅内放入酸枣仁，加适量水，小火煎成汤。去渣即可饮用。

一杯加醋的凉开水
临睡前喝杯牛奶
柑橘芳香催眠
22:30 入睡最佳
热水泡脚
居住环境良好
听轻音乐
洗温水澡
舒适的睡眠姿势
按摩头皮

预防失眠措施

月经不调饮用田七木耳乌鸡汤

月经不调，也称作月经失调，是一种妇科常见病，表现为月经周期或出血量的异常，或是月经前、经期时的腹痛及全身症状，病因可能是器质性病变或是功能失常，中医认为此病的原因多为血热、血寒、气虚、血虚、肾虚、肝郁、肝肾不足等。春分时节，人体激素分泌旺盛，体质弱的人最容易在此时出现月经失调。患者在月经前期或月经期常伴有腹部疼痛等症状。月经不调的女性可以通过饮食来调理。日常生活中，对月经不调有辅助治疗作用的食物有荠菜、乌鸡、丝瓜、大枣、山楂、芹菜、羊肉、黑豆和红花等。也可以饮用田七木耳乌鸡汤食疗防治。田七木耳乌鸡汤具有养血补血、滋阴清热功效，适用于气血不足导致的月经过少症状。

◎田七木耳乌鸡汤

【材料】田七10克，木耳10克，乌鸡1只，盐适量。

【制作】①田七洗净捣碎。木耳洗净撕块。乌鸡洗净切块，焯后捞出。②砂锅内倒入适量水，大火烧沸，放入乌鸡块、木耳块、碎田七。③大火烧沸，改用小火煲3个小时。④加盐调味即可饮用。

月经失调预防措施

1	经期要注意保暖，避免寒邪侵入。	4	保持健康心态、情绪稳定、心情愉快。
2	多休息，避免疲劳过度。	5	节制性生活，经期不要进行性生活。
3	经前和经期要禁食生、冷、寒、刺激性食物。	6	注意经期身体卫生，但也不宜清洁过度。

第 5 章

清明：气清景明，清洁明净

"清明"是二十四节气之一，清明的意思是清淡明智，中国广大地区有在清明之日进行祭祖、扫墓、踏青的习俗，逐渐演变为华人以扫墓、祭拜等形式纪念祖先的一个中国传统节日。另外还有很多以"清明"为题的诗歌，其中最著名的是唐代诗人杜牧的七绝《清明》。

清明时节，气温转暖，草木萌动，天气清澈明朗，万物欣欣向荣。自从进入春天以来，"立春"春意萌发，迎来"雨水"，到"惊蛰"地气回升，蛰虫启户始出，进入到"春分"的滚滚春雷，到达"清洁而明净"的清明时节，历经了两个月的时间。这时春天的景色是阳光明媚，柳绿桃红，群山如黛，百鸟啼鸣，生机无限。

清明节在仲春与暮春之交。《历书》中记载："春分后十五日，斗指丁，为清明，时万物皆洁齐而清明，盖时当气清景明，万物皆显，因此得名。"中国汉族传

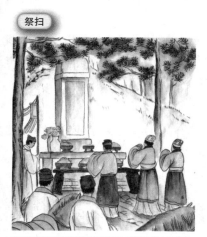

祭扫

清明祭祀根据所在的现场不同可以分为两种，即墓祭、祠堂祭。富贵大户人家多修祠堂为堂祭，皇家则建立自己的祖祠，比如明朝、清朝的祖祠称太庙，就是现在天安门东面的劳动人民文化宫。民间多以墓祭为主，清明墓祭常常被称为扫墓。

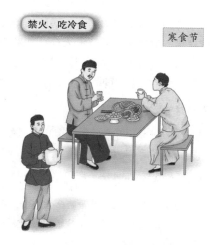

禁火、吃冷食

寒食节

寒食节亦称"禁烟节""冷节""百五节"，在夏历冬至后105日，清明节前一两日。寒食节家家禁止生火，都吃冷食，寒食食品包括寒食粥、寒食面、寒食浆、青粳饭及饧等。

统的清明节大约始于周代，已有两千多年的历史。由于寒食节与清明节日期相近，自唐代以后，与祭祀祖先亡灵以及郊游扫墓活动，逐渐融会成为一个节日，民间也有把清明节称为寒食节、禁烟节的，甚至还有"寒食清明"的说法，因此寒食节和清明节一样，也有荡秋千、蹴鞠等丰富多彩的娱乐活动。

清明饮食养生：注意降火、保护肝脏、强筋壮骨

"降火"可适量吃些苦味食物

清明时节由于沙尘、冷空气还会时常光顾，天气并没有像人们期望的那样很快转暖，餐桌上御寒食物也不会退出，羊肉、鸡汤、笋等易"发"食物仍然在日常饮食中占有很大的比例，因此，人们也很容易上火。此时，在饮食方面应该有所注意，尽量避免食用热性食物，例如荔枝、龙眼、榴梿等水果，还要注意少吃洋葱、辣椒、大蒜、胡椒、花椒等辛辣助火的食物。这些性热的食物同时还有"发散"的作用，经常食用，会"损耗元气"，导致气虚，从而降低人体免疫力。尤其是辛辣食物，多吃容易导致消化不良，还会对睡眠产生影响，引起皮肤过敏，甚至引发皮肤病。要想"降火"，人们还应该养成良好的生活习惯，规律作息，注意休息，多喝水或者清热败火的饮料，这样可以使体内的"火气"通过新陈代谢，从体液中排出体外。另外，味苦的食物有败火的功效，可适当选食。苦味的食物具有抗菌、解毒、去火、提神醒脑、缓解疲劳之功效。

苦味食物虽然可以降火、抗菌、解毒等，但是却不宜过量。苦味食物大多为寒凉之物，由于清明时节气候还是多变的，寒流仍会随时光临，如果此时多吃凉性食物，恰好又遭遇寒流天气，结果无疑雪上加霜，引发胃痛、腹泻、老年人和儿童大多脾胃虚弱，更应该引起注意。另外，还有脾胃虚寒、大便溏泄（一般指水泻或大便稀溏）的病人也不宜吃苦味的寒性食品。

清明时节宜少食竹笋

清明时节正好是竹笋刚上市的时候，竹笋味道鲜美，许多人喜欢吃。竹笋虽然味美，但不宜多吃。

保护肝脏宜多食银耳

清明时节，保护肝脏宜多食些银耳。银耳具有保护肝脏、提高肝脏的解毒能力之功效，还具有提高人体抗辐射、抗缺氧能力的作用，是饮食养生滋补佳品。挑银耳以颜色淡黄、根小、无杂质、无异味为上品。食用前最好先用开水泡发，每小时换一次水，换水数次，这样可以去除残留在银耳表面的二氧化硫；切记把未泡发的

淡黄色部分丢弃,这一部分请勿食用。还要注意冰糖银耳含糖量很高,睡前不宜食用,否则会增加血液黏度。另外,当天吃不了的银耳就废弃掉,因为隔夜的熟银耳会产生影响人造血功能的有害成分,因此,泡发银耳切勿提前把第二天用的也一起泡发出来。

◎芙蓉银耳羹

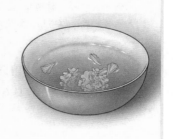

【材料】鸡蛋3个,水发银耳100克,盐、味精、胡椒粉、水淀粉适量。

【制作】①鸡蛋打开倒入碗中,把蛋液打匀,加入清水和盐,调匀,上笼蒸成蛋羹。②银耳择洗干净。③锅内倒入清水,下入银耳,大火煮10分钟。④放入胡椒粉、盐、味精调味,用水淀粉勾芡,淋在蛋羹上即可食用。

强筋壮骨、延年益寿可吃些鲇鱼

鲇鱼刺少、肉质细嫩、营养丰富,并具有强筋壮骨、延年益寿的养生功效。清明时节,鲇鱼肥美可口,最宜食用。挑选鲇鱼以头扁嘴大、外表光滑、黏液少者为佳。将鲇鱼开膛破肚处理干净,清洗后放入沸水中烫一下,再用清水洗净,可以去除鲇鱼体表的黏液。由于鲇鱼的鱼卵有毒,因此鲇鱼开膛破肚处理时一定要将鱼卵清理干净,否则容易中毒。

强筋壮骨、延年益寿也可以吃些蒜香鲇鱼。

◎蒜香鲇鱼

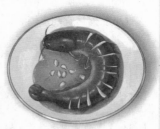

【材料】蒜瓣适量,鲇鱼1条,豆瓣酱、植物油、料酒、盐、葱段、姜片、泡椒段、白砂糖、酱油、醋、水淀粉、醪糟汁、高汤等适量。

【制作】①鲇鱼开膛破肚处理干净,清洗后切成段。蒜瓣放入碗中,加盐、料酒、高汤,上笼蒸熟。②炒锅放入植物油烧热,放入鲇鱼炸至表面金黄。原锅留底油,放入豆瓣酱炒红,倒入高汤,大火烧沸。③放入鲇鱼和全部调料,大火煮沸,小火熬煮至鱼熟入味。再放入蒸好的蒜瓣,烧至汁浓时,将鱼捞出。④锅中原汁加醋、葱段、水淀粉勾芡,浇在鲇鱼上即可食用。

清明药膳养生：滋肾养阴、降压安神

养肝明目、滋肾养阴，饮用猪肝枸杞鸡蛋汤

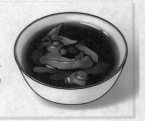

◎ 猪肝枸杞鸡蛋汤

【材料】枸杞子15～20克，猪肝100克，盐、调味品适量。

【制作】①把猪肝洗净，切成薄片，撒入适量淀粉，加少许盐、调味品搅拌，腌制片刻。②把枸杞子洗净备用。③锅中倒入水煮开后，加枸杞子和腌好的猪肝，大火煮沸即可。

滋阴润燥、益精补血，食用红辣椒爆嫩排骨

红辣椒爆嫩排骨不仅具有滋阴润燥、益精补血之功效，而且还能够促进食欲、健胃。

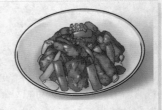

◎ 红辣椒爆嫩排骨

【材料】干红辣椒150克，鲜嫩排骨300克，姜1块，葱3根，酱油、高汤各2大匙，醪糟1大匙，白糖半小匙，水淀粉1大匙，香油1小匙，花椒粒半大匙，淀粉2大匙，鸡蛋1个，鸡精适量。

【制作】①排骨洗干净剁成小块沥干水分，加入淀粉、鸡精、鸡蛋拌均匀，腌制片刻。姜切成片，葱切成段。②锅中倒入油烧热，放腌制好的排骨快速过油，捞出沥干。③爆香花椒、干红辣椒、姜片、葱，加入酱油、高汤、醪糟、白糖及排骨拌炒均匀并煮开。淋水淀粉勾芡，再淋香油即可。

利水消肿、养血益气、防治骨质疏松，食用青小豆粥

青小豆粥具有利水消肿、养血益气、防治骨质疏松、补精填髓之功效。

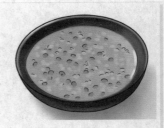

◎ 青小豆粥

【材料】青小豆、小麦各30克，通草3克，白糖少许，水适量。

【制作】①通草淘洗净放入锅内，倒适量水煎煮13分钟，滤渣，留汁备用。②小麦洗干净，放入锅内，倒入适量水，放入通草汁、青小豆、白糖，大火烧沸，改用小火煮熟成粥即可食用。

补肾健脾、滋润肤肌，食用天冬猪皮羹

天冬猪皮羹具有补肾健脾、滋润肌肤之功效，也可以治脾肾不足、精神亏损，对皮肤干燥、弹性降低、皱纹早现有改善功效。

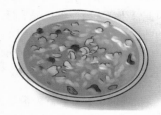

◎ 天冬猪皮羹

【材料】天冬 50 克，干猪皮 100 克，香菇 20 克，丝瓜 15 克，枸杞 10 克，鸡蛋 1 个，生姜 5 克，色拉油 8 克，盐 3 克，味精 2 克，白糖 1 克，水淀粉 25 克，清汤 3000 克，冷水适量。

【制作】①枸杞漂洗干净，用温水浸泡变软。生姜去皮，切成小片。鸡蛋打入碗内，捞出蛋黄，将蛋清搅匀备用。猪皮用冷水浸透，切成丁。香菇泡发变软，去蒂切成丁。丝瓜洗干净，去皮切成丁。②水烧开，放入猪皮丁、香菇丁，余烫去其异味，捞出用冷水冲洗干净。③炒锅里倒上色拉油，放入姜片爆香，注入清汤，加入猪皮丁、枸杞、天冬、香菇丁、丝瓜丁，放入盐、味精、白糖，用中火煮透，下水淀粉勾芡，倒入鸡蛋清，即可食用。

温中补虚，降压安神，食用家常公鸡

家常公鸡具有温中补虚、降压安神之功效，适合于高血压、冠心病、营养不良、术后康复期食用。

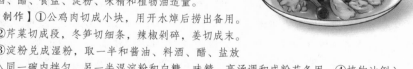

◎ 家常公鸡

【材料】公鸡 250 克，芹菜 75 克，冬笋 10 克，辣椒 20 克，高汤 30 克，姜、豆瓣酱、白糖、酱油、料酒、醋、食盐、淀粉、味精和植物油适量。

【制作】①公鸡肉切成小块，用开水焯后捞出备用。②芹菜切成段，冬笋切细条，辣椒剁碎，姜切成末。③淀粉兑成湿粉，取一半和酱油、料酒、醋、盐放入同一碗内拌匀，另一半湿淀粉和白糖、味精、高汤调和成粉芡备用。④植物油倒入锅内加热，先煽鸡块至鸡肉变白，水分将干时放进冬笋、豆瓣酱、姜等，大火炒至九成熟，放入芹菜，随后倒入调好的粉芡，至熟起锅即可食用。

清明起居养生：返璞归真，拥抱大自然

早睡早起，到树林河边散步

清明时节气温逐渐升高，雨水也慢慢增多，在此节气中，人尽量不要在家中待得太久。俗话说："久视伤血，久卧伤气，久坐伤肉，久立伤骨，久行伤筋。"因此，建议大家应该早睡早起，因为进入清明时节，冬季落叶的树木已萌发出新的叶芽，没有落叶的针叶树木，也绽放出新绿，一片翠绿会让空气显得更新鲜，可以到有树木的地方进行一些体育锻炼。

郊外踏青，徜徉于绿草之中

清明时节，郊外到处都显现出欣欣向荣、生机勃勃的春的美景。红灿灿的太阳，湛蓝的天空，嫩绿的小草，绿油油的麦苗，粉色的桃花，随风摆动的柳梢，特别是一朵朵、一簇簇、一片片黄绿相间的油菜花，在春风里昂首怒放，展示着迷人的风姿，花丛间飞舞着色彩斑斓的蝴蝶和蜜蜂，沁人心脾的油菜花香弥漫于空气之中，让人心旷神怡，春天的颜色真是五彩缤纷，就像一幅油画。此时可见徜徉于绿草之中，流连于迷人的春色，是一种绝美的生活享受，郊外更加亲近大自然，空气清新，没有污染，在这里漫步，就等于进入了天然氧吧，尽情地呼吸新鲜空气。其实，人类的健康长寿，除多种因素外，还有赖于新鲜的空气。生活在森林和海滨的人们，由于经常呼吸到含负离子较多的清新空气，所以细胞生命力活跃，老化期推迟，体内新陈代谢加快，机体抗病能力增强。

清明运动养生：量力而行活动身体

因人而异选择合适的运动场地

人们夜间睡眠排出的大量二氧化碳，厨房内残留的烟油，从户外飘进来的粉尘，还有人们从外边回来携带在身上、脚上的尘埃，都会污染室内的空气。因此，室内是不适合人们进行锻炼的。而繁华的街道，或者靠近工厂和建筑工地的地方充满汽车的废气、沙土、飞尘，会把空气严重污染，更不是体育锻炼的好场所。只有走出家门，到室外有树木的地方去活动才合适。树木、花草，特别是在清明时节生长茂盛的树草，有净化空气，吸附灰尘，调节温度、湿度及过滤噪声的功能。因此，有树木花草的地方，大多是空气新鲜而又安静的地方，加之这里鸟语花香的自然景色，能够使人心旷神怡，平心静气地从事各种锻炼活动，取得更好的健身、健美效果。

如今，城市建设注重以人为本，绿地、公园、道路绿化带日益增多，人们锻炼身体的场所也越来越多，面积也越来越大，设施也越来越先进了，一般小区各种健身器材基本上应有尽有。清明时节，夜雨尤多，每天清晨空气湿润清新，这

个时候，到绿地、公园里、树林河边去散步进行运动，是一个不错的选择。

运动要适度，注意卫生和保暖

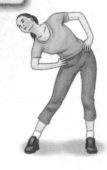

运动要适度

春季，人们往往感到精神不振、四肢无力，很困乏，总觉得没有睡好，即为"春困"。在这种情况下，参加锻炼不能一下子进入活动高潮，一定要做充分的准备活动，循序渐进，不能因为气温合适而使运动的时间不规律和运动的时间过长。

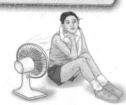

运动时要注意卫生和保暖

春季的气温暖和，也是细菌繁殖的高峰季节。疾病的传播也很活跃。所以，在运动过程中要更加重视个人的卫生，及时洗澡、勤洗衣服；运动中或运动后不能立即去吹风或冲凉水澡，防止感冒等疾病危害健康；另外，不要暴饮暴食，以免突然增加肠胃的负担，导致肠胃病。

清明时节，常见病食疗防治

食用维生素 C 含量高的食物防治高血压

高血压是指人体在没有受到刺激的状态下，人的动脉压持续增高，并且威胁血管、脑、心脏、肾等器官的一种常见疾病。清明时节，春天已过去大半，人体的肝阳越发上升。肝属木，木生火，火为心，因此，清明时节人的心脏功能十分活跃，很容易引发高血压。高血压一般有头痛、眩晕、耳鸣、心悸气短、失眠、肢体麻木、头晕、精神改变、眼睛突然发黑、原因不明的跌跤、哈欠不断、流鼻血、说话吐字不清等症状，但是还要注意部分高血压患者却无明显临床症状。

高血压患者可以饮用金针菇海带汤，金针菇海带汤不但具有降压减脂、醒脑强身之功效，而且还适用于消化不良、便秘引起的肥胖等病症。

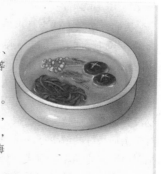

◎金针菇海带汤

【材料】金针菇 30 克，海带 50 克，竹笋丝、胡萝卜丝、香菇丝各 20 克，姜片、盐、味精、胡椒粉和植物油等适量。

【制作】①金针菇切成段。②海带淘洗干净，切成丝。③把海带丝、姜片、植物油放入碗内，并倒入适量水，再将碗放入笼中蒸 10 分钟，滤去汁。④锅中倒入水烧开，放竹笋、香菇、胡萝卜煮 5 分钟。⑤再放入金针菇、海带，大火煮开，撒入盐、味精、胡椒粉调味即可食用。

高血压患者也可以食用花生米拌芹菜，花生米拌芹菜具有滋身益寿、补中和胃等功效。

◎ **花生米拌芹菜**

【材料】芹菜 300 克，油炸花生米 200 克，酱油、花椒油、盐、味精等适量。

【制作】①芹菜去叶，淘洗干净，切成段，焯熟过凉水后放入盘中。②倒入油炸花生米。③放入酱油、盐、味精、花椒油。④搅拌均匀即可食用。

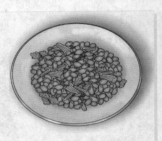

高血压的防治措施

1	保持有规律的生活，不要过分劳累也不要过分安逸，否则都可能伤及元气，导致高血压。
2	控制体重，避免过度肥胖。肥胖者患高血压的概率较高，生活中要控制饮食，多运动，保持正常体重。
3	保证足够的休息时间。不要熬夜上网、看电视，节制性生活，减少肾精损耗，保持身体精力旺盛。
4	应尽量避免食用油腻食品，减少食盐的摄入量，不吃辛辣刺激的食物，少喝咖啡、浓茶，最好戒掉烟和酒。
5	高血压患者可以适当多吃维生素 C 含量高的食物和低胆固醇食物。

多吃粗粮防治头痛

头痛，多数人认为是小毛病，一般情况下，偶尔头痛不会有太大的问题，应无大碍。不过，如果长时间头痛，就应引起重视，因为长期头痛或经常头痛可能是重病的先兆。头痛在日常生活中很常见，产生头痛的原因是头部的血管、神经、脑膜等敏感组织受到刺激，可分为疾病性头痛和紧张性头痛。前者是指在春天，病菌通过各种途径侵入人体，从而引起的头痛；后者是由于清明后昼夜时长发生变化，人脑没有完全适应这样的状态，而过早醒来，从而导致睡眠不足，继而引发头痛症状。对于头痛最好的解决办法还是预防。富含镁成分的食物在一定程度上可以抑制头痛，平时可以多吃粗粮、豆类、蜂蜜、海参、比目鱼等，这些食物都含有较多的镁。平时应少喝咖啡、浓茶以及含有咖啡因的饮料，饮食以清淡为主，尽量少食味精、酱油、醋以及相关的各种各样调味品。

头痛患者可以食用决明菊花粥，决明菊花粥具有平肝明目、疏风解热之功效，并且适用于偏头痛、高血压、大便干燥等症状。

◎ **决明菊花粥**

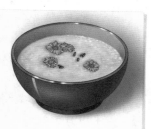

【材料】决明子 12 克，菊花 6 克，大米 50 克，白砂糖适量。

【制作】①决明子炒香，置凉备用。②菊花、大米淘洗干净。③瓦罐内放入决明子、菊花，煎汁后去渣，加入大米，用小火熬制成粥，放入白砂糖调味即可食用。

头痛预防措施

1	根据天气变化，适时增减衣物，防止雨淋及暴晒。
2	诊断头痛原因，对症施治，生活规律，不熬夜，坚持锻炼身体，增强体质。
3	减轻视觉负担，用眼 1 小时左右后应当休息几分钟，室内灯光应尽量柔和。
4	戒烟酒，忌生、冷、油腻以及过咸过辣过酸的食物。
5	多食新鲜蔬菜、水果，如豆芽、瓜类、芹菜、荸荠及豆、奶、鱼、虾等。
6	积极参加适当的体育运动，保持愉快平和的心态等。

第6章

谷雨：雨生百谷，禾苗茁壮成长

谷雨，顾名思义就是播谷降雨，同时也是播种移苗、掩瓜点豆的最佳时节。每年4月19日～21日，当太阳到达黄经30°时为谷雨。谷雨时雨水增多，十分有利于禾苗茁壮成长。谷雨是春季最后一个节气，谷雨节气的到来意味着寒潮天气基本画上句号，气温攀升的速度不断加快。

谷雨饮食养生：牡丹花开，除热防潮

喝粥、汤、茶等清除积热

谷雨时节，不少人感觉体内积热，很不舒服。此时食疗就是一个不错的选择，常用的食疗配方有竹叶粥、绿豆粥、酸梅汤或菊槐绿茶等，同时也可以搭配一些清热养肝的食物，如芹菜、荠菜、菠菜、莴笋、荸荠、黄瓜、荞麦等。有条件的也可以选择到郊外出游，呼吸一下大自然中的新鲜空气，有利于排出体内的积热，使人一身轻松。

如果感觉到体内积热症状比较严重了，那么就千万不要耽误了，尽快到正规的医院诊所就诊，在大夫的指导下服用药物，遵照医嘱吃药打针清除积热。

多吃益肾养心食物，少食高蛋白

谷雨也是晚春时节，天气将会慢慢变得炎热起来。这个时期，人体内肝气稍伏，心气开始慢慢旺盛，肾气也于此时进入旺盛期，因此在饮食上也应略做调整，尽量多吃一些益肾养心的食物，并且尽量减少蛋白质的摄入量，来减轻肾的沉重负担。

谷雨郊游时要注意饮食卫生

谷雨时节，温度适中，是春季外出游玩的最佳时机。可是此时的温暖气候也非常适合各种病菌的生长和繁殖，食物容易变质霉烂，所以是各种肠胃疾病的高发期。另外，这个时间段昼夜温差较大，受凉后人们容易患上肠胃疾病。外出郊游时劳累奔走，人的抵抗力会大大降低，此时一定要注意饮食卫生。

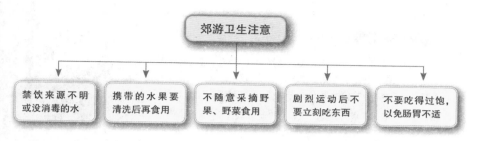

郊游卫生注意

- 禁饮来源不明或没消毒的水
- 携带的水果要清洗后再食用
- 不随意采摘野果、野菜食用
- 剧烈运动后不要立刻吃东西
- 不要吃得过饱，以免肠胃不适

降肝火、镇静降压吃芹菜

芹菜不但具有清除积热、降肝火的功效，另外还有健胃利尿、镇静降压的作用，特别适合谷雨时节食用，对中老年人益处颇多。以梗短而粗壮、菜叶稀少且颜色翠绿者为佳。芹菜叶子中胡萝卜素和维生素 C 的含量很高，所以嫩叶最好不要扔掉，可与芹菜秆一起食用，烹调芹菜时应尽量少放食盐。肝火旺、血压高者可以食用芹菜拌海带丝。

◎芹菜拌海带丝

【材料】鲜嫩芹菜 100 克，水发海带 50 克，香油、醋、盐、味精等适量。

【制作】①芹菜淘洗干净，切段，焯熟。②海带洗净，切丝，焯熟。③将芹菜、海带丝，加入香油、醋、盐、味精，拌匀即可食用。

健脾利湿可吃鲫鱼

谷雨饮食养生要注意祛湿，鲫鱼可以健脾利湿，比较适宜这个时节食用，鲫鱼和薏米等其他可健脾利湿的食材配合食用效果更佳。挑食窍门：一般身体扁平、颜色偏白的鲫鱼肉质嫩，颜色偏黑的鲫鱼则肉质老，新鲜鲫鱼的眼略凸、眼球黑白分明、眼面发亮。鲫鱼处理干净后要用少许黄酒腌一会儿，可以去除腥味，还能使做出来的鱼味道更加鲜美。吃鲫鱼最好清蒸或煮汤。

◎枣杞双雪煲鲫鱼

【材料】鲫鱼 2 条，水发银耳 100 克，熟鹌鹑蛋 3 个，红枣 5 颗，薏米 40 克，枸杞子 20 克，盐、鸡精、胡椒粉、姜片、益母草子、植物油等适量。

【制作】①各种材料分别淘洗干净。②鹌鹑蛋、银耳、薏米、红枣、枸杞子、姜片、益母草子入高压锅焖 15 分钟。③鲫鱼开膛破肚处理干净，入油锅煎至两面金黄后放姜片，倒入炖好的汤，撒盐、鸡精入砂锅，大火炖 15~20 分钟，放胡椒粉调味即可。

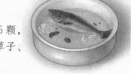

◎ **鲫鱼炖豆腐**

【材料】鲫鱼 1 条，豆腐 1 块，猪瘦肉 150 克，植物油、盐、味精、料酒、葱花、姜末、蒜片、高汤等适量。

【制作】①鲫鱼开膛破肚处理干净，鱼身两面剞花刀。②豆腐切块，略焯。③猪瘦肉洗净，剁成泥，放入盆中，加葱花、姜末、盐、料酒，搅拌均匀后塞进鱼肚。④炒锅放植物油烧热，放入葱花、姜末、蒜片爆香，放入鱼略煎，放入高汤，大火烧开。⑤放入豆腐，撒上盐，炖至鱼熟，撒入味精调味即可。

谷雨药膳养生：补脑养肝，通血化痰

补脑益髓、平肝息风，食用天麻炖猪脑

天麻炖猪脑具有补脑益髓、平肝息风之功效，适用于头痛、头风、偏头痛、高血压、神经衰弱、手足麻木拘挛及小儿惊风等症状。

◎ **天麻炖猪脑**

【材料】天麻 10～15 克，新鲜猪脑 1 个，生姜、盐等调味品适量。

【制作】①把天麻淘洗干净，和猪脑一起放入炖盅内，加入适量水及调味品。②将炖盅再放入锅内隔水炖 1 小时左右即可食用。

养肝明目、补益气血，食用玄参炖猪肝

玄参炖猪肝具有养肝明目、补益气血、凉血滋阴、软坚解毒之功效，适用于夜盲症、目赤、视力减退、弱视、眼目昏花及气血不足之面色萎黄、贫血、水肿、脚气病者。

◎ **玄参炖猪肝**

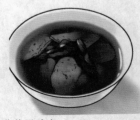

【材料】新鲜猪肝 500 克；玄参 15 克，生姜、盐、调味品等适量。

【制作】①把猪肝切成薄片，用生姜粉、盐等腌一下。②玄参先用开水煮半个小时，然后与腌好的猪肝隔水同时炖，炖 10 分钟左右出锅即可食用。

【禁忌】脾胃虚寒者或腹泻患者慎食，另外，玄参不能与藜芦同时吃。

利九窍、通血脉、化痰涎，食用春笋烧鲤鱼

◎ 春笋烧鲤鱼

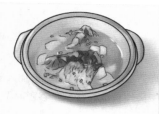

【材料】春笋1根，鲤鱼1条，蒜末各1匙，料酒1小匙，水淀粉1小匙，盐、味精、胡椒粉等适量。

【制作】①春笋去壳淘洗干净，切成块。②鲤鱼开膛破肚处理干净后用沸水烫一下，刮去黏液，切成2厘米左右的块，再用开水烫一下。③起锅热油，放入鱼块、春笋、蒜，一同下锅煸炒。④接着加料酒、清水，大火煮开。⑤汤变白后，放入盐、味精，待熟后，用水淀粉勾芡，放入胡椒粉炒匀即可起锅食用。

养血益气、补肾健脾气，滋肝明目，饮用鲜笋香菇黄鳝羹

鲜笋香菇黄鳝羹具有养血益气、补肾健脾、滋肝明目之功效。

◎ 鲜笋香菇黄鳝羹

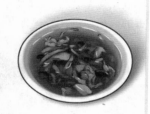

【材料】鲜笋丝100克，香菇30克，黄鳝1条，蒜头4瓣，姜丝3克，色拉油15克，香油4克，盐1克，老抽6克，栗粉10克，胡椒粉1.5克，高汤500克，水适量。

【制作】①把鳝鱼处理掉内脏和骨，切成细丝，放进冷水中漂去血水，放碗内，下高汤少许，上笼略蒸片刻。②香菇浸软，洗干净，去蒂切丝。③蒜头去衣剁蓉。④热锅内加入香菇丝和鳝丝，倒入高汤，撒入盐，倒入老抽、蒜蓉，煮滚约15分钟。⑤将栗粉加冷水调匀，缓缓倒入锅中勾稠芡。⑥再撒上胡椒粉，淋入香油，即可起锅食用。

减皱抗衰，饮用卷心菜牛肉汤

卷心菜牛肉汤具有减皱抗衰功效，对皮肤干燥、弹性降低、皱纹早现也有改善作用。

◎ 卷心菜牛肉汤

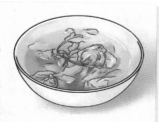

【材料】新鲜牛肉60克，卷心菜500克，生姜、盐等适量。

【制作】①把新鲜的牛肉洗干净切成薄片，连同生姜放入锅内，加适量水大火烧开。②放入已洗干净切好的卷心菜，改为中火煮至菜熟肉烂，撒入盐、调味即可食用。

谷雨起居养生：早睡早起，勤通风换气

谷雨时节阳长阴消，宜早睡早起

如今，"日出而作日落而息"的生活状态早已被打破。现在许多年轻人说："现代生活工作节奏快、压力大，不拼命不行啊，30岁前拿命买钱，30岁后拿钱买命。"越来越多的人逐步加入到"夜班队伍"，但是养生专家忠告我们，熬夜就等于慢性自杀。特别是谷雨时节，阳长阴消，更不应该通宵达旦地加班工作、学习，宜早睡早起，合理安排作息时间。时常熬夜会严重损害人的皮肤，使人提前变老，同时还会引起视力、记忆力、免疫力的迅猛下降。谷雨时节，熬夜还会使人阴虚火旺。因此，谷雨以后，阳长阴消，应该继续坚持早睡早起的好习惯，遵循自然规律，使人体阴阳始终达到平衡状态。

养花、赏花要提防身体不适或中毒

谷雨是暮春时节，此时正是赏花的最好时节，鲜花虽好，但并不是每个人都可以无拘无束地亲近的。有些人在花丛中待时间长了就会头昏脑涨、咽喉肿痛；有的人接触鲜花会掉头发、四肢麻木。这是什么原因呢？原来是有些花会释放有害气体，使人过敏；某些花含有有毒物质，长期接触会引起慢性中毒。有的人抵抗力强就不会中毒，有的人身体弱，时间一长，毒气入侵体内扛不住，就要病倒了。

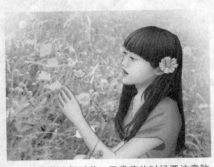

谷雨是赏花的好时节，但赏花的时候要注意防止花木及其分泌物对身体造成伤害和不良刺激。

某些时候，有人莫名其妙患病就是因为花的毒气侵入人体造成的。例如，夜来香在夜间释放出的气体会使高血压和心脏病患者的病情恶化，有些兰花的花香会使人神经兴奋从而导致失眠，某些人闻到百合的香气会引起中枢神经兴奋、失眠等症状，月季的花香可能导致有些人胸闷、呼吸困难。某些花卉内含有有毒物质，对一些人的健康极为不利。例如，仙人掌的刺内含有有毒液体，人被刺到后可能引起皮肤红肿、疼痛、瘙痒等症状；郁金香、含羞草中含有的毒碱会使接触者头晕，还可能导致毛发脱落；紫荆花的花粉有可能引发接触者哮喘；夹竹桃可以分泌一种有毒的白色液体，长时间接触会使人精神不振、智力下降；洋绣球会散发一种有毒微粒，过多接触可能使人皮肤过敏引发瘙痒；一品红中的白色液体可能造成人体皮肤的过敏症状；黄色杜鹃花中含有一种四环二萜类毒素，会使接触者出现呕吐、呼吸困难、四肢麻木等中毒症状。总之，养花、赏花时突然感觉身体不适或中毒，第一反应就应该立刻考虑是否是因为花草的有毒气体引起，以便采取紧急措施。

谷雨运动养生：闲庭信步，室内室外运动

散步锻炼要全身放松、闲庭信步

谷雨节气，降雨明显增多，空气中的湿度逐渐加大，此时养生要顺应自然环境的变化，通过人体自身的调节使内环境（人体内部的生理环境）与外环境（外界自然环境）的变化相适应，保持人体各脏腑功能的正常。中医中讲究春夏养阳，秋冬养阴。尤其春日总给人们一种万物生长、蒸蒸日上的景象，谷雨时节，室外空气特别清新，正是采纳自然之气养阳的好时机，而活动为养阳最重要的一环，人们应根据自身体质，选择适当的锻炼项目，不仅能畅达心胸，怡情养性，而且还能加快身体的新陈代谢，增加出汗量，使气血通畅，瘀滞疏散，祛湿排毒，提高心肺功能，增强身体素质，减少疾病的发生，使身体与外界达到平衡。

谷雨节气中，全身放松、闲庭信步是一个很随意、很方便的运动，它不受年龄、性别和身体状况的约束，也不受场地、设备条件的限制，不但能收到良好的健身效果，而且还可以陶冶性情。散步时，双腿、双臂有节奏地交替运动，与心脏的跳动非常合拍，是最能促进体内各种节奏正常的全身运动，也是受伤的危险性最小的运动。

清晨先室内运动，日出后再外出活动

春天，人体生物钟的运行基本都在日出前后。但是，由于谷雨时节晚上的地面温度一般要低于近地层大气的温度，出现气象上所谓的"逆温"现象，这样，近地层空气中的污染物、有毒气体就不易扩散到高空中去，造成近地层空气污染严重。当太阳出来以后，它能使地面的温度迅速升高，破除"逆温"现象。使近地层的空气污染物很快扩散到高空，降低空气中有害物质的浓度，使空气变得新鲜，适合人们室外活动。

所以，日出前起床后，不要急于出门活动，可以先做室内运动。待日出一段时间后，空气中的污染物已在太阳的帮助下升到高空之后，再外出活动锻炼。

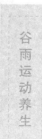

谷雨运动养生

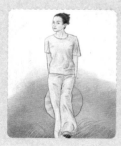

1. 散步锻炼益处多

谷雨时节，散步是一种非常合适的锻炼方式，不但有益身体健康，对意志消沉和失去希望的人也很有帮助。

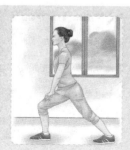

2. 清晨不要着急出门锻炼

谷雨时节的晨练，最好等到日出后污染物消散以后。可以先在家里做一会儿锻炼前的热身运动，或者做点家务活。这样合理安排室内室外运动才是最科学的选择。

谷雨时节，常见病食疗防治

三叉神经痛饮用白萝卜丹参汤

　　谷雨时节是各种神经疼痛疾病的高发时期，这类病往往会突然发作，让人防不胜防。三叉神经痛是指面部某些部位出现的阵发性、短暂性剧烈疼痛，致病原因一般为风寒入侵后，于面部经络会聚，引起经络收引，气血运行受到了阻碍，从而引发了三叉神经疼痛。

　　三叉神经痛不能单纯依靠食疗或药膳来控制病情，因此得了此病后应及时就医，配合医生治疗。此病往往是因为诸邪气阻遏经络，导致"不通则痛"。平时可多食用些具有祛风通络、活血散瘀功效的食物和药材，饮食应以清淡为主，洋葱、大蒜、韭菜等辛辣刺激性食物慎食。

　　三叉神经痛患者可以食用白萝卜丹参汤来调养，白萝卜丹参汤具有祛痰止咳、活血祛瘀、安神除烦之功效。

◎ **白萝卜丹参汤**

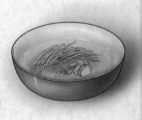

【材料】白萝卜250克，丹参、白芷各6克，姜片、葱段、盐、植物油等适量。
【制作】①白萝卜洗干净，去掉皮，切成丝。②丹参、白芷分别润透，切成片。③锅内加入植物油烧至六成热时，放入姜片、葱段爆香，下白萝卜丝、丹参、白芷、盐，倒入清水适量，大火烧开，再用小火煮半个小时即可食用。

三叉神经痛防治措施

1	保持平静的心态，避免过度疲劳。
2	一旦发现三叉神经分布区有炎症及外伤应及时治疗。
3	口腔或牙齿有病变要立即治疗。
4	检查发现有骨质增生及动脉硬化要及早治疗。
5	建议中老年人戒掉烟酒，另外尽量少吃酸、辣等各种刺激性食品。
6	遇到恶劣天气，要注意保护面部，以免受到寒冷刺激。

风湿饮用鸡汤、鱼汤、羊骨汤

谷雨雨水增多，气候潮湿，是风湿病的高发时节，风湿病患者应及时就医，在配合医生治疗的同时，也可以进行食疗调养。每天可以食用适量的鸡汤、鱼汤或羊骨汤，这些汤可以温养脏腑、固本扶正。中医认为，药食同源，因此适当考虑选择一些可以养阴益肾、活血通络的食疗方法来辅助治疗，以达到更好的治疗效果。

枸杞子鸭肾汤具有补肝肾、益精血之功效，适用于风湿病、腰痛遗泄、潮热等症状。

◎**枸杞子鸭肾汤**

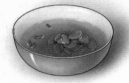

【材料】鸭肾1个，枸杞子、枸杞子梗各20克，猪肝60克，盐、味精、葱段、姜片、料酒、胡椒粉等适量。
【制作】①先把枸杞子梗折断，再扎成束。②猪肝、鸭肾冲洗干净切成片。③碗中倒入植物油、盐，将猪肝、鸭肾拌匀，腌制片刻。④锅内倒入水、料酒和其他剩余材料煮开，然后用小火炖熟。⑤撒入盐、味精、胡椒粉调味即可食用。

风湿病、腰痛遗泄、潮热等预防措施

1	经常保持良好的心态。情绪失调会致人体气机升降失调，气血功能紊乱，抗病能力下降，易受侵袭而发病。
2	起居避免潮湿，房屋应该经常打开通风换气，延长太阳光照射时间。
3	预防上呼吸道感染、皮肤感染和龋齿等，一旦感染要尽快治疗，以免人体对病原体发生免疫反应而引发风湿病。

第 7 章
春季穿衣、护肤、两性健康和心理调适策略

春季穿衣：早晚增衣，中午减衣

春季是气候中冷暖交替、气候多变的季节。今天可能是春风和煦，明天就可能变得寒风袭人；白天气候宜人，晚上却会寒冷异常。因此春天的穿衣宜早晚增衣，中午减衣。衣着以保暖御寒、增减随意、美观得体、松紧适宜为原则。

选择透气、吸汗、保暖的面料

春天的气温忽冷忽热，因此在选择衣料时首先要选择具有一定保暖性而又柔软透气吸汗的衣料，如纯棉、纯丝绸的料子最适宜做内衣内裤，对皮肤有保养作用，不会引起皮肤瘙痒症；全毛薄花呢是春天套装的上好选料；全棉细帆布、磨绒斜纹布、灯芯绒等也是上佳的春季服装面料，可以加工成各种类型的休闲夹克、衬衫及长裤。

款式选择风衣、夹克、休闲装或西装

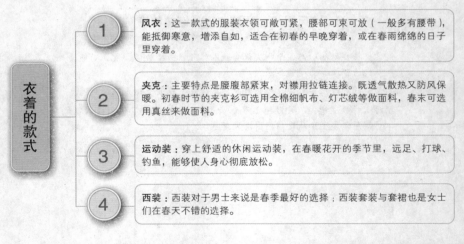

衣着的款式

1 **风衣**：这一款式的服装衣领可敞可紧，腰部可束可放（一般多有腰带），能抵御寒意，增添自如，适合在初春的早晚穿着，或在春雨绵绵的日子里穿着。

2 **夹克**：主要特点是腰腹部紧束，对襟用拉链连接。既透气散热又防风保暖。初春时节的夹克衫可选用全棉细帆布、灯芯绒等做面料，春末可选用真丝来做面料。

3 **运动装**：穿上舒适的休闲运动装，在春暖花开的季节里，远足、打球、钓鱼，能够使人身心彻底放松。

4 **西装**：西装对于男士来说是春季最好的选择；西装套装与套裙也是女士们在春天不错的选择。

另外，各种质地轻柔、色彩鲜艳、品种款式众多的薄型羊毛衫也是春季着装不错的选择。

根据年龄和肤色选择色调

服装的颜色可以根据年龄和肤色来进行选择，例如红、橙、黄是暖色，符合春天的热烈、明快，适合于儿童和青少年；绿、蓝、紫为冷色，色调清新、素雅，适合中老年人在春天穿着。

春季护肤：清洁、滋润保养

每周用温水清洁面部 2 ～ 3 次

每周定时定次数对面部进行全面的大清理，可以用温水清洁面部 2 ～ 3 次，每次先用温水洁面，并用湿软毛巾敷面几分钟，使毛孔充分舒展，然后再以洁面乳清洗，把面部尘埃和污垢彻底清除干净。

临睡前及洗澡前饮 1 杯水

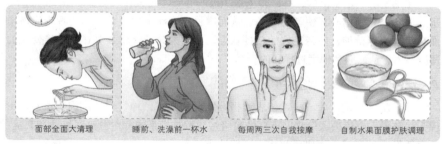

春季护肤四步走

面部全面大清理　　睡前、洗澡前一杯水　　每周两三次自我按摩　　自制水果面膜护肤调理

睡前饮一杯水或者洗澡前饮一杯水，能够使体内的细胞得到充足的水分补充，将会使皮肤更加细腻柔滑。不要小看了这一杯水，它对肌肤是非常重要的。因为当你睡觉时，这一杯水便在你的细胞中循环被吸收，使你的肌肤更加细嫩柔滑。同样洗澡前也需要饮一杯水美容，尤其是肌肤缺少弹性的妇女，最好能养成在洗澡前饮一杯水的好习惯。原因是在你洗澡时能促进皮肤的新陈代谢，使体内的细胞得到充足的水分，将会使皮肤得到较好的滋润。

每周应做 2 ～ 3 次自我按摩

每周至少应做 2 ～ 3 次自我按摩。按摩时应选择营养丰富且无刺激性的按摩液（通常以天然生物制品为佳），以双手置两颊由内向外画小圈轻轻按摩，以促进皮肤的血液循环，使皮肤光泽细腻富有弹性。在皮肤保养过程中不可忽视面膜的作用，每周应敷面 1 ～ 2 次，可增加皮肤弹性和柔润感，使肌肤变得更加亮丽。

春季心理调适：宽容、自信、知足

人们常说好的开端就是成功的一半。一年之计在于春，春季心理调适尤为重要。

春季切忌情绪失控

进入春季，春风解冻，万物苏醒，人的生理活动也随着春季生物钟发生一系列的变化，心理活动亦随之而动。由于气候变化无常，很多人难以适应，而对气候变化敏感的人甚至无法忍受，容易出现情绪波动，甚至有些人常常无是生非，不知情的人还以为他患了精神病。

春季要适应自然界的变化规律，不因外物的好坏和自己的得失而或喜或悲。不为外界所累，以豁达开朗为前提，以愉悦身心为目的。任气候多变，弃其不利者，取其有益者，那么在自己的内心世界里所有的一切将会事事如意。

采取积极的心态安然度春

无论是防病还是治病，都必须采取积极的心态，尤其春天是疾病多发的季节，坚定信念、充满信心，使气血顺畅，从而增强体力和抗病能力。体弱者更应该增强自信，怡养精神，保持良好的精神状态，使精力充沛，增强对春季气候变化的适应能力，从而顺利地度过祥和的春季。

春季养神要心胸开阔、情绪乐观

春天阳气升发，如不注意情志调摄，则肝气郁滞，神气浮躁，神明紊乱，出现头昏眩晕、心烦失眠等症。不良的情绪将导致神经系统和内分泌系统功能紊乱，还会诱发多种疾病。而快乐和欢笑则能调节神经系统，使体内各项生理活动相互协调。因此春季养神要做到心胸开阔，情绪乐观，而不要情绪抑郁。春季养神要有一颗平常心，清心寡欲，以保持气血通畅，脏腑和谐，阴阳平衡。

第三篇

夏满芒夏暑相连

——夏季的 6 个节气

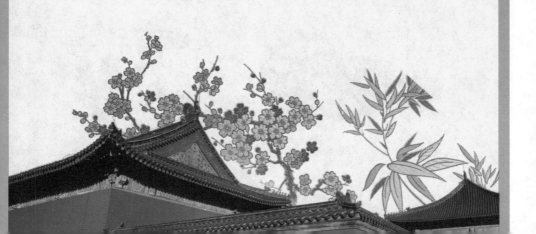

第1章
立夏：万物旺盛生长的节气

立夏是一年二十四节气中的第七个节气，每年阳历的 5 月 5 日或 6 日，太阳到达黄经 45°，交"立夏"节气。"夏"是"大"的意思，每年到了此时，春天播种的植物都已经长大，所以叫"立夏"。战国末年就已经确立了"立夏"这个节气，它预示着季节的转换，为古时按农历划分的四季——夏季开始的日子。

从立夏的三个物候现象可以看出，入夏后，气温大幅度升高，大自然的动植物都进入了疯长时期，人们常说春是生的季节，那么夏则应是长的季节。

立夏饮食养生：红补血、苦养心、喝粥喝水防打盹儿

"红色"食品补血，"苦味"食品养心

人们在心火旺盛的立夏，应该食用哪些食物来补血养心呢？

补血养心的食物

红色食物	红豆、红枣、枸杞子、西红柿、山楂、草莓、红薯、西瓜、苹果、动物心脏等食物都属于适合立夏补血养心的红色食物，均可以选择食用。
苦味食物	针对立夏后心阳颇盛的特点，可以多食用些苦瓜、苦菜、荷叶、蒲公英，或者多喝苦丁茶、银杏茶、绞股蓝茶等苦味茶。

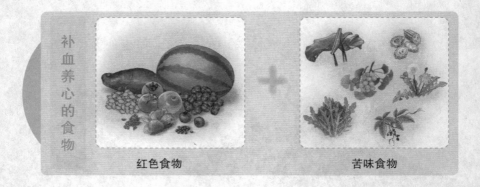

补血养心的食物

红色食物 + 苦味食物

食用新鲜蔬果，对身体有益

我国的许多地方都盛行立夏"尝新"这一习俗，人们在当天会食用新鲜的蔬果（如樱桃、竹笋、蚕豆等）以及此时盛产的水产品类。

据研究表明，"尝新"这一习俗十分有必要延续下去，因为它对人的身体十分有益。水果的营养成分非常丰富，不但含有人体必需的多种维生素，还富含矿物质、粗纤维、碳水化合物等营养元素。在立夏前后多吃水果，有助于身体的健康，特别是儿童，更应该多吃，有利于补充其生长所需要的维生素。

但并不是任何时间都适合吃水果。上午吃水果有利于消化吸收，通畅肠胃，而且水果的清新滋味能让人更好地开始一天的工作；睡前吃水果则会给肠胃带来负担，尤其是凉性的瓜类，入睡前最好不食用。

喝粥补水可解除"夏打盹儿"

人们常说的俗语"春困秋乏夏打盹儿"中的"夏打盹儿"正是用于形容立夏之后，人们嗜睡成瘾、食欲不振的状态。中医学认为，这主要是由于暑湿脾弱所致。

健脾可祛除暑湿。中医学家建议，最好的健脾方式是在早晚进餐时多喝些山药粥、薏米粥、莲子粥等。可以在即将熬制好的粥里加一点荷叶，以增强清热祛暑、养胃清肠、生津止渴的功效。此外还可适当服用一些专门祛暑湿的药物，如藿香正气水等。

儿童、老人宜多吃泥鳅

泥鳅的营养价值很高，在立夏时节，儿童多吃泥鳅，可以促进骨骼的生长发育；老年人多吃泥鳅，可以抵抗高血压等心血管疾病，并可延缓血管的衰老。具体食用方法如下：

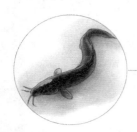

1 挑选泥鳅时，宜选体形较为粗壮，体表光滑，对外部刺激反应较快的上等泥鳅。

2 泥鳅最好在清水中饲养2~3天，或者在盐水中泡几个小时，让其排出体内的泥土。此外，下锅之前用酒浸泡泥鳅，可以增添其鲜味，口感更好。

立夏时节，可以适当食用泥鳅豆腐汤。

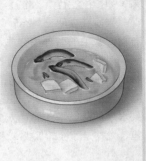

◎ 泥鳅豆腐汤

【材料】泥鳅250克，豆腐350克。

【调料】食用油、干红辣椒、葱末、姜末、蒜片、酱油、醋、盐、味精、料酒各适量。

【制作】①将泥鳅处理干净后焯一下水。②豆腐洗净，切块。③油烧热，下入泥鳅用小火煎炸，放入葱末、姜末、蒜片爆香，加入豆腐块、酱油、干红辣椒、盐、料酒、醋、清水，大火烧沸，小火炖半个小时，放入味精调味后即可食用。

多食樱桃可调气活血

樱桃的铁含量胜过其他任何一种水果。春夏之际食用樱桃，有助于调气活血、平肝祛热、补血养心，还能帮助身体及时排出毒素。挑选樱桃时，以果蒂新鲜、果皮厚而韧、果实红艳饱满、肉质肥厚者为佳。樱桃可直接食用或榨汁饮用，也可作为烹饪食材，但加热时间不宜超过10分钟，否则将会造成营养流失。调气活血可食用银耳樱桃粥。

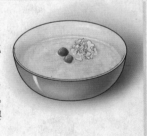

◎ 银耳樱桃粥

【材料】水发银耳20克，樱桃30克，大米100克，糖桂花5克，冰糖适量。

【制作】①将银耳洗净后撕瓣。②樱桃洗净。③大米淘净，泡半小时。④锅中加1000毫升清水，放大米大火烧开。⑤改小火熬至米软烂，加银耳和冰糖，煮10分钟，下入樱桃、糖桂花拌匀即可。

立夏药膳养生：益气活血，养血安神

提高免疫力饮用佛手瓜核桃猪瘦肉汤

饮用佛手瓜核桃猪瘦肉汤可促进机体细胞的再生和机体受损后的修复，还可以提高人体免疫功能，延年益寿，消除疲劳。

◎ 佛手瓜核桃猪瘦肉汤

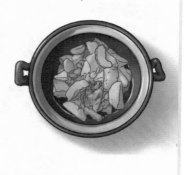

【材料】佛手瓜 150 克，猪瘦肉 100 克，核桃肉 30 克，莲子 30 克，红枣 3 颗，姜 1 片，盐适量，冷水适量。

【制作】①将佛手瓜洗净，去皮，切厚块。②洗干净核桃肉和莲子。③红枣去核洗干净。④将猪瘦肉洗净，氽烫后再冲洗干净。⑤锅中加入适量水烧滚，下入佛手瓜、核桃肉、莲子、猪瘦肉、红枣和姜片，水滚后改小火煲约两个小时，下盐调味后即可食用。

益气、活血食用醪糟豆腐烧鱼

食用醪糟豆腐烧鱼具有益气、生津、活血、消肿、散结的功效，不仅有助于孕妇利水消肿，也适合哺乳期妇女通利乳汁。

◎ 醪糟豆腐烧鱼

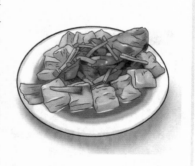

【材料】豆腐 1 块，鲜鱼 1 条，姜末、蒜末、醪糟各 1 大匙，辣豆瓣酱 2 大匙，葱花半大匙，料酒 1 大匙，酱油 2 大匙，盐半小匙，白糖 2 大匙，醋半大匙，香油 1 小匙，水淀粉适量。

【制作】①锅中放油烧热，将鱼的两面稍微煎一下，盛出。②放入姜、蒜末爆香，再放入辣豆瓣酱和醪糟同炒，放入料酒、酱油、盐、白糖一起煮滚，放入鱼和豆腐，一起烧煮约 10 分钟。③煮至汁已剩一半时，将鱼和豆腐盛出装盘。④再以水淀粉勾芡，并加醋、香油炒匀，把汁淋在鱼身上，撒上葱花即可食用。

清芬养心，调理脾气，食用荷叶凤脯

食用荷叶凤脯可以清芬养心，升运脾气。可作为常用补虚之品，尤为适宜夏季食补。

◎ 荷叶凤脯

【材料】鲜荷叶两张，剔骨鸡肉250克，水发蘑菇50克，火腿30克，玉米粉12克，食盐、鸡油、料酒、白糖、葱、姜、胡椒粉、香油、味精各适量。

【制作】①将鸡肉、蘑菇均切成薄片，火腿切成10片，葱切短节、姜切薄片，荷叶洗净，用开水稍烫一下，去掉蒂梗，切成10块三角形备用。②蘑菇用开水焯透捞出，用凉水冲凉，把鸡肉、蘑菇一起放入盘内加盐、味精、白糖、料酒、胡椒粉、香油、玉米粉、鸡油、姜片、葱段搅拌均匀，然后分放在10片三角形的荷叶上，再各加一片火腿，包成长方形，码放在盘内，上笼蒸约2个小时，若放在高压锅内只需15分钟即可。③出笼后可将原盘翻于另一空盘内，拆包即可。

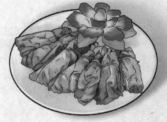

清热解毒，利湿祛痰，食用鱼腥草拌莴笋

食用鱼腥草拌莴笋可清热解毒，利湿祛痰。对肺热咳嗽，痰多黏稠，小便黄少、热痛等症均有较好的疗效。

◎ 鱼腥草拌莴笋

【材料】鱼腥草50克，莴笋250克，大蒜、葱各10克，姜、食盐、酱油、醋、味精、香油各适量。

【制作】①将鱼腥草摘去杂质老根。洗净切段，用沸水焯后捞出，加食盐搅拌腌渍待用。②莴笋削皮去叶，冲洗干净，切成1寸长粗丝，用盐腌渍沥水待用。③葱、姜、蒜择洗后切成葱花、姜末、蒜末待用。④将莴笋丝、鱼腥草放入盘内，再加入酱油、味精、醋、葱花、姜末、蒜末搅拌均匀，淋上香油即可食用。

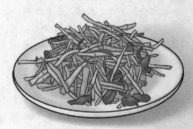

滋润生津，饮用黄瓜蛋汤

饮用黄瓜蛋汤有助于滋润生津，适用于阴虚内热所致的咽干咽痛、声音嘶哑、心烦失眠等症，经常食用能滋润咽喉。

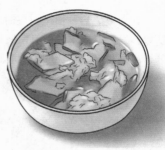

◎黄瓜蛋汤

【材料】黄瓜4条，鸡蛋2个，生姜15克，葱10克，独头蒜15克，黄花15克，盐10克（分两次用），酱油10克，醋6克，料酒15克，白糖40克，味精1克，菜籽油250毫升（实耗70毫升），湿淀粉30克。

【制作】①先将生姜洗净切成薄片，葱洗净切成葱花，蒜剥去皮切成薄片。②黄花用水发胀，洗净，摘去蒂头。③黄瓜洗净切去两端，再切成刀花状，用盐将切好的黄瓜腌10分钟，压出水分。④鸡蛋打散，将酱油、醋、白糖、料酒、味精调成汁待用。⑤锅置火上，加菜籽油烧至七成热时，将黄瓜沾满蛋液后放入油锅炸至表面呈黄色捞出，放入碗中。⑥锅内放入菜籽油30毫升，待油热时下姜片、蒜片，出香味后，下入黄花和兑好的汁，烧开后下黄瓜煮至入味时，最后用湿淀粉勾芡起锅装盘即可。

补益心脾、养血安神，饮用桂圆粥

饮用桂圆粥可补益心脾，养血安神。尤其适用于劳伤心脾、思虑过度、身体瘦弱、健忘失虑、月经不调等症。

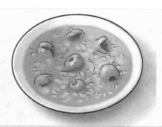

◎桂圆粥

【材料】桂圆25克，粳米100克，白糖少许。

【制作】①将桂圆同粳米一起放入锅中，加适量水，熬煮成粥。②调入白糖即成。

【禁忌】饮用桂圆粥忌饮酒、浓茶、咖啡等。

立夏起居养生：居室要通风消毒，适当午睡

居室要通风、消毒，窗户要遮阳防晒

夏季，要重视对居室的布置。一是应全面打扫一下居室，该收的东西（如棉絮、棉衣等）要全部收入橱内，有条件的话，要调整好影响室内通风的家具，以保证室内有足够的自然风。二是要在室内采取必要的遮阳措施，设法减少或避免一些热源和光照，窗子应挂上浅色窗帘，最好是在窗户的玻璃上贴一层白纸（或蜡纸）以求凉爽。还有就是居室要加强消毒。由于此时病菌繁殖很快，造成痢疾、伤寒、霍乱等肠道传染病增多和流行，所以居室要经常用适量的消毒液进行消毒。此外，由于传播病菌的媒介主要是苍蝇，所以，消灭苍蝇，也是预防肠道传染病的关键之一。

立夏昼长夜短，宜适当午睡

在立夏之后，由于白昼时间较长，夜晚的时间较短，人们总感觉睡得不够。所以，夏天养成午睡的习惯便显得十分必要。但值得注意的是，午睡时间并不是睡得越久越好，最佳的午睡时长为一个小时。如果午睡时间过长，反而会让人体感到疲惫。

不宜坐着或趴着睡

睡姿十分重要。不宜坐着睡或趴着睡，头靠着沙发、椅子午睡会造成头部缺氧而出现"脑贫血"，而趴着睡则容易压迫胸腹部，并使手臂发麻。

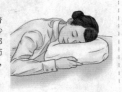

65 岁以上者

不宜在午餐之后立刻午睡，最好休息 10 ~ 30 分钟。这是因为饭后人的消化器官要开始工作，而人在睡眠时，消化机能会相应降低。

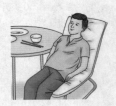

醒后头昏、头痛、心悸的人不宜午睡

对大多数人来说，适当的午睡是有益身心健康的，但有些老人在午睡醒来后会出现头昏、头痛、心悸以及疲乏等症状，那么这些人是不宜午睡的。另外还有以下四种人不宜睡午觉：

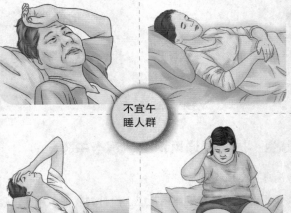

65 岁以上者

年纪大的老人大多患有动脉硬化症，午饭后血液吸收了营养黏稠度高，这种情况下午睡，血液流通较慢，还会为"中风"埋下隐患。

低血压患者

低血压患者在午睡后可能出现大脑暂时性供血不足，甚至还会发生昏厥乃至休克的现象，因此不适宜午睡。

血循环障碍者

脑血管硬化而时常出现头晕症状的人，午睡时心率较慢，脑部的血流量较少，易引发自主神经功能紊乱，从而诱发其他的疾病。

不宜午睡人群

体重超标的人

午睡是脂肪储存的好时机，体重严重超标的人是不宜进行午睡的，应饭后做适量的运动，避免体重继续增加。

立夏运动养生：运动要适可而止

立夏锻炼身体要适时、适量和适地

在进入夏季后，天气有所变化，因此，立夏运动应该讲究的三个原则是适时、适量和适地。

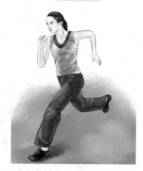

适时

运动的时间最好选择在清晨或者傍晚，这时候阳光不太强烈，可以避免强紫外线对皮肤和身体造成损害，应尽量避免上午 10 点后到下午 4 点前进行户外活动。

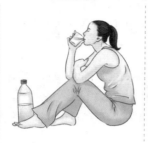

适量

由于人体能量的消耗在夏季会有所增加，因此运动的强度不宜太大。建议每次的锻炼时间可控制在一小时之内，若需锻炼更长时间，可以在锻炼半小时之后休息 5 ~ 10 分钟再继续锻炼；同时还要注意及时补充水分和营养。

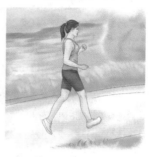

适地

最好选择在户外进行运动，如公园、湖边、庭院等视野开阔、阴凉通风的地方都是较好的运动地点。如果条件有限只能进行室内运动的话，最好打开门窗，让空气保持通畅。

禁止在运动后立即喝冷饮，以免肠胃血管突然收缩而造成胃肠不适，甚至猝死。

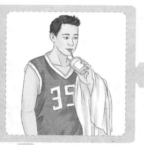

尽量不要饮用过多的水，以免给胃肠和心脏带来较重的负担。

运动后四注意

不要在运动后马上冲凉水澡，以免造成体温调节功能失调，而引起热伤风。

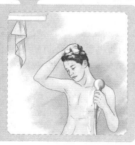

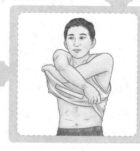

尽快更换汗湿的衣物，以免着凉诱发感冒、风湿或者关节炎等疾病。

立夏跑步健身要防止中暑和着凉感冒

立夏节气，人们选择跑步健身时要讲究科学，如果不注意锻炼的方法，很容易引起中暑等疾病，影响身体健康，故夏天进行健身跑时应该注意以下几点事项：

一是跑步时间最好选择在较凉快的清晨和傍晚，跑步的地方最好是平整的道路、河流两旁和树荫下，最好不要在反射热能强的沥青路和水泥路面上跑。

二是因为夏天跑步时出汗多，水分消耗多，需要适当补充身体因出汗而失去的水分和盐分。特别要注意饮水卫生，不要喝生水，也不要一次喝水太多，要多次少量地喝些淡盐水或低糖饮料，以防止身体因缺乏矿物质而引起痉挛。

三是健身跑后满头大汗，不要贪图一时凉快而用凉水洗澡。因为这时身体的血管处在扩张状态，汗毛孔又敞着，洗冷水澡最易着凉而引起感冒。

四是夏季经常下雨，跑步时被雨淋以后，要马上用毛巾擦干身体，换上干燥的衣服，防止着凉而发生感冒。

五是夏天昼长夜短，睡眠时间少，天热跑步的运动量又比较大，为了让身体休息好，中午应睡一会儿午觉，对身体健康更有帮助。

六是夏天练跑步，还要和其他体育锻炼相结合，如游泳、球类、打拳等，这样才能使身体得到比较全面的发展，而且还能提高锻炼兴趣。

立夏时节，常见病食疗防治

饮用桑叶菊花饮防治流行性结膜炎

流行性结膜炎的俗称是"红眼病"，它是一种传染性极强的眼部疾病，立夏时分，春夏交接，正是红眼病高发的时节，同时，由于这一时节游泳的人较多，也容易发生感染。此病是由腺病毒引起的，主要通过接触传染。所以患者应避免与他人共用毛巾，也不要去公共游泳池游泳。"红眼病"的症状多表现为畏惧光线，双目流泪，眼部有血丝、发烫、有灼痛感等。立夏时节，对于"红眼病"的防治，应采取预防为主、防治结合的措施。还可以选择服用清热解毒、护肝明目的桑叶菊花饮来加以防治。桑叶菊花饮可辅助治疗流行性结膜炎、风热感冒等症。

流行性结膜炎、风热感冒预防措施

1	不要与其他人共用脸盆和眼药水等物品。
2	在病毒肆虐的时期不要前往一些人潮拥挤的地方，例如商场、影剧院、游泳池、婚丧嫁娶宴席等。
3	一旦发现周围有人患病，应及时送其就诊，不乱用非处方药，提醒患者注意合理睡眠和饮食。
4	讲究卫生，定时修剪指甲，饭前便后要洗手，擦脸毛巾要勤洗、消毒。

◎桑叶菊花饮

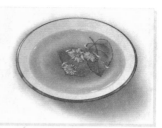

【材料】桑叶、菊花各 6 克，白砂糖适量。

【制作】①将桑叶、菊花分别洗净。②在水杯中放入桑叶、菊花，加入白砂糖，冲入沸水，浸泡 5 分钟即可。

【用法】桑叶菊花饮可代茶频饮。

食用白扁豆粥防治腹泻

腹泻作为一种常见病症，在一年中的任何时候都有可能发生，尤其是在立夏时节，因为春夏交接食物容易变质而更为常见。幼儿最有可能因着凉而引发这种病症。此外，引发夏季腹泻的原因还有细菌或病毒感染、食物中毒、过食生冷食物、消化不良等。腹泻可导致体内水、电解质紊乱和酸碱平衡失调，严重损伤机体，严重者还可能会危及生命。腹泻患者用餐应注意少量多次。烹饪时应选择一些清淡、富含营养而又容易消化的食材。假若是急性腹泻，可以选择以流食来代替正餐，这样既可以为身体补充水分，又能够舒缓肠胃。

腹泻防治措施

1	进入夏季，气温高、蚊虫多，应注意避免食用变质、被污染的食品。
2	冷饮、冷食虽然好吃，但是不要吃得过多，以免引起消化系统紊乱。
3	踊跃参加户外运动，锻炼身体，增强机体的抗病能力。
4	如果发现腹泻患者病情加重，应及时就医问诊。

立夏时节，食用白扁豆粥可以缓解寒湿腹泻的症状。

◎白扁豆粥

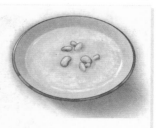

【材料】大米 100 克，鲜白扁豆 120 克，冰糖末适量。

【制作】①将大米淘洗干净，用清水浸泡半个小时，捞出沥干。②白扁豆淘净。③锅中倒入水，放入大米，大火烧开，下入白扁豆，改用小火熬煮成粥，放入冰糖末，搅匀即可食用。

～ 第2章 ～

小满：小满不满，小得盈满

　　小满是一年二十四节气中的第八个节气。二十四节气的名称多数可以从字面上加以理解，但是"小满"听起来有些令人难以理解。小满是指麦类等夏熟作物灌浆乳熟，籽粒开始饱满，但还没有完全成熟，因此称为小满。每年阳历 5 月 21 日或 22 日当太阳到达黄经 60° 时为小满。

　　从气候特征来看，在小满节气到芒种节气期间，全国各地都渐次进入了夏季，南北温差进一步缩小，降水进一步增多。小满以后，黄河以南到长江中下游地区开始出现 35℃以上的高温天气，这时还应注意做好防暑工作。

小满饮食养生：素食为主，适量食冷饮、薏米和苋菜

小满时节应多以素食为主

　　小满过后，天气较为炎热，人体汗液的分泌也会相对较多，在选择食物的时候应以清淡的素食为主。但要注意的是，素食所含有的营养元素较为单一，所以还应适当搭配些其他的食物，以保持均衡的营养。

　　要想达到均衡摄取营养元素的目的，就应该选择不同的素食品种，最常见的就是蔬菜和水果，其中颜色较为浓烈的营养较丰富。在功效上，应该选择有养阴、清火功效的蔬果，如冬瓜、黄瓜、黄花菜、水芹、木耳、荸荠、胡萝卜、山药、西红柿、西瓜、梨和香蕉等。

适当吃些冷饮可消除食欲不振

　　夏季，因为天气炎热，人体会出现一些不良的生理反应，如无精打采、食欲不振等。此时应该在膳食上进行合理的安排，可以适当食用些冷饮，在解渴去火的同时，也能促进消化。食用冷饮时应注意以下两点：

忌食用冷饮过量。食用过多不利于消化，还会减少营养的有效吸收。急慢性肠胃病患者更不要吃冷饮。另，婴幼儿也不宜过量食用冷饮。

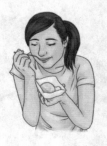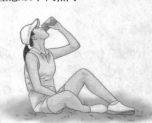

忌剧烈运动后食用冷饮。剧烈运动后咽喉部位处于充血阶段，食用冷饮便会出现腹痛、腹泻或者咽喉疼痛、声音沙哑、咳嗽等症状。

祛除内热、健脾利湿可多食薏米

薏米被人们誉为"谷类之王"，在祛除内热、健脾利湿上有显著的功效。由于小满前后雨下得比较多，湿气相对比较重，薏米便成了这一时期最为理想的一种养生食材。

挑食薏米时，可选择上等的薏米，上等薏米的颗粒完整饱满，颜色偏白，粉屑较少。由于薏米较难煮透，最好在烹饪之前用温水浸泡 2 ~ 3 小时，然后再加入其他的米类一起熬制。

百合薏米粥可祛除内热、健脾利湿。

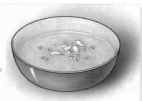

◎ 百合薏米粥

【材料】薏米 50 克，百合 15 克，蜂蜜适量。

【制作】①将薏米、百合分别洗净放入锅内，加水适量。
②小火熬煮至薏米熟烂，再加入蜂蜜调匀即可食用。

清热止血、消除郁结可吃些苋菜

在阴雨天，人们容易感到困乏，此时应该适当食用一些苋菜，因为苋菜有清热止血、消除郁结的功效，可以帮助人们远离湿邪、振作精神。

在选择苋菜时，应选择叶子小、根茎完整且容易掐断、没有切口、须子较少的品种。应该注意的是，苋菜的烹调时间不宜太长。

食用粉蒸苋菜利于清热止血、消除郁结。

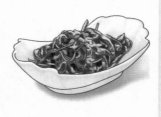

◎ 粉蒸苋菜

【材料】苋菜 500 克，大米 100 克，大料、花椒粒、陈皮、盐、香油、鸡精各适量。

【制作】①将大米淘净，加入花椒粒、大料、陈皮，用冷水浸泡一夜。②将泡好的大米晾干。苋菜洗净，切段。③小火将大米炒至焦黄，用粉碎机打碎。④苋菜加盐、鸡精、香油、米粉拌匀。⑤上锅大火蒸 15 分钟，淋入香油即可食用。

小满药膳养生：消暑健脾，平肝生津

消暑解渴、健脾开胃，饮用节瓜鱼尾汤

节瓜鱼尾汤有健脾开胃、消暑解渴的功效，可用于小儿夏天口干，食欲不振，作为开胃佐膳。

◎ 节瓜鱼尾汤

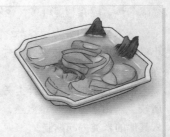

【材料】大鱼尾 1 条，节瓜 1 个，姜、盐适量。

【制作】①节瓜去皮切成块。②大鱼尾撒入少许盐腌制片刻，放入油锅中煎至两面皆黄色，铲起。③锅底留余油爆姜，倒入适量水煲滚。④下入节瓜、鱼尾，待节瓜熟后，撒入盐调味即可食用。

补血养颜，消斑祛色素，服用西红柿荸荠汁

西红柿荸荠汁有补血养颜、丰肌泽肤、消斑祛色素、补益脾胃、调中固肠的功效。

◎ 西红柿荸荠汤

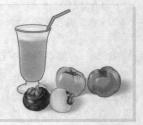

【材料】西红柿、荸荠各 200 克，白糖 30 克。

【制作】①先将荸荠洗干净，去皮，切碎，放入榨汁机中榨取汁液。②西红柿洗干净，切碎，用榨汁机榨成汁。③把西红柿、荸荠的汁液倒在杯中混合，加入白糖搅匀即可饮用。

补脾开胃、利水祛湿，饮用赤小豆绿头鸭汤

赤小豆绿头鸭汤可补脾开胃、利水祛湿，可用于治疗腰膝酸软、气血不足、骨质疏松等症。

◎ 赤小豆绿头鸭汤

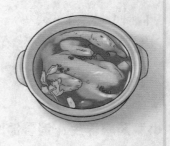

【材料】赤小豆 30 克，绿头鸭 1 只，料酒 10 克，葱 10 克，姜 3 克，盐 3 克，鸡精 3 克，胡椒粉 3 克，鸡油 30 克，水适量。

【制作】①将赤小豆去掉泥沙，清洗干净。②绿头鸭宰杀后，去毛、内脏及爪。③姜切片，葱切段。④将赤小豆、鸭肉、料酒、姜、葱同时放入锅内，加入水。⑤用大火烧沸，再用小火炖煮 40 多分钟。⑥加入盐、鸡精、鸡油、胡椒粉即可食用。

◎芹菜拌豆腐

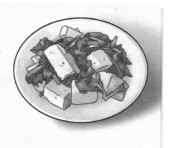

【材料】新鲜芹菜 150 克，豆腐 1 块，食盐、味精、香油等适量。

【制作】①将芹菜切成小段，豆腐切成小方丁，均用开水焯一下，捞出后用凉开水冲凉，控净水待用。②将芹菜和豆腐搅拌均匀，再加入食盐、味精、香油，搅匀后即可食用。

清热解毒、生津止渴，饮用茭白白菜汤

茭白白菜汤可清热解毒，生津止渴，通利二便。适用于消渴、黄疸、小便不利、大便难下、胸闷烦渴、痢疾、风疮以及维生素缺乏症、肥胖症等。

◎茭白白菜汤

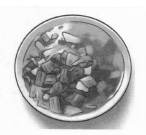

【材料】茭白 250 克，白菜 250 克，盐、味精、香油等适量。

【制作】①将茭白、白菜切碎后备用。②锅内加入适量水烧开，放入茭白、白菜，用大火煮至菜熟，再加入调味品，然后淋上少许香油即可食用。

【禁忌】茭白因含草酸较多，所以，不可与含钙丰富的食品同食，否则会影响钙的正常吸收。

温中健脾、利水消肿，食用青椒炒鸭块

青椒炒鸭块可温中健脾、利水消肿。

◎青椒炒鸭块

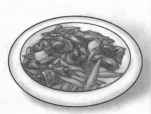

【材料】青椒 150 克，新鲜鸭脯肉 200 克，鸡蛋 1 个，黄酒、盐、干淀粉、鲜汤、味精、水淀粉、植物油等适量。

【制作】①将鸭脯肉切成 2 寸长、6 分宽的薄片，用水洗净后控干。②将鸡蛋取清和干淀粉、盐搅匀，与鸭片一起拌匀上浆。③青椒去籽、去蒂洗净后切片。④锅烧热后加油烧至四成热，将鸭片下锅，用勺划散，炒至八成熟时，放入青椒，待鸭片炒熟，倒入漏勺淋油。⑤锅内留少许油，加入盐、黄酒、鲜汤烧至滚开后，再将鸭片、青椒倒入。⑥用水淀粉勾芡，放入味精后翻炒几下装盘即可食用。

小满起居养生：避雨除湿，冷水澡健美瘦身

避雨除湿，预防皮肤病

小满节气期间气温明显升高，雨量增多，下雨后，气温下降很快，所以这一节气中，要注意气温变化，雨后要添加衣服，不要着凉受风而患感冒。又由于天气多雨潮湿，所以若起居不当必将会引发风湿症、风疹、湿疹、汗斑、香港脚、湿性皮肤病等症状。

夏天因气候闷热潮湿，所以正是皮肤病发作的季节。《金匮要略·中风历节》中记载："邪气中经，则身痒而瘾疹。"可见古代医学家对此早已有所认识。此病的病因主要有以下三点：一是湿郁肌肤，复感风热或风寒，与湿相搏，郁于肌肤皮毛腠理之间而患病。二是由于肠胃积热，复感风邪，内不得疏泄，外不得透达，郁于皮毛腠理之间而患病。三是与身体素质有关，吃鱼、虾、蟹等食物过敏导致脾胃不和，蕴湿生热。郁于肌肤导致皮肤病。

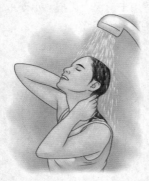

小满时节洗冷水浴能增强机体的新陈代谢和免疫功能；但是，冷水浴虽好，却不是每个人都适合的，如体质弱者或患有高血压、关节炎的人就不宜洗冷水澡，以免对身体造成不必要的伤害。

因人而异洗冷水澡健美瘦身

小满节气之后，因为天气渐热，许多人就会有洗冷水澡的习惯。现代医学研究证明，冷水浴不失为一种简便有效的健身方法。冷水浴是利用低于体表温度的冷水对人体的刺激，增强机体的新陈代谢和免疫功能。进行冷水浴锻炼的人，其淋巴细胞明显高于不进行冷水浴锻炼的人。另外，冷水可以刺激身体产生更多的热量来抵御寒冷，并因此消耗体内的热量，使其不被当作脂肪储存起来，从而使人体态健美。

小满饮用冷饮要有所控制

随着天气逐渐变热，大多数人还喜爱用冷饮消暑降温。但冷饮过量会导致一些疾病，应予以重视。冷饮过量的一般常见病症是腹痛，特别是小孩腹痛。由于小儿消化系统发育尚未健全，过多进食冷饮后，使胃肠道骤然受凉，刺激了胃肠黏膜及神经末梢，引起胃肠不规则的收缩，从而导致腹泻。冷饮过量引起头痛也是一种常见的症状，有些人会发生剧烈头痛，这可能是人体的三叉神经支配着口腔、牙齿及面部、头皮等部位的感觉，对冷的刺激较敏感的人，冷饮入口后，对分布在口腔内的三叉神经造成刺激并反射到头面部，就会引起太阳穴部位的疼痛。还有些人冷饮吃得太多可致咽部发炎，这是由于咽喉部黏膜的血管多，当冷饮通过时，黏膜遇冷收缩，血流变少，咽部抵抗力降低，则使隐藏在咽部等口腔里的病菌趁机活跃，引起嗓子发炎、疼痛，甚至可诱发喉痉挛。此外，有些患有慢性

支气管炎的病人若吃过量冷饮就会引起支气管黏膜下血管的收缩，可导致支气管炎急性发作。所以从小满节气开始，对冷饮一定要有所控制，切不可过量饮用，以免对身体造成伤害，甚至患上肠胃疾病。

小满过后要预防蚊子叮咬

小满节气后，随着天气的逐渐变热，蚊子的数量也慢慢变多。蚊虫向来为人们所厌恶，尤其对有婴幼儿的家庭来说，蚊子更是让人头疼。它们不仅会对人们的学习、生活产生不良影响，还会传播疟疾、流行性乙型脑炎、丝虫病、登革热等疾病。那么，炎炎夏日怎样才能预防蚊虫叮咬呢？

1. 要从清洁做起

蚊子通常最喜欢藏在背光且有些潮湿的地方，如壁橱内、沙发后。所以定期的大扫除尤为重要。另外可以安置纱窗、纱门来阻挡蚊子进入房间。还要将暂时不用的积水及时进行清理，如花盆、水盆、水缸、水桶内的积水。消灭蚊虫，可采用市场常见的杀虫剂、蚊香、电蚊拍等。

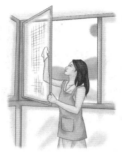

2. 要选择合适的驱蚊方法

由于伊蚊（又叫花斑蚊）喜欢黑色，所以要防止它们的叮咬，应尽量穿浅色衣服。另外，避免使用散发着花香味的香皂、香水、化妆品等，这些香味会更加吸引蚊子。如果想要远离蚊子，可多吃些带有胡萝卜素的蔬菜或者大蒜等味道辛辣的蔬菜。

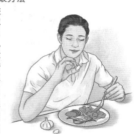

小满运动养生：时尚活动——森林浴

森林浴——省钱、便利、时尚的活动

人们常说的森林浴就是通过在树林中散步、运动、休息等多种方式，利用森林中的自然环境对人体的影响来促进身心健康的一种自然疗法。森林空气中负离子的含量与海滨、原野一样，最为丰富，是闹市区的几十倍，甚至数百倍之多。而负离子与阳光及其他营养素一样，是人类生命活动中不可缺少的物质，所以被称为"空气中的维生素"和"长寿素"。它能促进肌体的新陈代谢，强健各器官的功能，对增加皮肤弹性、减少皱纹、延缓衰老都有一定的作用。在负离子含量丰富的地方呼吸，有如雷阵雨过后那种神清气爽的感觉。并且，森林中的许

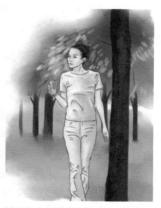

骄阳似火的夏季，阳光下的世界令人生畏，但是只要走进绿叶浓荫的树林里，就会有一股清凉、舒心的微风扑面而来，让人顿觉舒畅。

多植物都能产生具有抑菌、杀菌功能的挥发性物质，树木还能减少噪声、吸附尘埃、净化空气，所以，在森林中散步、运动、休息就能够获得更多的有益健康的天然成分。经过一段时间的森林浴，许多慢性疾病，如慢性支气管炎、冠心病、神经衰弱

等，都会有明显的好转。但是，必须注意的是最好不要到人烟稀少的大森林中去，以防迷路或遭到猛兽的袭击。

小满时节运动要预防中暑

酷热的夏季，特别是我国的南方和长江中下游的气温比较高，进行体育锻炼要特别注意防暑。但在夏季，不能不进行体育锻炼，因为越是恶劣的条件，越能锻炼人的机体的适应能力和提高心理素质。但锻炼时应注意以下几点：

夏季锻炼注意事项

1	中午最好不要安排体育锻炼，但可以参加游泳运动。
2	不要在太阳直射下进行锻炼，要找阴凉处和通风的场所进行体育锻炼。
3	有些运动项目，如长跑、划船等，如果要在太阳下运动，必须注意防晒，可戴太阳帽和穿浅色、宽大、透气的运动服等。
4	注意运动负荷不宜过大，增加间歇时间和次数，并且应多在阴凉通风处休息。
5	因夏季人体运动时出汗多，随时要注意加强水分和盐分的补充，以保证正常的机体代谢平衡，有利于避免中暑。
6	夏季运动后要洗温水澡，一方面可以放松机体，另一方面还可以防止中暑。
7	夏季要保证夜晚充足的睡眠，在中午要睡午觉，人体睡眠不好，疲劳得不到消除，所以在身体运动过程中更容易中暑。

要根据运动强度合理调整呼吸方式

小满时节运动，由于运动量较大且出汗较多，所以，在运动的时候尤其需要注意气息吐纳的方式和节奏。

呼吸能够氧化分解糖、蛋白质、脂肪等物质，而且还能产生身体所需的能量，增强肌肉收缩的强度。如果呼吸的方式不恰当，有可能会造成体内缺氧，使得气血往头部运行，令人感到头昏、恶心、倦怠，造成四肢的协调稳定性降低，甚至发生昏厥。所以，正确的呼吸方法显得尤为重要。

需要注意的是，要按照不同的运动来对气息进行适当的调整。合理的呼吸，有助于增强肺活量，为机体提供足够的氧气，并促进新陈代谢，延缓疲劳等症状。

小满时节，常见病食疗防治

饮用胡萝卜红枣汤防治荨麻疹

因小满期间空气湿度增加，且天气闷热，荨麻疹作为一种常见的过敏性皮肤病，便时常在这个时期出现。有荨麻疹的患者可以采用一些清热去湿的食物辅以治疗，切忌食用增湿味重的食物，以免加重病情。胡萝卜红枣汤可解毒透疹，适用于各种类型的荨麻疹。

糖尿病食用苦瓜拌芹菜

糖尿病以高血糖为主要标志，是一种与内分泌代谢相关的疾病。其病因和发病机理尚未明确，但是大多是由于胰岛素分泌不足，靶细胞对胰岛素反应不敏感，从而引起一系列代谢紊乱。其常见症状是口干舌燥、尿多、暴饮暴食、疲惫消瘦等。夏季易使病情加重，并有可能诱发并发症，所以小满时节糖尿病病人一定要特别注意。食疗是辅助治疗糖尿病基础方法之一。病情较为严重的病人在吃药的同时，也应辅以食疗。食疗的目的在于通过膳食上的调整，消除或者减少尿糖，来降低血糖，并且预防并发症的出现。

苦瓜拌芹菜具有控制血糖，凉肝降压之功效。适用于糖尿病和肝阳上亢型高血压。

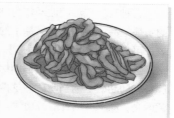

◎苦瓜拌芹菜

【材料】芹菜、苦瓜各150克，芝麻酱、蒜泥各适量。

【制作】①苦瓜去皮、瓤，切成细丝，焯烫后用凉开水过一遍，沥出水分。②芹菜去叶，洗净，切段，焯熟后用凉开水过一遍。③取一盘，放入芹菜、苦瓜，加入芝麻酱、蒜泥，拌匀即可。

糖尿病预防措施

1	诱发糖尿病的重要原因是肥胖，因此要适度节制饮食。
2	作息要讲究劳逸结合，增强免疫力。
3	由于糖尿病的发生与长期饮酒、房事过度有关。所以，应适当加以节制。

第3章

芒种：麦子抢收，稻子抢种

芒种是二十四节气中的第九个节气，也是进入夏季的第三个节气。每年的阳历6月5日左右，太阳到达黄经75°就是芒种。芒种字面的意思是"有芒的麦子快收，有芒的稻子可种"。《月令七十二候集解》："五月节，谓有芒之种谷可稼种矣。"此时中国长江中下游地区也即将进入多雨的黄梅时节。

芒种饮食养生：吃粽子解暑，吃鸽肉或莴笋清热解毒

芒种吃粽子解暑讲究多

芒种时节气温的波动较为剧烈，在此期间，人们很容易上火，而粽子则是民间的解暑圣品。中医认为，粽子的原料糯米和包粽子的竹叶、荷叶都有清热去火的功效，可以预防和缓解咽喉肿痛、口舌生疮、粉刺等症状。如果想达到降火的功效，最好选择以红枣、栗子做馅的粽子。红枣味甘性温，可以养血安神，而栗子则有健脾补气的功效。适当吃一些这两种食材做馅的粽子，对人体健康十分有益。应该注意的是，粽子虽然有解暑功效，又是节日佳品，但不能贪食。因为糯米的黏性较大，吃得太多会伤到脾胃，引起腹胀、腹泻等。尤其是老人和儿童，因其消化系统较为脆弱，更不能多吃粽子。即使是脾胃较好的人，也应该"少食多餐"，不宜每餐都以粽子为主食。由于粽子中所含有的膳食纤维一般较少，所以容易造成肥胖或便秘。如果食用粽子后出现肠胃不适，可以喝一些清淡的汤水，如冬瓜汤、竹笋汤、丝瓜汤等，半个小时后再吃些水果，以此来增加纤维的摄取，以保证营养均衡。

另外，糖尿病患者尽量不要吃以红枣、豆沙等糖分较高的食材做馅的粽子，而高血压患者则应该尽量少吃肉馅粽子和猪油豆沙馅粽子。

盐分摄取量 ≤ 6 克/日

芒种补盐应适量

在芒种之后，气温会越来越高，人体中的盐分也会因为出汗而逐渐流失。许多人习惯在喝水或者吃饭的时候多加点盐来补充盐分，这是不错的选择。但要注意补充盐分应适量，尤其是给

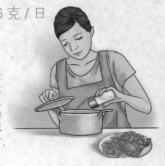

芒种之后可以增加盐分补充，但一定要适量。这里的盐量不仅仅指作为调味品的盐的用量，还包括酱油、咸菜、咸鸭蛋以及其他含盐食物之中的含盐量。

儿童补充盐分更不可过量。

盐作为人们日常生活中不可或缺的调味品，它可以使人们的膳食更加丰富多彩。而缺了盐，不仅饮食淡而无味，人的身体也会变得疲乏无力。但是盐分的摄取也不宜过多，太多的盐分会诱发支气管哮喘、感冒、胃炎、脱发等疾病，并可能加重糖尿病和心血管疾病，盐的摄入量过多对少年儿童的危害则更为严重。

那么应该每天摄取多少盐分才算适宜呢？世界卫生组织认为，成年人每天所需的盐量不超过6克，儿童则按照体重相应减少。所以我们在食用咸泡菜、腌咸菜、咸鱼、虾酱等高盐食品时都应该谨慎。

清热解毒可多食用鸽肉

鸽肉具有清热解毒、生津止渴、调精益气之功效，是食补食疗的上佳选择。在芒种适当吃一些鸽肉，不但可以调养精气神，而且还具有辅助治疗头晕目眩、记忆力衰退、血虚闭经、恶疮疥癣等症状的作用。挑食鸽肉时应该挑选体形较大、活力充沛的肉鸽。烹饪鸽肉时最好采用清蒸或者煲汤的方式。山药玉竹鸽肉汤能够最大限度地保存鸽肉中的营养成分。

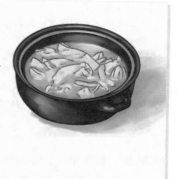

◎ 山药玉竹鸽肉汤

【材料】山药100克，玉竹50克，白条乳鸽两只。
【调料】葱段、姜片、盐、味精、料酒、胡椒粉各适量。
【制作】①鸽子收拾好洗净，切块。②山药去皮，洗净，切块。③玉竹用开水泡软。④山药焯烫。⑤水中加料酒，放入鸽肉焯烫。⑥将山药、玉竹、鸽肉、葱段、姜片放入锅中，大火烧开4～5分钟，加盖小火炖10分钟，撒入盐、味精、胡椒粉调味后即可食用。

芒种时节可多食莴笋

因为莴笋中钾离子的含量比钠盐高20倍，所以在盛夏时节食用莴笋，可以使体内的盐分趋于平衡，还可以清热解毒、去火利尿，在缓解高血压和心脏病方面有一定效果。生吃莴笋可有效地保留其丰富的营养素。由于莴笋叶具有比其根茎更高的营养价值，所以应尽量把叶和根茎一同进行烹饪更好。

粉皮拌莴笋具有清热解毒、去火利尿的功效。

◎ 粉皮拌莴笋

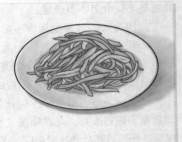

【材料】粉皮 100 克，莴笋 500 克。

【调料】醋、盐、味精、香油、蒜泥各适量。

【制作】①将粉皮掰段后洗净，用清水泡软，焯熟，捞出放凉。②将莴笋去皮后洗净，切片，焯熟，捞出放凉。③取一空盘，放入粉皮和莴笋，加入醋、盐、蒜泥、味精、香油拌匀即可食用。

芒种药膳养生：滋阳清热，除烦止渴，全方位养护

滋五脏之阳、清虚劳之热，食用陈皮绿豆煲老鸭

陈皮绿豆煲老鸭具有滋五脏之阳、清虚劳之热、养胃生津的功效，是夏日的滋补佳品。

◎ 陈皮绿豆煲老鸭

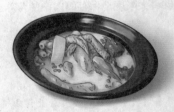

【材料】老鸭半只，冬瓜 500 克，绿豆 100 克，陈皮 1 块，姜 1 片，胡椒粉、盐各适量。

【制作】①先将鸭切去一部分肥膏和皮，切成大块余汤后，洗干净，沥干，备用。②绿豆略浸软，冲洗干净，沥干。③陈皮浸软，刮瓤，洗干净。④冬瓜连皮和籽，洗干净，切成大块，待用。⑤烧滚适量清水，放入以上所有材料，待水再次滚起，改用中小火煲至绿豆糜烂和材料熟软及汤浓，加入调味料即可，盛出后趁热食用。

清暑解热、除烦止渴，饮用冰糖绿豆苋菜粥

冰糖绿豆苋菜粥具有清暑解热、除烦止渴、缓解紧张情绪的功效。

◎ 冰糖绿豆苋菜汤

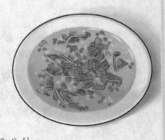

【材料】绿豆、苋菜各 50 克，粳米 100 克，冰糖 10 克，清水 1500 毫升。

【制作】①绿豆和粳米淘洗干净，将绿豆在凉水中浸泡 3 小时，粳米浸泡半小时，捞起，沥干水分。②苋菜洗干净，切成 5 厘米长的段。③锅中加入 1500 毫升凉水，将绿豆、粳米依次放入，置旺火上烧沸。④再改用小火熬煮 40 分钟，加入苋菜段、冰糖，再继续煮 10 分钟。

清肝明目、利咽消肿，饮用菊槐绿茶饮

菊槐绿茶饮具有清肝明目、利咽消肿、安神醒脑之功效。

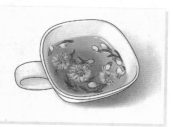

◎ **菊槐绿茶饮**

【材料】菊花、槐花、绿茶各 5 克，沸水 250 毫升。
冷水适量。
【制作】①菊花、槐花用冷水漂洗干净。②将菊花、
槐花、绿茶放入杯内，加入沸水，焖泡 5 分钟。

滋补肝肾、添精止血。清热补钙，饮用白菊花乌鸡汤

白菊花乌鸡汤可以滋补肝肾、添精止血、清热补钙，可治疗贫血、肾虚遗精、
崩漏带下等症。

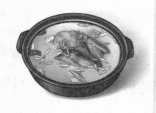

◎ **白菊花乌鸡汤**

【材料】乌鸡 1 只，新鲜白菊花 50 克，料酒 10 克，葱
10 克，姜 5 克，盐 3 克，味精 2 克，胡椒粉 2 克，香油
20 克，清水 2800 毫升。
【制作】①将白菊花洗干净，撕成瓣状。②乌鸡宰杀后
去毛、内脏及爪。③姜拍松，葱切段。④将乌鸡、姜、
葱、料酒同放炖锅内，加水 2800 毫升。⑤置武火上烧
沸，再用文火炖煮 35 分钟。⑥加入白菊花、盐、味精、胡椒粉、香油后即可食用。

芒种起居养生：膀爷做不得，房间勤通风

芒种时节不要贪凉光脊梁

芒种节气中，有些人经常光着脊梁，误以为这样凉快，其实并非如此。众所
周知，皮肤覆盖在人体表面，具有保护、感觉、调节体温、分泌、排泄、代谢等
多种功能。在人体皮肤上有几百万个汗毛孔，每天约排汗 1000 毫升，每毫升汗液
在皮肤表面蒸发可带走 246 焦耳的热量。当外界气温超过 35℃，人体的散热主要
依赖皮肤的汗液蒸发，加速散热，使体温不致过度地升高。

如果此时光着脊梁，外界的热量就会趁机进入皮肤，且不能通过蒸发的方式
达到散热的目的，反而感到闷热。若穿点透气好的棉、丝织衣服，使衣服与皮肤
之间存在着微薄的空气层，而空气层的温度总是低于外界的温度，这样就可达到
防暑降温的效果。

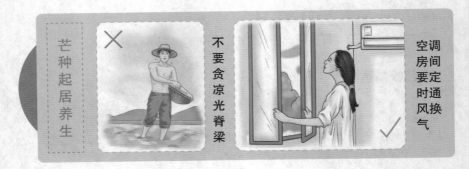

芒种起居养生　不要贪凉光脊梁　空调房间要定时通风换气

空调房间要定时通风换气

　　如今很多人都不想离开空调房间，以避酷暑之苦，殊不知空调给人们带来凉爽的同时，也给人带来负面影响。由于门窗紧闭和室内的空气污染，使室内氧气缺乏；再加上恒温环境，自身产热、散热调节功能失调，就会使人患上所谓的"空调病"。

　　所以，夏季的空调房室温应控制在26℃～28℃比较合适，最低温度不得低于20℃，室内外温差不宜超过8℃；若久待空调房间，应定时通风换气，杜绝在空调房抽烟；长期生活与工作在空调房间的人，每天至少要到户外活动4小时，年老体弱者和高血压患者不宜在空调房间久留。

芒种运动养生：手里常握健身球，勤到草地、鹅卵石地面走

芒种时节适宜玩健身球

　　芒种时节，天气越来越炎热，老年人外出的时间也就逐渐变少。不过，并不一定非要到室外，在家中做一些运动量较小的运动，只要持之以恒坚持锻炼，也可以达到健身养生的效果。玩健身球锻炼身体，其运动量小，也不受场地、气候的限制，故玩健身球也是老年人室内运动的不错选择。

　　健身球的体积比较小，让健身球转动需要用到手指、手掌、手腕各部位的力量，

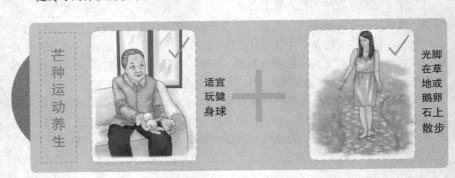

芒种运动养生　适宜玩健身球　＋　光脚在草地或鹅卵石上散步

所以常玩健身球对人体有十分好的保健作用，还可以用来预防疾病。中医学认为养生、抗衰最关键的是要"通其经络、调其气血"，而在人的双手上，各有六条经络分别与体内五脏六腑相连。在手掌、掌心、手指的末端，还有许多能行气活血的穴位。用五指把玩健身球，可以对这些穴位进行良性的刺激，使气血得以通畅，从而达到通经活络、祛病延年的效果。现代医学理论认为，人的双手上有十分丰富的血管和神经，长期把玩健身球，可以促进双手的血液循环，并增强心肌收缩力、改善冠状动脉血流量，同时还能对高血压、冠心病、脑血栓后遗症、指腕部关节炎、末梢神经炎等病症有一定的防治作用。

光脚在草地或鹅卵石上散步

芒种节气中生物代谢旺盛，生长迅速。在这一时节散步，可促使更多的血液回到心脏，改善血液循环，提高心脏的工作效率；还有助于减轻体重，有利于放松精神，减少忧郁与压抑情绪，提高人体免疫力。最佳方法是光脚在刚割过的草地或者鹅卵石上散步。人的足底有很多内脏反射区，光脚在刚割过的草地或者鹅卵石上散步，可以对足底的敏感点进行刺激，对身心健康也大有好处。

芒种时节，常见病食疗防治

食用西瓜、冬瓜、绿豆防治小儿"暑热症"

小儿夏季热俗称"暑热症"，一般3岁以下的婴幼儿容易发生"暑热症"，这是一种常见的发热性疾病。尽管芒种时节还不是夏天最热的时候，但是由于小儿身体发育不完善，神经系统发育不成熟，发汗机能不健全，体温调节功能较差，不能很好地保持正常的产热和散热的动态平衡，以致排汗不畅，散热慢，因此对于酷热的忍受能力远远不如成人，难以适应芒种时节的夏季酷暑环境。

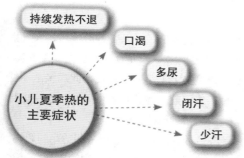

该病持续时间较长，极易诱发其他疾病，甚至还会影响到婴幼儿的脑部健康。

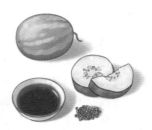

暑热症患儿在饮食上应以清淡为主，可以选择高蛋白、高维生素的流质或半流质食物，如蛋奶类、肉类，新鲜蔬菜、水果等；也可吃些清热解毒、生津止渴、利尿的食物，如西瓜、冬瓜、绿豆、酸梅汤等。

绿豆荷叶粥具有祛暑清热、和中养胃的功效，适用于小儿夏季发烧口渴、食欲不佳等症。

◎绿豆荷叶粥

【材料】绿豆100克，大米50克，鲜荷叶1张，冰糖末适量。

【制作】①绿豆淘洗干净，用温水泡2小时。②大米淘洗干净，清水泡半小时。③鲜荷叶洗净。④绿豆大火煮沸，转小火煮至半熟，加荷叶、大米，煮至米烂豆熟。⑤除去荷叶，加入冰糖末即可食用。

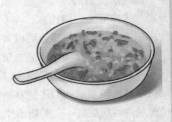

暑热症预防措施

1	做好清洁工作，注意孩子的个人卫生，经常给他们洗澡、换衣服或尿布。
2	应给孩子选择柔软、宽大的衣物，不宜让孩子穿得过多过紧。
3	应经常保持室内的空气流通，注意开窗通风。
4	适当增加孩子的锻炼时间，多带孩子参加户外运动，提高其适应外界环境和气候变化的能力。

小儿厌食症食用山楂片开胃

夏季由于天气炎热，人的胃口往往不如其他季节，进入芒种时节后，天气更是一日热过一日，此时也是小儿厌食症的高发时节。若儿童（主要指3～6岁）在很长一段时间内出现食欲不振，很有可能是患上了小儿厌食症。此病多由不健康的饮食习惯、不良的进食环境或者心理因素引起。症状轻者可以通过食疗进行调治；倘若病情较重，很可能会造成营养不良，最好及时就医。

假若孩子已经患上了小儿厌食症，就需要对他们的膳食进行一些适当的调整。三餐定时定量，用良好的就餐环境和美味的食物来引起孩子对食物的兴趣，可在餐前让他们吃些山楂片来开胃，以促进食欲。

山药羊肉汤具有补脾益肾、温中暖下的功效。用于虚劳骨蒸、脾虚白带、小儿厌食等。

◎ 山药羊肉汤

【材料】山药、新鲜羊肉各 50 克，姜片、葱段、胡椒、
料酒、盐各适量。

【制作】①羊肉略划几刀，焯熟；山药润透，切片。②锅
内放山药、羊肉、水，加姜片、葱段、胡椒、料酒。大
火烧沸，改小火炖至酥烂。③捞出羊肉放冷切片，装碗，再除去原汤中的姜片、葱段、
加盐调味，倒入碗中即可。

小儿厌食症防治措施

1	耐心地向孩子讲解各种食物的味道和营养价值，让他们能够慢慢地接受原来不太喜欢的食物。
2	创造良好的就餐氛围，让孩子感觉吃饭是愉快的事情。
3	要让孩子养成良好的生活规律。除了三餐规律之外，还要让他们养成定时排便的习惯。

第4章
夏至：夏日北至，阳光直射

夏至节气是二十四节气中最早被确定的节气之一。在每年阳历的6月21日或22日，太阳到达黄经90°时，为夏至日。据《恪遵宪度抄本》中记载："日北至，日长之至，日影短至，故曰夏至。至者，极也。"夏至这天，太阳直射地面的位置到达一年的最北端，几乎直射北回归线，北半球的白昼时间到达极限，在我国南方各地从日出到日落大多为14小时左右，越往北越长。如海南的海口市这天的日长约13小时多一点，杭州市为14小时，北京约15小时，而黑龙江的漠河日长则可达17小时以上。

夏至饮食养生：多食酸味，宜吃果蔬

固表止汗，多食酸味

由于人们在夏至时节出汗较多，盐分的损失较大，身体中的钠等电解质也会有所流失，所以除了需要补充盐分以外，还要食用一些带有酸味的食物。

中医理论认为，夏至时节应该多食用带有酸味的食物，以达到固表止汗的效果。《黄帝内经·素问》中记载有："心主夏，心苦缓，急食酸以收之。"说的便是夏季需要食用酸性的食物来收敛心气。

吃凉面防暑、降温

夏至节气的到来意味着炎热天气的开始，不少地方的人们都会选择食用凉面解暑。南方人一般食用的是麻油拌面、阳春面、过桥面等，而北方人在这时主要吃的是打卤面和炸酱面。

夏至时节应多吃杀菌类蔬菜

夏至时节，各种可致病微生物的生长繁殖也相对较快，所以食物十分容易腐坏变质。再加上此时人体肠道的防御能力变弱，非常容易受到细菌的侵袭，因此病从口入的现象也时有发生。

在此时期，人们在饮食上应该注意以下几点：

消暑利尿、补充水分，可多吃绿豆

绿豆被人们称为"济世之良谷"，是夏至时节应该多吃的食品，它有消暑利尿、

夏至饮食养生

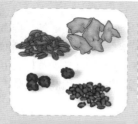

夏至时节建议食用的酸性食物有山茱萸、五味子、五倍子、乌梅等，这些食物除了可以生津、去腥解腻之外，还可以增加食欲。

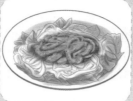

凉面可防暑、降温、解除饥饿，并且富含人体所必需的营养物质，如淀粉、粗纤维、维生素等，对人体十分有益。但需注意的是，凉面中的蛋白质含量较少，所以还应该适当搭配一些肉类、豆制品、鸡蛋等，以达到营养的均衡。

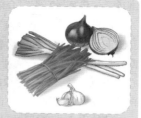

应多吃杀菌类蔬菜，如韭菜、青蒜、蒜苗、大蒜、洋葱、大葱等。

夏至饮食注意要点

1	尽量不要食用剩菜剩饭。
2	切忌过量食用冷饮。
3	不食用过期、无标志、包装破损的食品。
4	不吃或少吃路边摊贩卖的麻辣烫、凉菜或者熟食。
5	不吃生的和生腌的水产品。
6	应多吃些"杀菌"类的蔬菜，如韭菜、青蒜、蒜苗、大蒜、洋葱、大葱等。

补充水分和矿物质之功效。

应选择上等的绿豆食用，上等的绿豆一般颗粒饱满、杂质较少、颜色鲜亮。不宜用铁质炊具来煮绿豆。不要把绿豆煮得过熟，这样会造成其营养成分流失，从而影响其清热解毒的功效。要注意在服药期间不能食用绿豆食品，尤其是服用温补药时，更不能食用绿豆食品。

绿豆南瓜羹可消暑利尿、补充水分。

◎绿豆南瓜羹

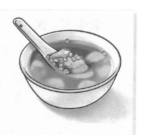

【材料】南瓜、绿豆各300克，盐适量。
【制作】①绿豆用清水淘洗干净，放入盆中，加盐腌片刻，用清水冲洗。②南瓜洗净，去皮、瓤和子，切块。③锅内倒入500毫升冷水，大火烧沸，下入绿豆煮5分钟左右。④再次煮沸后下入南瓜块，加盖，改用小火煮至豆烂瓜熟，加盐调味后即可食用。

排毒、祛热解暑宜吃空心菜

因空心菜属于凉性蔬菜，在夏至时服用空心菜汁液可以祛热解暑、排出毒素并降低血温。将其榨汁后饮用可以缓解食物中毒的症状，外用则有利于祛肿解毒。最好选用上好的空心菜食用，其根茎较为细短、叶子宽大新鲜且无黄斑。由于空心菜不宜久放，所以存放时间最好不要超过 3 天。烹饪时最好用旺火快炒，以防止其营养成分流失。

清炒空心菜有祛热解暑之功效。

◎**清炒空心菜**

【材料】空心菜 500 克。

【调料】植物油、盐、葱花、蒜末、味精、香油各适量。

【制作】①空心菜洗净，沥水。②炒锅内放入植物油烧至七成热，加入葱花、蒜末爆香，放入空心菜炒至八成熟，加盐、味精翻炒，淋入香油，搅拌均匀后装盘即可食用。

食用凉拌莴笋利五脏、通经脉

◎**凉拌莴笋**

【材料】鲜莴笋 350 克，葱、香油、味精、盐、白糖等适量。

【制作】①莴笋洗净去皮，切成长条小块，盛入盘内加精盐搅拌，腌 1 小时，滗去水分，加入味精、白糖拌匀。

②将葱切成葱花撒在莴笋上，锅烧热放入香油，待油热时浇在葱花上，搅拌均匀即可。

补虚损、益脾胃食用奶油冬瓜球

奶油冬瓜球具有清热解毒、生津除烦之功效，还具有补虚损、益脾胃的疗效。

◎**奶油冬瓜球**

【材料】冬瓜 500 克，炼乳 20 克，熟火腿 10 克，精盐、鲜汤、香油、水淀粉、味精各适量。

【制作】①冬瓜去皮，洗净削成圆球，入沸水略煮后，倒入冷水使之冷却。②将冬瓜球排放在大碗内，加盐、味精，鲜汤上笼用武火蒸 30 分钟取出。③把冬瓜球放入盆中，汤倒入锅中加炼乳煮沸后，用水淀粉勾芡，冬瓜球入锅内，淋上香油搅拌均匀，最后撒上火腿末出锅。

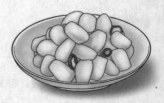

◎兔肉健脾汤

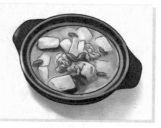

【材料】兔肉200克，淮山30克，枸杞子15克，党参15克，黄芪15克，大枣30克。

【制作】兔肉洗净与其他配料武火同煮，煮沸后改文火继续煎煮2小时，汤、肉同食最好。

夏至药膳养生：清热解暑，健脾益气

清热、解毒、祛痘，饮用百合绿豆粥

◎百合绿豆粥

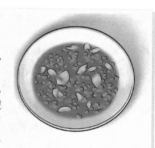

【材料】粳米60克，绿豆50克，百合20克，冰糖10克，冷水1200毫升。

【制作】①粳米、绿豆淘洗干净，绿豆用冷水浸泡3小时，粳米浸泡半小时。②百合去皮后清洗干净切瓣。③把粳米、百合、绿豆放入锅内，加入约1200毫升冷水，先用旺火烧沸，然后转小火熬煮至米烂豆熟，加入冰糖调味，即可食用。

润肤、乌发、美容，食用太极金笋羹

◎太极金笋羹

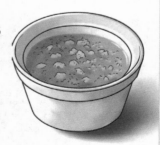

【材料】鸡胸肉100克，胡萝卜400克，熟火腿末15克，鸡蛋清50克，湿淀粉25克，盐4克，味精2克，香油3克，色拉油6克，鸡汤800克，鸡油30克，清水适量。

【制作】①将胡萝卜用清水洗干净，用刀切成薄片，下沸水锅中煮约1分钟捞起，放进搅拌器内，加入少许鸡汤，搅成泥状备用。②将鸡胸肉去筋皮，切成薄片。盛在冷水碗内，浸泡20分钟后捞出晾干，剁成泥，盛在碗里，加入鸡蛋清，用手勺慢慢搅匀，调成稀浆鸡肉末。③炒锅加入鸡汤100克，将鸡汤烧至五六成热时，加入湿淀粉和鸡肉末将其煮到微沸，放入盐、味精、香油，拌匀备用。④炒锅中加入色拉油，放入胡萝卜泥略炒，加入剩余鸡汤和火腿末煮沸，放入盐、味精、鸡油推匀后装入汤碗中，把煮好的鸡肉末点缀在胡萝卜羹上即可食用。

清热解暑、宁心安神，食用荷叶茯苓粥

荷叶茯苓粥具有清热解暑、宁心安神、止泻止痢（对心血管疾病、神经衰弱者亦有疗效）之功效。

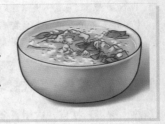

◎ **荷叶茯苓粥**

【材料】粳米或小米100克，茯苓50克，荷叶1张（鲜、干均可），白糖适量。

【制作】先将荷叶煎汤去渣，把茯苓、洗净的粳米或小米加入药汤中，同煮为粥，放入白糖，出锅即可食用。

夏至起居养生：注意清洁卫生，预防皮肤病

及时清洗凉席，预防皮肤病

炎炎夏日，许多人喜欢睡在凉席上来乘凉，但有些人睡了凉席之后，皮肤上会出现许多小红疙瘩，而且十分痒，这是螨虫叮咬而导致的螨虫皮炎症的典型症状。

在酷暑时节，人体排出许多汗液，而皮屑、灰尘等很容易混合在汗液中滴落在凉席的缝隙间，为螨虫创造了繁殖的温床。所以夏季一定要定期清洗凉席，最好每星期清洗一次。清洗时要先把凉席上的头发、皮屑等污垢拍落，然后再用水进行擦洗。如果是刚买的凉席或者已经一年没有使用的凉席，要先用热水反复地进行擦洗，然后放在阳光下暴晒几个小时。这样才能把肉眼看不见的螨虫和虫卵消灭干净。夏天用完凉席之后，也可以用这个方法清洗后保存。

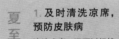

夏至起居养生

1. 及时清洗凉席，预防皮肤病

清洗凉席，还可以把樟脑丸敲碎，均匀地洒在席面上，卷起凉席，一小时后把樟脑丸的碎末清理干净，再用清水进行擦洗，最后放在阳光下暴晒。

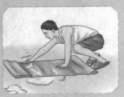

2. 勤洗澡，水温要比体温稍高

合适温度的洗澡水不仅可以洗净汗液中的废物，还可以消除一天的疲惫，可谓一举两得。

人们在选择凉席时，如果对草、芦类的凉席过敏，可以选用竹子或者藤蔓编制的凉席。过敏的症状大多是出现豆粒大小、淡红色的疙瘩，奇痒无比，此种过敏属于接触性皮肤病的一种症状。

勤洗澡，水温要比体温稍高

夏至节气过后，因天气炎热人体会分泌出较多的汗液。汗液的主要成分是水，占到 98% ~ 99%。此外还含有尿素、乳酸等有机物和氯化钠、钙、镁等无机物。这些化学成分与尿液中的化学成分相当，如果水分蒸发了，这些无机物和有机物仍然会停留在皮肤上，皮肤就有可能长痱子，甚至还会引发皮炎。

要想彻底清除掉残留在皮肤表面的污垢，最简单的方法就是洗澡。由于天气较为炎热，建议每天早晚各洗一次，要用温水而不是用冷水。因为冷水会刺激毛孔，令毛细血管收缩，影响内热的散发和身体毒素的排出。温水可以使体表的血管扩张，促进血液循环，改善皮肤状况，消除疲劳，增强身体的免疫力。一般来说，人们在夏天洗澡时，水温以 38℃ ~ 42℃为宜。

夏至运动养生：顺应时节，游泳健身

夏至开始下水游泳健身

夏至是阳气最旺的时节，可以通过游泳等体育锻炼来活动筋骨，调畅气血，养护阳气。因此，夏至运动养生，游泳是不错的选择，但是游泳需注意以下几个问题：

夏季游泳注意事项	
应选择适合的游泳场所	不要到污染水域和有礁石、淤泥、漩涡、急流、水草的危险水域游泳。最好到海滨浴场或游泳池中去，避免到没有开放的水域中游泳。
应做好下水前的各种准备活动	下水前要充分做好准备活动，再用水擦洗脸部、胸部和四肢等部位，使身体逐渐适应游泳池中的水温，防止游泳时发生抽筋。
应注意游泳卫生	患肝炎、皮肤病、眼病、肺结核、艾滋病等传染性疾病的人，不宜进入公共游泳场所；游泳后，要用自来水或温水冲澡，最好用眼药水滴眼。
应注意游泳时间安排	一般来说，在饱餐和饥饿时，不宜游泳。饭前腹中空空，血糖较低，不能耐受游泳时的体力消耗；饱餐后立即游泳，胃部因受水的压力作用，易引起疼痛与呕吐。而且，游泳时，血液进入运动的肌肉，消化道的血液减少了，会影响食物的消化与吸收。妇女在经期不宜进行游泳运动。

夏季运动要预防日光晒伤

在炎热的夏季，强烈的日光照射机体时间过长，会损害身体健康。不但会造成机体各器官发生机能性和结构性病变，且日光对皮肤的长时间暴晒，会出现皮肤发红、瘙痒、刺痛、起皮、水泡、水肿和烧灼感等症状。当然，经常参加体育锻炼的人，机体抵抗日光照射的能力会强一些，但也需注意以下几点：

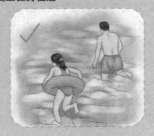

夏至运动养生

1. 游泳为夏至健身佳选

炎炎夏日，人们若能畅游在清凉舒适的碧波中，不仅感觉暑热顿消，还能增添些许生活情趣，锻炼身体，收到健美之效。

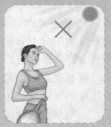

2. 夏至时节尽量避免日光晒伤

因为日光中有一种红外线，这种红外线在夏季更为强烈。日光长时间照射机体，光线就会透过毛发、皮肤、头骨等射到脑细胞，会引起大脑发生病变，同时会造成机体各器官发生机能性和结构性病变。

1	在日光下进行锻炼，刚开始的时间不宜太长，要逐步延长时间，使机体逐渐适应。皮肤由白转黑是机体产生的一种保护性适应，所以这种变化属于正常现象。
2	夏季在阳光下运动时，可以涂一些氧化锌软膏或护肤油、防晒霜等，以便保护皮肤免遭晒伤。
3	锻炼时间一般安排在早晚为好。
4	如果在运动时不慎皮肤被晒伤，可用复方醋酸铝液做湿敷或涂以冷膏；若水泡破溃，可涂硼酸软膏（5%）、氧化锌软膏、龙胆紫液和正红花油等药物治疗。

夏至时节，常见病食疗防治

食用绿茶粥防治痢疾

痢疾是由痢疾杆菌引起的急性肠道传染病，此病多发于夏秋两季，主要是由于不洁的食物损伤脾胃，或者湿热的毒气侵入肠道所致。夏至时节，痢疾开始进入高发阶段，其症状多为恶心、呕吐、腹痛、腹泻、里急后重、下赤白脓血便，并伴随全身中毒等症状。各个年龄段的人都可能患上痢疾，其中 1 ~ 4 岁的幼儿发病率最高。

由于痢疾是肠道性传染病，所以患有痢疾的人对食物的刺激相当敏感。在饮食上，痢疾患者应该多摄取营养和水分，食用一些容易消化的食物。

绿茶粥具有清热生津、止痢消食之功效，适用于痢疾、肠炎等症。

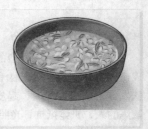

◎ **绿茶粥**

【材料】大米50克，绿茶10克，白砂糖适量。

【制作】①将绿茶加水煮成浓汁，去渣。②将大米淘洗干净。③锅中放入大米，加入茶汁、白砂糖和适量的清水，用小火熬成粥即可食用。

痢疾防治措施	1	平时要保持良好的个人卫生习惯，饭前便后要洗手。
	2	保持环境卫生；把苍蝇等传播痢疾的害虫消灭掉。
	3	不喝没有烧开的水，尽量不要吃生冷食品，如果要生吃瓜果蔬菜，记得一定要洗干净后再吃。

长痱子饮用猪肉苦瓜汤防治

夏至是痱子的高发时节，排汗功能差的儿童和长期卧床的病人最易起痱子。痱子刚起时皮肤发红，然后冒出密集成片的针头大小的红色丘疹或丘疱疹，有些还会变成脓包。长痱子的部位会出现痒痛或灼痛感。

长痱子的人在饮食上应该避免食用油炸食品，少吃海鲜，多喝水，多吃蔬果和其他清热解毒的食物。如果婴儿长了痱子，可以把新鲜的蔬果榨成汁后喂其饮用。

猪肉苦瓜汤具有补脾气、生津液、泽皮肤之功效，适用于中暑烦渴、痱子过多等症。

◎ 猪肉苦瓜汤

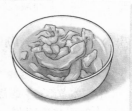

【材料】苦瓜240克，猪瘦肉120克，高汤、盐、姜丝各适量。

【制作】①将猪瘦肉洗净，切成薄片，用热水焯透，捞出沥水。②苦瓜去瓤，洗净，切成薄片，略焯，捞出沥水。③向锅内倒入高汤，大火烧沸，放入猪瘦肉片和苦瓜片。④改用小火煮15分钟左右，放入姜丝，加盐调味后即可食用。

痱子预防措施

1	如果家中有卧床的病人或婴儿，在夏至期间应该多使其翻身，以避免痱子的生成。
2	每次洗完澡后在皮肤的皱褶部位扑上痱子粉，可起到预防作用。
3	应经常保持皮肤洁净，勤洗澡并勤更换衣物。在衣物的选择上，应该选择宽松透气的类型，以保持皮肤的干燥。

第5章

小暑：盛夏登场，雷暴频发

我国每年阳历的 7 月 7 日或 8 日，太阳到达黄经 105° 时为小暑。从小暑开始，炎热的盛夏正式登场了。《月令七十二候集解》中记载："六月节……暑，热也，就热之中分为大小，月初为小，月中为大，今则热气犹小也。"暑，即炎热的意思。小暑就是小热，意指极端炎热的天气刚刚开始，但还没到最热的时候，全国大部分地区都基本符合这一气候特征。

小暑时节，我国南方大部分地区已进入雷暴最多的季节。雷暴是一种剧烈的天气现象，是积雨云云中、云间或云地之间产生的一种放电现象。雷暴发生时往往电闪雷鸣，有时也可只闻雷声，是一种中小尺度的强对流天气现象。出现时间以下午为多，有时夜间因云顶辐射冷却，云层内温度层结变得很不稳定，云块翻滚，也可能出现雷暴，即夜雷暴。产生雷暴天气现象的主要条件是大气层结不稳定。对流层中、上部为干冷平流，下部为暖湿平流，最易生成强雷暴。强雷暴常伴有大风、冰雹、龙卷风、暴雨和雷击等，是一种危险的天气现象。

小暑饮食养生：勤喝水、饮食清淡，吃紫菜补肾养心

养成经常喝水的习惯

在《本草纲目》的首篇中就记载了水的重要性。水是生命之源。如果缺乏食物，人的生命可以维持几周，但如果没有水，人能存活的时间就只有几天了。据现代医学家的研究，水有运送养分和氧气、调节体温、排泄废物、促进新陈代谢、帮助消化吸收、润滑关节六大功能。如果人缺了水，人体就会出现代谢功能紊乱并诱发多种疾病。如果感觉到口干舌燥，那就是身体已经发出了极度缺水的信号了。这个时候脱水已经危及了身体的健康，所以不要等到口渴了再补充水分，在平时就要养成经常喝水的好习惯。

因为在小暑前后气温会突然间攀升，人体很容易缺失水分，所以要及时地进行补充。除直接喝水之外，也可以动手煮一些绿豆汤、莲子粥、酸梅汤等营养汤类。这些汤类不仅能够止渴散热，还有助于清热解毒、养胃止泻。

人们补水不一定仅限于喝水或者喝饮料，也可以食用一些水分较多的新鲜蔬果。例如含水量高达 96% 的冬瓜，还有黄瓜、丝瓜、南瓜、苦瓜等。这些含钾量高含钠量低的瓜类食物不仅可以补水，还可起到降低血压、保护血管的作用。

小暑时节应清淡饮食，芳香食物可刺激食欲

小暑时节的天气十分炎热，人的神经中枢会陷入紧张的状态，而此时内分泌也不十分规律，消化能力较差，容易使人食欲不振。所以应注意清淡饮食，选择一些带有芳香气味的食物。

人们常吃的蔬菜中，许多都带有挥发性的芳香物质，如葱、姜、蒜、香菜等，这些食物都能很好地刺激食欲；还有许多水果也含有芳香物质，如适当地食用柑橘类也有助于人体的消化吸收。

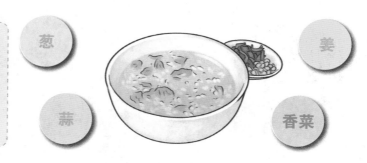

我们在超市中还可以买到含芳香成分的花茶，如玫瑰花、兰花、茉莉、桂花、丁香花等。饮用这些花茶可以开胃提气、提神散瘀，同时有滋润肌肤的功效。经常服用还可能使身体散发出淡淡的体香，清香宜人。

小暑时节，病患或产妇宜食鳝鱼

因小暑时节的鳝鱼鲜嫩而有营养，十分适宜身体虚弱的病患或产妇食用。应选择体大肥硕，颜色呈灰黄色的鳝鱼，最好不要购买灰褐色的鳝鱼。鳝鱼应现杀现烹，并且一定要煮熟，半生不熟的鳝鱼不能食用。

山药鳝鱼汤有补中益气、强筋骨等作用。

◎山药鳝鱼汤

【材料】怀山药300克，鳝鱼1条，香菇3朵。
【调料】葱段、姜片、盐、料酒、植物油、味精、胡椒粉、白砂糖、香菜段各适量。
【制作】①鳝鱼清洗干净，切段，切成一字花刀，焯透。②怀山药去皮，切滚刀块，焯水。③炒锅中放入植物油烧热，放怀山药炸至微黄捞出。④锅留底油烧热，下姜片、葱段爆香，放鳝鱼、香菇、料酒、开水、怀山药烧开。⑤用小火炖5分钟，撒入盐、胡椒粉、白砂糖、味精、香菜段炒匀即可食用。

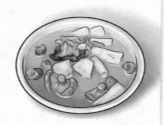

小暑科学喝水

小暑时节，天气炎热，体内水分散失加快，应注意多喝水。

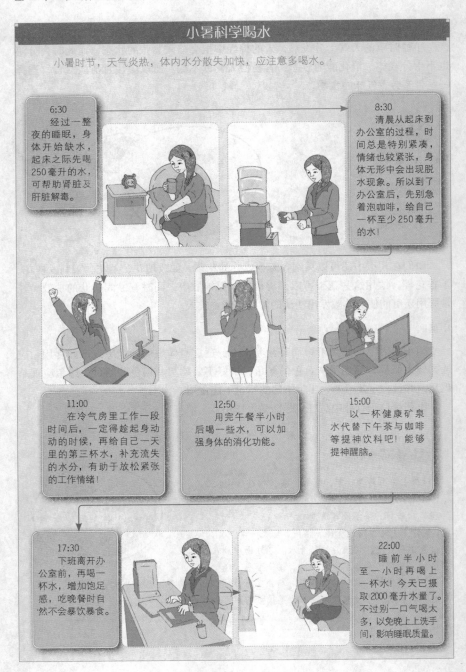

6:30
经过一整夜的睡眠，身体开始缺水，起床之际先喝250毫升的水，可帮助肾脏及肝脏解毒。

8:30
清晨从起床到办公室的过程，时间总是特别紧凑，情绪也较紧张，身体无形中会出现脱水现象。所以到了办公室后，先别急着泡咖啡，给自己一杯至少250毫升的水！

11:00
在冷气房里工作一段时间后，一定得趁起身动动的时候，再给自己一天里的第三杯水，补充流失的水分，有助于放松紧张的工作情绪！

12:50
用完午餐半小时后喝一些水，可以加强身体的消化功能。

15:00
以一杯健康矿泉水代替下午茶与咖啡等提神饮料吧！能够提神醒脑。

17:30
下班离开办公室前，再喝一杯水，增加饱足感，吃晚餐时自然不会暴饮暴食。

22:00
睡前半小时至一小时再喝上一杯水！今天已摄取2000毫升水量了。不过别一口气喝太多，以免晚上上洗手间，影响睡眠质量。

清热化痰、补肾养心吃紫菜

在炎热的夏天应该多喝点紫菜汤以消除暑热，保持新陈代谢的平衡。

购买时应选择上等的紫菜，因其表面光泽、叶片薄而均匀，颜色呈紫褐色或者紫红色，其中无杂质。如果紫菜在凉水浸泡后呈现出蓝紫色，说明紫菜已经被有害物质污染，此时就不宜再食用。

紫菜肉粥具有清热化痰、补肾养心的功效。

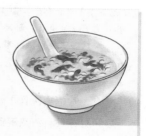

◎**紫菜肉粥**

【材料】猪肉末25克，大米100克，紫菜少许，盐适量。

【制作】①大米淘洗干净，用冷水浸泡30分钟，捞出沥水。②紫菜洗净，撕成小片。③将砂锅中倒入适量清水，放入大米、猪肉末，大火煮沸后改用小火熬至黏稠。④加入紫菜、盐，再用大火煮沸即可食用。

小暑药膳养生：清暑解热、健脾利湿

补充营养、清暑解热，食用八宝莲子粥

八宝莲子粥具有补充营养、清暑解热、缓解紧张情绪之功效。

◎**八宝莲子粥**

【材料】莲子100克，糯米150克，青梅、桃仁各30克，小枣40克，瓜子仁20克，海棠脯50克，瓜条30克，金糕50克，白葡萄干20克，糖桂花30克，白糖150克，清水2000毫升。

【制作】①将糯米淘洗干净，用冷水浸泡发胀，放入锅中，加入约2000毫升冷水，用旺火烧沸后，改用小火慢煮成稀粥。②将小枣洗干净，用温水浸泡1小时；莲子去皮，挑去莲心，放入凉水盆中，与小枣一同入笼蒸半小时。③青梅切成丝；瓜条切成小片；桃仁用开水发开，剥去黄皮，切成小块；瓜子仁用冷水洗干净沥干；海棠脯切成圆形薄片；白葡萄干用水浸泡后洗干净沥干；金糕切成丁。④白糖加冷水和糖桂花调成汁。⑤将制成的所有辅料摆在粥面上，放入冰箱内冷却后，将糖桂花汁淋在上面即可食用。

健脾止泻、清热安神，饮用薏仁绿豆猪瘦肉汤

薏仁绿豆猪瘦肉汤具有健脾止泻、轻身益气、清热安神之功效。

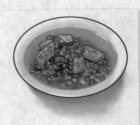

◎薏仁绿豆猪瘦肉汤

【材料】绿豆150克，瘦猪肉150克，薏仁38克，红枣4颗，盐、冷水适量。

【制作】①薏仁和绿豆淘洗干净；红枣去核，洗干净。②瘦猪肉洗干净后余烫，再冲洗干净。③煲滚适量水，下入薏仁、绿豆、猪瘦肉、红枣，烧开后改文火煲2小时，撒入盐调味即可食用。

清热解毒、疗疮疡，食用炒绿豆芽

炒绿豆芽具有清热解毒、疗疮疡之功效。

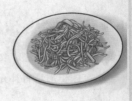

◎炒绿豆芽

【材料】绿豆芽500克，花椒几粒，植物油、食盐、白醋、味精各适量。

【制作】①将绿豆芽洗净，沥干水分，油锅烧热，锅中放入花椒，烹出香味。②将绿豆芽下锅爆炒几下，倒入白醋继续翻炒数分钟，起锅时放入食盐、味精，装盘即可食用。

补虚、止汗，食用素炒豆皮

素炒豆皮有补虚、止汗之功效，适合多汗、自汗、盗汗者食用。

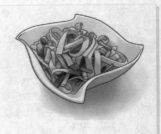

◎素炒豆皮

【材料】豆皮2张，植物油、葱、味精、食盐、香油各适量。

【制作】①将豆皮切成丝，葱洗净切丝。②油锅烧至六成热，葱丝下锅，烹出香味，③将豆皮丝入锅翻炒，随后加入食盐，翻炒数分钟后，加入味精，淋上香油搅拌均匀起锅即可。

健脾利湿、补虚强体，食用蚕豆炖牛肉

蚕豆炖牛肉具有健脾利湿、补虚强体之功效。

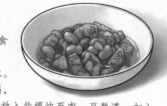

◎ 蚕豆炖牛肉

【材料】瘦牛肉250克，鲜蚕豆或水发蚕豆120克，食用盐少许，味精、香油各适量。
【制作】①牛肉切小块，先在热水内汆一下，捞出沥水。②将砂锅内放入适量的水，待水温时，将牛肉入锅，炖至六成熟。③将蚕豆放入锅中，开锅后改文火。④放入盐煨炖至肉、豆熟透，加入味精、香油，出锅即可食用。

清热、生津、止渴，饮用西瓜西红柿汁

西瓜西红柿汁具有清热、生津、止渴之功效，对于夏季感冒、口渴、烦躁、食欲不振、消化不良、小便赤热者尤为适宜。

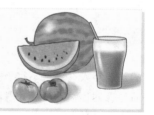

◎ 西瓜西红柿汁

【材料】新鲜西红柿3个（大小适中），西瓜半个。
【制作】①将西瓜去皮、去籽，西红柿用沸水冲烫，剥皮去籽。②将西瓜、西红柿同时榨汁，两液合并，随量饮用。

小暑起居养生：合理着装防紫外线，雨后不坐露天的凳子

小暑时节要合理着装防紫外线

小暑时节，穿着合理能起到降温消暑的作用，十分有利于身体健康。

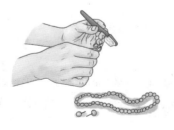

1. 应经常把随身佩戴的首饰摘下来擦洗。由于夏季天气炎热，人们的汗液分泌较多，佩戴首饰的部位容易汗湿而滋生许多细菌。经常把佩戴的首饰摘下来，并对首饰和皮肤接触的部位进行擦洗，可以防止皮肤受到感染。尤其是皮肤容易过敏的人，在选择佩戴首饰的时候一定要注意。

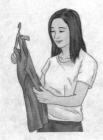

2. 应尽量选择穿红色衣服。红色可见光的波长最长，对于吸收日光中的紫外线非常有效，可以保护皮肤。不宜选择白色的棉质服装，因此类衣物常含有荧光增白剂，很有可能会将紫外线反射到脸部。

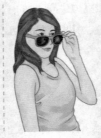

3. 应佩戴能抵挡紫外线的太阳镜。由于小暑时节阳光强烈，如果太阳镜没有防紫外线功能，那么可能比不佩戴太阳镜更容易受到紫外线的侵害，从而使眼睛受到损伤。由于儿童的眼睛娇嫩，遇到强光更容易遭受损害，所以他们也更需要佩戴太阳镜。但要注意的是，6岁以下的儿童不适宜长时间佩戴太阳镜，因为他们的视觉功能还未发育成熟，长时间佩戴太阳镜可能会引发弱视；对他们来说，较为妥当的方式是在阳光强烈的时候佩戴，等阳光变弱时就及时将太阳镜取下。

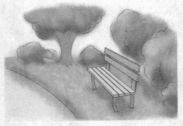

因为夏季空气湿度大，并且雨水多，木质的凳子、椅子受到风吹雨淋，里面会积聚很多潮气。

雨后天晴尽量不要坐露天的凳子

有句俗语说："冬不坐石，夏不坐木。"所谓"夏不坐木"，指的是夏天不应该在露天的木凳上坐太长时间。木质椅凳在夏季容易吸纳和集聚潮气，天气转好之后，潮气便会向外散发。如果在潮湿的椅子上坐得太久，很有可能会得痔疮、风湿或者关节炎等疾病，还有可能会伤害脾胃，引起消化不良等肠胃疾病。

民间还有一种说法叫作"夏天不坐硬"，指的是老年人在夏天不宜坐在太硬的地方。因为人坐下时，坐骨直接与座位接触，而坐骨的顶端是滑囊，滑囊能分泌液体以减少组织的摩擦。但对于老年人来说，由于体内激素水平降低，滑囊的功能有所退化，分泌的液体会随之减少。加上在夏季时着装很薄，有的老人身体较瘦，坐在板凳上，坐骨结节将直接与板凳接触，可能会导致坐骨结节性滑囊炎，对身体造成损伤。

小暑期间如果要在户外乘凉，最好准备个薄垫子。如果没有垫子，最好不要在木椅上坐太久，特别是刚下过雨后的木椅。

小暑运动养生：常到海滨、山泉、瀑布或旷野散步

到负离子多的地方运动对身体有益

负离子有助于降血压、调节心律。人们在通风不良的室内，常感到头昏脑涨；在海滨、山泉、瀑布或旷野，则感到空气清新、精神舒畅，是因为这些地方的负离子含量较多。

生活中许多自然现象都可激发负离子的产生，例如龙卷风、海浪、下雨等。因此，冒着霏霏的细雨，到室外散步、嬉戏，享受大自然赐予的温馨，对身体健

康也尤为有益。

小暑时节的雨，会给人带来一丝凉意，此时更适合雨练。雨练并不一定要淋雨，打着伞或在敞开门的室内练也可享受带有负离子的空气。当然，如果喜欢雨水淋身带来的快意，也是可以的。

悠闲洒脱散步（散步时间为早晨），可使全身适度活动

按照中医理论，小暑是人体阳气旺盛的时候，春夏养阳，人们要注意劳逸结合，保护人体的阳气。这时，高温天气下，心脏排血量明显下降，各脏器的供氧力明显变弱，要注重养"心"。这时要做到起居有常，适当运动，多静养。晨练不宜过早，以免影响睡眠。夏季人体能量消耗很大，运动时更要控制好强度，运动后别用冷饮降温。小暑之时，运动宜以散步为主。

散步是一项较为和缓的运动，它的频率与人体生物钟最合拍、最和谐，散步不拘形式，不受环境的限制，运动量较小，特别适合于夏季运动养生的需要。

散步时通过四肢自然而协调的动作，可使全身得到适度的活动，而且对足部起到很好的按摩效果。研究证实，双脚肌肉有节奏的收缩，可以促进血液循环，缓解心血管疾病。同时，散步还能增强消化功能，促进新陈代谢，可防治中老年常见的消化不良、便秘、肥胖等疾病。散步对肺脏功能的改善也极为有利，还能起到健脑安神的作用。而且，步行运动能促进肌糖元和血液中葡萄糖的利用，抑制了饭后血糖的升高，减少了糖代谢时胰岛素的消耗量，可有效降低血糖浓度。

小暑运动养生

1. 到负离子多的地方运动

负离子有利于人的身体健康，但需达到一定浓度。据研究，大城市中的房间里，负离子密度最低；乡村田野里，空气中含有的负离子较多；山谷和瀑布附近，空气中的负离子密度最高。

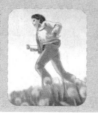

2. 小暑时节尽量避免日光晒伤

夏季宜选在早晨散步。因早晨凉爽清新的空气、宁静舒适的环境更有利于散步。散步时要心平气和，可以边走边欣赏景物，或聆听悦耳的鸟鸣，或听音乐、听广播。

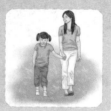

小暑时节，常见病食疗防治

饮用绿豆海带汤解毒

小暑时节，食物很容易被细菌或者毒素所污染，人们如果误食受污染的食物或者本身就含有毒素的食物，就容易引发食物中毒。食物中毒大多表现为急性肠胃炎，患者常伴有恶心、呕吐、腹痛、腹泻等不良症状。如果不慎食物中毒，在

及时送医治疗后，还要注意多补充些水分。饮食应以清淡为宜，选择一些容易消化的食物，避免再次刺激肠胃。

绿豆海带汤具有清暑解热、解毒之功效。能有效预防铅中毒，缓解食物中毒症状。

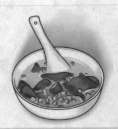

◎**绿豆海带汤**

【材料】绿豆、海带各100克。

【制作】①绿豆淘洗干净；海带洗净，切丝。②锅内放入海带丝、绿豆，加适量水，用小火煮熟即可食用。

轻微食物中毒预防措施

1	应选择新鲜的食物，已经变质的食物不宜食用。
2	食物应该经过清洗和浸泡后方能食用。
3	常温下贮存超过2个小时的剩菜、剩饭不宜食用，容易引发食物中毒。
4	每天坚持锻炼，增强身体的免疫力。
5	把家中的苍蝇、蟑螂、红蚂蚁等传播细菌的害虫消灭干净。

食用山楂汁拌黄瓜食疗防治肝硬化

肝硬化就是肝的质地变硬。其病因是肝脏长期或反复遭受某种损伤，导致肝细胞坏死，纤维组织增生，肝的正常结构被破坏。因为小暑期间天气炎热，人们容易食欲不振，体内热量不足，从而使肝功能受到损伤，引发病变。早期肝硬化没有明显的症状，而在晚期可能会有不同程度的门静脉高压和肝功能障碍。

夏季用食疗护肝，应选择营养丰富、易于消化的食物，还应该听从医生的指导，采取适合自己的方式，从而保证治疗效果。

山楂汁拌黄瓜具有清热降脂、减肥消积之功效。适用于高血压、肝硬化、肥胖等症。

◎ 山楂汁拌黄瓜

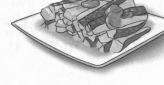

【材料】鲜嫩黄瓜5根，山楂30克，白砂糖适量，清水200毫升。

【制作】①山楂洗净，锅中加入200毫升清水煮15分钟，去渣取汁；黄瓜去皮、心和两头，洗净，切条，加适量清水煮熟，捞出控水。②锅中倒入山楂汁，撒入白砂糖，小火熬化，放入黄瓜条，拌匀后即可食用。

肝硬化预防措施

1	对于慢性肝炎、血吸虫病、胃肠道感染等可能引发肝硬化的疾病，要积极进行预防和治疗。
2	保持稳定的情绪和开朗的心情对于肝硬化的预防也是十分有利的。
3	戒烟戒酒。饮酒过度可能导致酒精性肝硬化，长期吸烟则可能加快肝硬化的速度。

第6章
大暑：水深火热，龙口夺食

每年的公历 7 月 22 日和 23 日之间，太阳到达黄经 120°，为大暑节气。与小暑一样，大暑也是反映夏季炎热程度的节令，而大暑表示天气炎热至极。

大暑时节，正值中伏前后，天气进入了一年中最炎热的时期。此时也正逢雨热同季，雨量比其他月份明显增多，农家在这个时期既要时刻注意暴雨侵袭，预防洪涝灾害的发生，又要做好抗旱保收的田间准备工作。

大暑饮食养生：及时补充蛋白质，早餐忌吃冷食

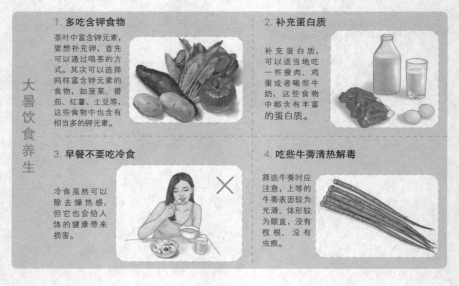

大暑饮食养生

1. 多吃含钾食物

茶叶中富含钾元素，要想补充钾，首先可以通过喝茶的方式。其次可以选择同样富含钾元素的食物，如菠菜、番茄、红薯、土豆等，这些食物中也含有相当多的钾元素。

2. 补充蛋白质

补充蛋白质，可以适当地吃一些瘦肉、鸡蛋或者喝些牛奶，这些食物中都含有丰富的蛋白质。

3. 早餐不要吃冷食

冷食虽然可以除去燥热感，但它也会给人体的健康带来损害。

4. 吃些牛蒡清热解毒

择选牛蒡时应注意，上等的牛蒡表面较为光滑、体形较为顺直，没有杈根、没有虫痕。

吃含钾食物有助健康

大暑期间，人们劳作或者活动，一会儿就会大汗淋漓。汗液分泌过多可能会令人手脚无力、疲惫不堪。通常情况下，人们会饮用淡盐水来补充汗液中流失的钠成分，但却忽略了和钠同时随汗液排出体外的钾元素，从食物中吸收钾元素是大暑时节在饮食上应该注意的一个重点。

疲劳、嗜睡应及时补充蛋白质

大暑时节，正值盛夏，此时气温很高，人们常常选择每天只食用黄瓜、西红柿、西瓜等蔬菜和水果，这种做法是不值得提倡的。夏季的"清淡"饮食指的并不是只吃蔬菜和水果，而是应少吃油脂含量高、辛辣或者煎炸的食品。

进入大暑节气以后，高温天气会加快人体的新陈代谢，从而大量消耗蛋白质。如果只吃蔬菜水果，就会造成蛋白质缺乏，体质下降，人体会感到疲劳、嗜睡、精神不济，到了秋冬天气变冷的时候更容易得病。所以应摄入足够的蛋白质，以保证均衡营养。

早餐吃冷食易伤胃气

大暑时节虽然天气湿热，但也不可贪凉，尤其是早餐。为了保护脾胃，建议早餐尽量吃些热的食物。由于夜晚的阴气在早晨还未彻底消除，气温还没有回升，人体内的肌肉、神经、血管都还处于收缩的状态，如果吃凉的早餐，会让体内各个系统收缩得更厉害，不利于血液循环。或许初期并不会感觉到胃肠不适，但持续的时间一长或者年龄渐长以后，喉咙就会有痰，而且很容易感冒或者有其他的小毛病，这些都是因为伤了胃气的缘故。

清热解毒、润肺润嗓可吃些牛蒡

大暑时节食用牛蒡，有助于清热解毒、祛风湿、润肺润嗓，并对风毒面肿、咽喉肿痛及由于肺热引发的咳嗽疗效显著。在炒制时，最好爆炒几下便出锅，这样有利于保留牛蒡中的营养成分。

素炒牛蒡根丝具有清热解毒、润肺润嗓之功效。

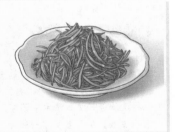

◎ 素炒牛蒡根丝

【材料】上等牛蒡根300克，熟白芝麻适量。
【调料】植物油、酱油、料酒、白砂糖各适量。
【制作】①牛蒡根去皮，洗净，切丝。②炒锅中倒入植物油烧热，放入牛蒡根丝略炒，加入酱油、料酒、白砂糖炒熟，撒上白芝麻即可食用。

滋阴润胃、利水消肿可吃鸭肉

因鸭肉能够清热解毒、滋阴润胃、利水消肿，所以非常适合在夏末秋初食用，不仅能够祛除暑热，还能为人体补充营养。鸭肉以富有光泽、有弹性而且没有异味者为上品。在煮鸭肉的时候可以适当地加入少许腊肉、香肠和山药，可以在增加营养成分之余，使鸭肉口感更好。

滋阴润胃、利水消肿可吃红豆煮老鸭。

◎ 红豆煮老鸭

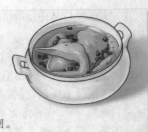

【材料】白条老鸭 1 只（约 1500 克），红豆 50 克。

【调料】葱段、姜片、料酒、盐、味精、胡椒粉各适量。

【制作】①将红豆淘洗干净。②炖锅内放入红豆、老鸭、料酒、姜片、葱段，加 3000 毫升水。③大火烧沸，改小火炖煮 50 分钟。④放入盐、味精、胡椒粉，搅匀即可食用。

大暑药膳养生：健脾清暑、减肥降脂、降低血压

补脾养胃、养颜祛痘：服用苦瓜萝卜汁

苦瓜萝卜汁具有清热解暑、补脾养胃、养颜祛痘之功效。

◎ 苦瓜萝卜汁

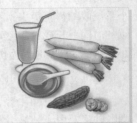

【材料】新鲜白萝卜 100 克，蜂蜜 20 克，新鲜苦瓜 1 个。

【制作】①苦瓜洗净、去瓤，切成小块；白萝卜洗干净，去皮、切成小块。②将苦瓜块和白萝卜放入榨汁机中，搅成汁液。③将苦瓜汁倒入杯中，加入蜂蜜拌匀后即可。

清热解毒、降低血压：饮用当归天麻羊脑汤

当归天麻羊脑汤具有清热解毒、生津止渴、降低血压之功效。

◎ 当归天麻羊脑汤

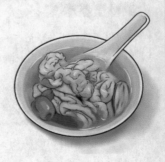

【材料】桂圆肉 20 克，羊脑 2 副，当归 20 克，天麻 30 克，生姜 3 片，盐 5 克，热水 500 毫升。

【制作】①将当归、天麻、桂圆洗干净，用清水浸泡。②将羊脑轻轻放入清水中漂洗，去除表面黏液，撕去表面黏膜，用牙签或镊子挑去血丝筋膜，清洗干净，用漏勺装着放入沸水中稍烫即捞起。③将以上原料置于炖锅内，注入沸水 500 毫升，加盖，文火炖 3 小时，撒入盐调味即可。

【禁忌】虚寒者可加少量白酒调服。阴虚阳亢、头痛者慎用。

清热通窍、消肿利尿：食用清拌茄子

清拌茄子具有清热通窍、消肿利尿、健脾和胃之功效。

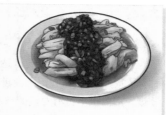

◎ 清拌茄子

【材料】嫩茄子 500 克，香菜 15 克，蒜、米醋、酱油、白糖、香油、味精、花椒、精盐各适量。

【制作】①茄子削皮洗净，切成小片，放入碗内，撒上少许盐，再投入凉水中，泡去茄褐色，捞出放蒸锅内蒸熟，取出晾凉。②蒜捣成碎末。③将炒锅置于火上烧热，加入香油，下花椒炸出香味后，连油一同倒入小碗内，加入酱油、白糖、米醋、精盐、味精、蒜末，调成汁，浇在茄片上。④香菜择洗干净，切段，撒在茄片上即可食用。

生津止渴、健脾清暑：食用炝拌什锦

炝拌什锦具有生津止渴、健脾清暑、解毒化湿之功效。

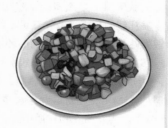

◎ 炝拌什锦

【材料】嫩豆角 50 克，西红柿 50 克，豆腐 1 块．木耳 15 克，香油、植物油、精盐、味精、葱末、花椒各适量。

【制作】①将豆腐、西红柿、嫩豆角、木耳均切成丁。②锅内加水烧开，将豆腐、西红柿、嫩豆角、木耳分别焯透，捞出沥干水分，装盘备用。③炒锅烧热，倒入植物油，把花椒下锅，炝出香味，再将葱末、盐、西红柿、味精一同加入锅内，搅拌均匀，倒在烫过的豆腐、嫩豆角、木耳上，淋上香油搅匀即可。

【注意】因豆角中含有血球凝集素 A，有毒，加热后毒性可大为减弱。所以豆角一定要焯透。

减肥降脂、解暑清热：食用荷叶糯米粥

荷叶糯米粥具有减肥降脂、解暑清热、健脾止泻之功效。

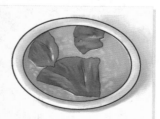

◎ 荷叶糯米粥

【材料】鲜荷叶 2 张，糯米 200 克，白糖 30 克，白矾 5 克，冷水适量。

【制作】①糯米淘洗干净。用冷水浸泡 2 小时，然后入锅加适量冷水，先用旺火烧沸，再改用小火熬至八成熟。②白矾加少量水溶化。③在另外一口锅的锅底垫 1 张荷叶，上面洒上少许白矾水。将糯米粥倒入锅内，上面再盖 1 张荷叶，用旺火煮沸，加入白糖调味即可。

大暑起居养生：睡眠时间要充足，衣服要选择天然面料

大暑时节，要保持充足的睡眠

大暑节气期间，天气已达炎热高峰。在日常起居上，要保持充足的睡眠。睡时要先睡眼，再睡心，渐渐进入深层睡眠。不可露宿，室温要适宜，不可过凉或过热，室内也不可有对流的空气，即人们常说的"穿堂风"。

清晨醒来，要先醒心，再醒眼，并在床上先做一些保健的气功，如熨眼、叩齿、鸣天鼓等，再下床。早晨可到室外进行一些健身活动，但运动量不可过大，以身体微汗为度，当然，最好选择散步或静气功。中午气温高不要外出，而此时居室温度亦不可太低。

气温越高反而要增加些衣服

研究资料显示，如果人体身处 18℃～28℃ 的气温中，大约有 70% 的体温会通过皮肤辐射、对流和传导散发出体外；当人体的温度与气温相当时，人体便会完全靠汗液的分泌来散发热量；而当气温超过体温（36.8℃左右）时，皮肤不仅不能散发热量，反而会从周围的环境中吸取热量。所以，大暑时节倘若衣着过于单薄，这样做不仅达不到降温的效果，反而还会使体温升高。

如果想要夏季感觉凉爽，可以选择一些吸湿性较好的衣物。经过测量，当气温处在 24℃，相对湿度在 60% 左右时，蚕丝品的吸湿率约为 10%，而棉织品约为 8%，在所有的衣物材质中，合成纤维的吸湿性最差，吸湿率不到 3%。所以夏天可以根据个人情况选择真丝、天然棉布、高支府绸等面料的衣物，以达到吸湿降温的效果。

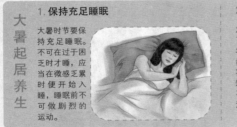

大暑起居养生

1. 保持充足睡眠

大暑时节要保持充足睡眠。不可在过于困乏时才睡，应当在微感乏累时便开始入睡，睡眠前不可做剧烈的运动。

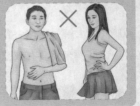

2. 少穿衣不穿衣降温散热不科学

大暑时节，人们为了贪图凉快，许多年轻小伙子喜欢打赤膊，而年轻女孩喜欢穿小背心和超短裙。其实这样并不能达到较好的降温效果。

大暑运动养生：双手轮换扇扇子，既消暑又防肩周炎

左右双手扇扇子，既消暑又锻炼身体

如今，由于人们的生活条件日益改善，基本上家家户户都安装了空调和电扇，于是手摇扇子逐渐被人们遗忘。其实在酷热的大暑时节经常手摇一把扇子，对于消暑降温、预防疾病和保持身体健康都是很有好处的。天气炎热的时候，通过摇

动扇子，不仅可以锻炼手臂上的肌肉，使手上的关节更加灵活，还能调节身体的血液循环，有效地预防肩周炎。

在一般情况下，多数老年人的脑溢血会发生在右脑，这很有可能是因为左手缺乏运动而使得右脑的血管缺乏锻炼所致。所以在炎热的天气里，老年人最好用左手来摇扇子。这样一来，左侧肢体的灵活性就能得到改善，从而使右脑得到锻炼，还能有效地预防脑血管疾病的发生。

大暑节气期间，很多人因为贪图一时的凉快而直接使用风扇或者空调，结果很容易患上感冒。而手摇扇子的风速和风力都比电风扇和空调要小得多，不易使人感冒，这种纳凉方法很值得推荐。

夏季运动要因人而异，适时、适量

夏季保健运动，最好选择在清晨或傍晚天气较凉爽时进行。场地宜选择在河湖水边、公园庭院等空气新鲜的地方，有条件者还可以到森林、海滨地区去疗养、度假，以度过炎炎夏日。

不少人误以为运动越激烈越好，甚至在运动期间即使出现不舒服，仍忍着继续下去。这样易导致体力透支，对身体健康十分不利。因此，当锻炼到较为舒适的时候，不应再增加运动量，此时应慢慢减少或者停止运动。一般来说，身体健康的人，在做运动后，适量的出汗会使身体有一种舒服的畅快感，运动量应该以此为度。

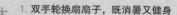

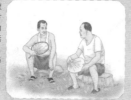

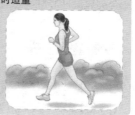

大暑运动养生

1. 双手轮换扇扇子，既消暑又健身

扇子的体积较小，携带方便。在纳凉的时候，边说话边缓缓摇扇，既可以消暑降温、驱赶蚊虫，又能达到健身养生的功效。

2. 大暑运动要适时适量

大暑时节，运动量不宜过大。因为，春夏宜养阳，而剧烈的运动可致大汗淋漓，不但伤阴，也伤阳气。因此，大暑时节锻炼的项目常以散步、慢跑、太极拳、广播体操为宜。

大暑时节，常见病食疗防治

中暑食用荷叶粥食疗防治

如果人们长时间处在温度很高、热辐射很强的环境下，很容易导致体内水、电解质的代谢出现异常，并影响神经系统的正常运行，这种症状称之为中暑，一般伴有恶心、头疼、口干舌燥、胸闷、焦躁、筋疲力尽等症状，更有甚者会出现面色苍白、大量流汗、心慌气短、四肢冰冷、痉挛甚至陷入昏迷等现象。

如有人不慎中暑，此时不要喝太多的水，否则会稀释胃液，损伤消化系统，还有可能带走体内贮存的盐分，严重者可能发生热痉挛。此时应该选择一些清淡助消化的食物，并最好搭配鱼肉、鸡肉、鸡蛋、牛奶等富含营养的食物一起食用。

　　荷叶粥具有清暑利湿、升发清热之功效。可用于夏季中暑和泄泻后身体的康复。

◎**荷叶粥**

【材料】大米 100 克，新鲜荷叶 1 张，冰糖末适量。

【制作】①荷叶洗净，撕碎；大米淘洗干净。②大米煮粥，加冰糖末搅匀。③趁热将荷叶撒在粥面上，待粥呈淡绿色后即可食用。

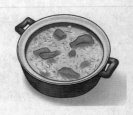

食用百合炒莴笋防治风湿性心脏病

　　若急性风湿热引发心脏出现炎症，并且没有完全治愈，便可能导致以瓣膜病变为特征的后遗症，即风湿性心脏病。由于大暑时节气温高、湿度大、气压低，会影响人体的循环系统和代谢功能，易导致风湿性心脏病的发生。此病的主要症状为病变的瓣膜区有杂音，心室、心房增大，后期可能出现心脏功能不全和心力衰竭等。

　　患有风湿性心脏病的患者应少吃盐，通常每天摄入 1～5 克盐为宜。还应避免食用香蕉等含钠量较高的食物和苦寒、辛辣的食品。因为苦寒食品易损伤阳气，而辛辣的食物会加重心脏的负担。百合炒莴笋具有清心安神、清热养阴的功效。适合类风湿性心脏病患者食用。

◎**百合炒莴笋**

【材料】莴笋 200 克，百合 30 克，红柿子椒 25 克，葱段、姜片、盐、料酒、味精、植物油各适量。

【制作】①莴笋去皮，切菱形片；百合泡软。②红柿子椒去蒂、子，切菱形片。③炒锅内放入植物油烧热，下入姜片、葱段爆香，加入莴笋、红柿子椒、百合炒熟。④加入料酒、盐、味精，炒匀即可食用。

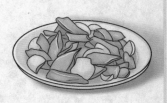

第 7 章
夏季穿衣、美容、心理调适策略

夏季穿衣：选择吸湿、散热性能好和吸热性能差的面料

选择吸湿散热性能好的面料

夏季，应选择吸湿和散热性能好的衣料，有利于吸收和蒸发汗液，降低体温。相反，吸湿和散热性能差的衣料，会使人感到闷热和潮湿，很不舒服，而且对皮肤和身体健康不利。所以，为了不妨碍皮肤汗液的蒸发，夏季衣服必须具有一定的吸湿性和散热性。衣服的吸湿和散热性，主要取决于原料的性能，与质地的疏密也有一定的关系。

合成纤维类衣物虽有易洗易干不用熨烫的优点，但吸湿和散热性能都很差，汗水不易渗透到纤维内，妨碍汗水蒸发。因此，夏季即便穿着孔隙很大的化纤类织物也还是会感到很闷热。

羊毛类衣物吸湿性好，但散热性差，不宜做夏衣材料。棉布、丝绸、亚麻、人造丝，吸湿性能强，散热速度快，适合做夏季衣料。

除此之外，夏季服装还应具有透气性好而热吸收率小的优点。透气性取决于衣料的厚薄、织法和纤维的性质，如麻织物和真丝织物的透气性较好，穿这些质地的衣服感觉比较凉爽。

在织法上，纺织品经纬之间呈直通气孔的比交错排列呈斜纹气孔的透气性要好。纺织品的密度愈高，透气性愈差。同样原料织成的布，密度增加一倍，透气性就会减少 50%。

总之，稀疏、质薄、量轻、弹性好、柔软的衣料，比细密、质厚、量重、弹性差、不柔软的衣料透气性要好一些。

选择短衫、短裤、短裙的款式

夏天的服装宜选择宽松舒适为好，不仅活动方便，而且通风透气，还有利于散热。

夏季人们喜欢穿短衫、短裙、短裤，这是个不错的选择。当然，夏装还要考虑到鼓风作用。女士穿喇叭裙、连衣裙，走动时能产生较好的鼓风作用，因而比穿紧身裙更凉快。另外，夏装的开口部位（领、袖、裤腿、腰部）不宜过瘦，最好敞开些，这样有利于通风散热。过瘦的夏装会影响散热。一些年轻人，特别是女青年，喜欢穿紧身的衣裤。但穿衣服时不仅要考虑到美，更重要的还是考虑到健康。

夏季穿戴策略

选择吸湿散热性能好的面料

纯棉服装既柔软舒适，又经济实惠。真丝和麻质面料能吸收阳光中的紫外线，可保护皮肤以免受到紫外线的伤害。

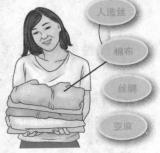

人造丝

棉布

丝绸

亚麻

夏季服装的款式选择

短衫、短裤、短裙都是不错的夏季服装款式。值得一提的是，服装覆盖的面积愈小，体温散失得愈快。但在炎热的夏季，不要误以为穿得越暴露就会越凉爽。因为，只有当外界气温低于皮肤温度，暴露才会有凉快感。当外界气温高于皮肤温度时，暴露面积不宜超过总体表面积的25%，否则热辐射就会侵入皮肤，反而会使人更热。

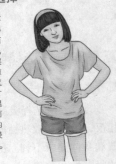

选择吸湿散热性能好的面料

夏季衣装的颜色应选择吸热性能差的浅色衣服，应素雅大方，避免色彩过于强烈，以反射辐射热。比如，可选择白色、浅绿、浅蓝、淡黄等颜色的布料做衣服。

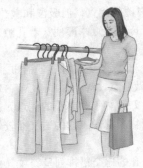

选择麻、丝、棉制品的内衣

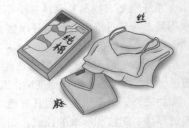

丝

棉

麻

麻、丝、棉织品是最理想的内衣材料，它们具有良好的透气性、吸湿性、排湿性和散热性。而且，夏季的内衣应宽松舒适，大小适中。

选择吸湿、透气、排汗材料的鞋袜

夏季选择吸汗、透气的鞋袜，能有效减少因出汗而产生的异味，且排汗材料的鞋袜，能降低因出汗而造成的潮湿，有效防止有害真菌的生长，减少脚气等疾病的产生。

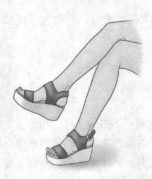

选择合适的夏凉帽和太阳镜

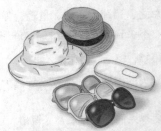

过量紫外线照射可引起角膜水肿，失去原来的光泽和弹性，使瞳孔对光反应迟钝，视力下降。紫外线的长时间作用，还可导致晶状体硬化和钙化，诱发白内障。另外，少数对紫外线过敏的人，还可能引起中心视网膜炎等眼底疾病，严重损害视力。

需要注意的是，喜欢穿露脐装、吊带装的女性，在出入有空调的场所时，应避免腹部和肩部受凉，以免引起胃肠功能紊乱和肩周炎、颈肩综合征等疾病。

选择吸热性能差的浅色衣服

夏季温度高，太阳辐射强，为防止太阳的辐射，应尽量减少衣服吸热程度。

选择服装衣料的颜色不同，对热量的吸收和反射的强度也各不相同。一般而言，颜色越深，吸热越强，反射性越差；颜色越浅，反射性越强，吸热性越差。

人们常说："夏不穿黑，冬不穿白。"因为白色对光热的吸收最少，反射最强，能将大部分光热反射出去；黑色对光热的吸收最多，反射最少，能将射在它上面的光热大部分吸收进来。因此，夏季衣着的色调应以浅色和冷色为主。

最好不要选择化纤内衣

在炎热的夏季，人体主要依靠大量出汗来散发热量。大量出汗时，大部分汗来不及蒸发而溢留在皮肤表面，其中多半又被贴身内衣所吸附。因此，夏季对内衣的选择也是非常重要的。

因化纤类内衣的透气性、吸湿性差，稍有出汗，内衣便发黏，热量不易散发，产生闷热、潮湿的内环境。这样，局部的微生物便会迅速繁殖，使汗液中的尿素分解产生氨，发出难闻的汗臭味，而且还会使皮肤受到异常刺激，诱发痱子及皮炎等。尤其是女性，更不能选用化纤衣料做内裤，而且内裤不宜过紧。夏季应选择透气性、吸湿性、散热性好的材质制成的内衣，如麻、丝、棉织品等。

选择吸湿、透气、排汗材料的鞋袜

人们在夏季选择凉鞋时，宜选用软帮鞋，尤以皮革凉鞋为佳。不宜选用塑料、橡胶、人造革等材料制作的凉鞋，因为它们不具备吸湿的功能，穿着不仅感到鞋内滑腻，还会发出阵阵臭味。而且这类凉鞋的原材料中含有大量的化学物质，这些化学物质还会引起皮肤的过敏反应。

夏季在选择袜子时，尽可能穿透气性好的薄棉袜子，避免穿长丝袜。因为夏季皮肤毛孔处于舒张状态，便于排汗降温。穿上长丝袜后，袜子紧紧箍在皮肤上，不利于汗液排出和蒸发，从而影响散热。另外，汗液排泄不畅和无机盐等皮肤代谢产物的刺激，还会引起皮肤瘙痒等症状。

夏凉帽和太阳镜的选择

1. 夏日戴帽

因夏季强烈的阳光照射会对人体产生一系列不良影响，可导致白内障、晒伤皮肤、引发皮肤癌。在我国，老年性白内障是老年眼病中致盲率最高的一种。因此，夏季应保护好眼睛，在强烈的阳光下，应戴顶帽子，以减轻紫外线对眼睛的直接损害。

　　帽子的选择是有一定讲究的，因为帽子的防护性能决定其保护效果。防护性能主要是对太阳辐射热的遮阻力而言，遮阻力越高，其防护性能越好，也更加有利于对眼睛的保护。

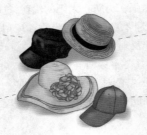

黑色棉布帽：对太阳辐射热的遮阻力最小，其防护性能较差。

麦秆草帽和白色棉布帽：对太阳辐射热的遮阻力最高，其防护性能最好。

遮阳帽：既可遮阳，又能增加美感，可自行调节松紧度，比较适合少女或中年妇女佩戴。

旅游帽：帽子小、帽檐大、前额遮阳面积较大。女性以浅蓝、浅黄、奶白等浅色帽为宜。

　　2. 选择合适的太阳镜

　　夏季阳光极为强烈，戴上合适的太阳镜来遮蔽阳光，对眼睛的健康十分有益。但需要注意的是，在选择眼镜时，一定要讲究科学。太阳镜能避免紫外线对眼睛的损害，但如果镜片颜色过深，会因视物不清而影响视力；如果镜片颜色过浅，紫外线仍可透过镜片损害视力。所以，使用允许 5% ~ 30% 的光线穿过的绿色镜片的太阳镜是夏季最佳选择，这样不但可以抵御紫外线，而且视觉清晰度最佳，透视外界物体颜色变化也最小。

　　夏季还有些人喜欢戴变色镜，这对眼睛的健康十分不利。因为，戴上变色镜后，可见光减弱，瞳孔处于扩大状态，使紫外线进入眼睛的量成倍增加，很容易对眼睛造成伤害。特别是 45 岁以上的中老年人，更不宜戴变色眼镜，以免诱发青光眼。视力在 600° 以上的高度近视者，常戴变色眼镜还会使近视程度加深。

夏季美容护理：注意皮肤清洁，切忌天天洗头

夏天注意皮肤清洁

　　人们在炎热的夏季出汗多，水分蒸发后残留在身体表面的盐分、尿素等废物会刺激皮肤。夏季皮脂分泌旺盛，毛孔容易堵塞，这些都会影响皮肤的新陈代谢，而导致痱子、痤疮等多种皮肤疾患。由此可见，夏季保持肌肤的清洁是十分重要的。

夏季美容护理须知

夏季用凉水洗脸易诱发皮炎	夏季皮肤温度相对比较高，突然受到冷水的刺激，会引起毛孔收缩，使得毛孔中的油污、汗液不能及时被清洗出来导致毛孔变大。敏感的肌肤甚至可能会因此急性发炎，油性皮肤则容易出现粉刺和痘痘。

夏季每天至少应洗脸两次	夏季每天应洗脸至少两次,尤其是平时有化妆习惯的人。洗脸最好用42℃以下的温热水,能溶解皮脂,促进皮肤新陈代谢。为了有效地去除面部的残留皮脂和污垢,夏季洗脸时最好选用清洁功能比较强的洁面产品。
洗脸后使用护肤品	经常化妆的女性,别忘记再多洗一遍脸并用干毛巾将水分吸干,使用一些收缩水,涂上乳液等护肤品。油性皮肤毛孔粗大,皮脂腺分泌多,尘土容易附着及细菌寄生,夏季尤为明显,所以应多洗几次脸,使皮脂排泄通畅。

夏天美白先养“气血”

人们经常说“一白遮百丑”,女性都希望拥有白皙无瑕的肌肤,而中医是如何美白的呢?其实中医讲究的不是“白”,而是整体观念——“气血”,就是颜面、皮肤、头发等的变化。如果面色红润、皮肤细腻光滑,则是身体内脏腑经络功能正常与气血充盛的外在表现;反之,则会出现脏腑功能与气血失调。夏天我们该如何调养,才能让皮肤更健康美白呢?以下两点可供参考:

夏天如何调养使皮肤更健康美白	
一天中有两个时段尽量避免出门	太阳对皮肤的伤害,主要是阳光中的紫外线。阳光对皮肤伤害最深的时段主要是上午10点至下午4点,所谓“毒日头”的时间。所以外出时,要尽量避开这一时间段,但其他时间段外出时也应做好相应的防晒措施,以减少紫外线对皮肤的伤害。
由内而外,中医根本调理最关键	许多人因青春痘、粉刺、黑斑或面色黯沉等问题而苦恼,这些皮肤的问题,除了外在环境因素,多半与脏腑功能紊乱、气血失调有关。中医认为,肤色要自然光彩亮丽,还得从根本上调理。

补气红枣茶具有补血益气的功效,适合面色苍白、倦怠乏力、容易感冒、头晕心悸者。

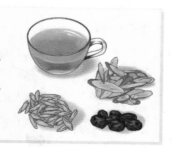

◎ **补气红枣茶**

【材料】牛蒡10克,红枣10克,麦冬10克,黄芪10克。

【制作】①将所有材料加入2000毫升的水,浸泡30分钟。②大火煮滚后转小火煮约10分钟即可。

理气活血茶具有养血活血、促进血行之功效,适用于唇色偏暗、痛经、身体酸痛等血液循环不佳者。

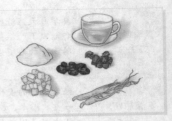

◎ 理气活血茶

【材料】丹参 10 克，黄芪 10 克，山楂 10 克。

【制作】将材料加入 1000 毫升的清水，大火煮滚后转小火煮 10 分钟即可。

消斑养颜茶具有美颜之功效，一般人均可饮用。

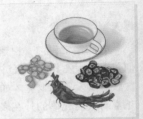

◎ 消斑养颜茶

【材料】白茯苓 10 克，红枣（去核）10 克，西洋参 5 克，川七 3 克，珍珠粉 3 克，玫瑰花 5 朵。

【做法】将以上药材加入 1000 毫升沸水冲泡，加盖焖约 20 分钟，过滤后即可。

夏季不要天天洗头发

夏季天天洗头，非但不能保护头发，还有可能对头发造成伤害。因为洗头过勤会把皮脂腺分泌的油脂彻底洗掉，使头皮和头发失去天然的保护膜，反而对头发的健康不利，夏季洗头最好隔天一次才比较科学。

在夏季，有许多因素都会伤害头发，影响头发的正常生长。一是夏季阳光中的紫外线较强，使头发易干燥，失去光泽；二是汗水的侵蚀、灰尘的污染，使病菌容易繁殖，而造成头皮屑增多、脱发，甚至还会出现毛发变细和断发的现象。

在辨别头发是否受到损伤的时候，可以通过以下两种方式来检查。长发者可将头发的发梢握在手心中，轻轻地搓揉，如果手心感觉发涩，便是发质变差的表现。另外，可以观察发梢，发质不健康的头发在分叉之前，发梢的颜色会有一点点偏浅。在分叉并脱落后，发尾会有白色的点。如果发现这种情况，便应该及时对头发进行养护。

1. 两天一洗更健康

夏天洗头太过频繁不利于头皮健康。在洗头时，要轻柔仔细，多揉搓按摩，放松头部皮层，有利于保护头发生长，减少脱发等问题。不要长时间使用一种洗发用品。

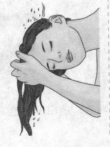

2. 经常梳头可活血

在夏季，人的新陈代谢最为旺盛，经常梳头，能改善头部血液循环，使头发得到滋养，乌黑光润，发根牢固，防止脱发。梳头时尽量选用天然材质的梳子，如木梳、牛角梳等。

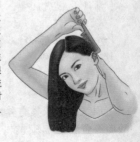

夏季护发须知

油性发质最容易受损	夏季，随着日光照射的不断增强，夏季皮脂腺分泌出来的油脂比其他季节更为强烈，而油性的头发本来分泌的油脂就多一些，过多油脂会堵塞毛孔影响头发呼吸。发质呈油性的主要原因是缺少水分，所以应该选用补水类的营养护理系列产品，才能对油性发质起到很好的养护作用。
夏季不要天天洗头发	夏季天气热，容易出汗，很多人都是每天洗头发，这也不正确。因为皮脂膜有滋润皮肤的功效，其中的脂肪酸有抑制细菌生长等作用，经常洗发会将头皮脂膜层洗掉，所以洗发次数过多是不适宜的，尤其是在夏季。
如何消除夏季头屑	中医认为，头屑主要是因为人体正气不足，抵抗力下降，风燥之邪侵入所致。因此，可用祛风、养血、清热、保湿、杀虫、止痒的方药来治疗。

下面有两种去头屑的方法，可供人们选用：

 适量清水中加入食盐，溶解后再洗头，对消除头皮发痒、减少头屑有很好的效果。

 在 1000 毫升温水中加入陈醋 150 毫升，充分搅匀。用此水每天洗头 1 次，能去头屑止痒，对防止脱发也很有帮助，还能减少头发分叉的现象。

夏季要预防首饰病

夏季，因为天气炎热，患皮肤病的人逐渐增多，很多是因为戴金属首饰而造成的。过敏症状表现在饰品与皮肤接触的部位，如耳部、颈部、手腕、手指等处，也有的人会出现全身过敏反应，先是皮肤红肿，接着开始起小丘疹、水疱，并且还伴有全身奇痒的现象。

夏季首饰病预防须知

为什么金属饰物接触皮肤容易造成皮炎	金属饰物在制作过程中，都会按比例掺入少量的铬、镍、铜等金属，天热时人体汗液可导致这些金属饰物表面少量的硫酸镍溶解，这样皮肤吸收后就会发生过敏反应，从而诱发皮肤病。
预防首饰病先从不贪小便宜做起	并非所有的饰品都会使易感人群产生过敏反应，低档饰品是经过化学处理的，容易引起过敏反应。过敏体质的人应尽量避免佩戴镀金、镀银、镀镍、镀铬及假玉等容易引发皮炎的饰品。
谨慎选择"穿刺型"首饰	在"穿刺型"首饰中，最为普遍的要数耳环。许多年轻人现在爱用眉环、脐环甚至舌环等装扮来标榜自己的个性，殊不知由于穿刺受损的局部组织和饰品不断摩擦接触，非常容易引起皮肤感染。

养护肝、脾可去除汗臭

进入夏季以后。气温明显升高，在空气流通较差的公共汽车上、人流拥挤的超市中，汗臭蔓延，让人避而远之。其实汗液本应是无味的。那么汗臭味是从哪里来的？

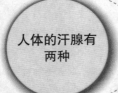

人体的汗腺有两种

一种叫小分泌腺
它排出的体液只有水分和盐分，所以不会有臭味，像手、脚等部位的汗腺就是这一种。

一种则是汗臭的"罪魁祸首"——大分泌腺
因为它藏在毛孔的下面，所以排出来的汗液会略带臭味。

夏季汗臭成因及应对方法

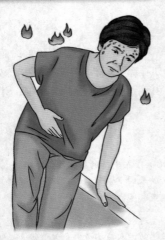

1. 夏季汗多可能肝有问题

夏季汗多可能肝有问题。中医认为，肝热者体温略高，容易出汗，汗水呈赤黄色，有臭味。如果日常饮食不当，进食过量燥热的食品或吸烟嗜酒，体内会积聚很多有毒物质。排毒的途径除大小便外，就是透过皮肤毛孔，因此有肝病的人，排出来的汗会带有臭味。

2. 以泡热水澡的方式来锻炼汗腺以消除汗臭

人坐在水温 43℃ ~ 44℃ 的浴池里，手肘、腰以下部位浸没在热水中，仅让胸、腹、背露出水面。10 ~ 15 分钟后汗液从胸、腹、背部流出。再洗澡，擦干身，然后喝些有暖身发汗作用的姜汤补充水分。锻炼汗腺时不要在空调房间里进行，因为室温过低会降低出汗的效果。锻炼汗腺最好在闷热的 6 月初连续进行两周。两周后就会达到正常出汗、消除汗臭的效果。

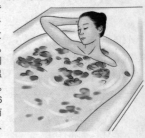

3. 汗臭脚成因及应对方法

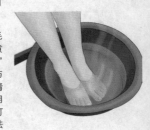

夏天，很多人会有脚臭的毛病，脾湿热时，人会出又黄又臭的汗，这就是"汗臭脚"的由来。一般说来，脚臭与脾的健康有关，此时应以清热祛湿为主：可以每晚都用热水或者明矾水泡脚。还可多吃扁豆，扁豆可以健脾祛湿。另外，土霉素也有收敛、祛湿的作用。

夏季心理调适：清静度夏、静养勿躁、胸怀要宽阔

清静度夏，调息静心，静养勿躁

据《素问·四气调神大论》中记载："夏三月，此为蕃秀，天地气交，万物华实，夜卧早起，无厌于日，使志无怒，使华英成秀，使气得泄，若所受在外，此夏气之应，养长之道也。"

所谓"无厌于日"，就是说长昼酷暑，伤津耗气，人易疲乏，情易烦腻。而养生之人，需顺应夏天阳气旺盛的特点，振作精神，勿生厌倦之心，使气宣泄，免生郁结。所谓"使志无怒"，是要人注意调整情绪，莫因事繁而生急躁、恼怒之情；所谓"使气得泄，若所受在外"，即气之宣泄平和、畅达，如其所受在外一样舒畅。

在夏季养生，以调节情志为先，应保持淡泊宁静的心境，处事不惊，遇事不乱，凡事顺其自然，静养勿躁。正如《摄生消息论》中所说："夏季更宜调息净心，常如冰雪在心。"经有关研究证实，安静时体内肾上腺素和去甲肾上腺素的分泌明显减少，基础代谢减慢，产热减少。有一首《禅诗》说：春有百花秋有月，夏有凉风冬有雪；若无闲事扰心头，便是人间好时节。所以，越是天热，越要心静，这样热感便会减轻。

忘却与放弃，知进退，能屈伸

如果一个人总是把以往的经历牢牢地记在心里，肯定会活得很累，或是向生活索取太多，肯定会失去很多美好的东西，这就是生活的逻辑。其实，善于放弃并不等同于自认失败，反而可以让我们跳出生活中的黑洞。敢于放弃往往会使我们及早地卸下不必要的包袱。人们只有善于忘却和放弃，才会寻求到心理的平衡。

生活中总有些事情不尽如人意，有时需要严肃以待，但很多时候并不需要搞得事事明白。有时搞得清清楚楚，反而于事无补。世间的事不完全由你所控制，不得已时，退一步反而海阔天空。知进退，能屈伸，这才是安身立命的从容态度。而且，人的欲望是无穷的，不懂得放弃就是不懂得生活。

只有保持阔达、乐观的心态，享受属于自己的生活，才能活得潇洒而又真实；只有善于忘却和放弃，尽人事而听天命，才可安然平静地接受和享受属于自己的人生。

防情绪中暑，静心安神，戒躁息怒

在夏季，有些人特别是一些中老年人，易出现情绪和行为异常，即所谓的情绪中暑。其主要表现为心境不佳，情绪烦躁，爱发脾气，行为古怪，对事物缺少兴趣等。

在炎热的夏季，人们的睡眠时间和饮食量都有所减少，加上出汗增多，体内电解质代谢障碍，影响大脑神经活动，所以很容易产生情绪和行为方面的异常。

尤其是气温超过 35℃、日照超过 12 小时、湿度高于 80％时，情绪中暑的比例会急剧上升。情绪中暑对夏季养生危害甚大，尤其是老年人，易诱发心血管疾病，严重者甚至会发生猝死。

防止情绪中暑，首先要注意静心；越是天热，越要静心安神、戒躁息怒；饮食宜清淡，少吃油腻食物；多饮水，以调节体温，改善血液循环。居室要保持通风，遇到不顺心的事，要冷处理，以消除苦闷，保持良好的情绪。另外，应给自己安排一个严格的起居时间，因为睡眠不足，心情就会变得急躁。

精神饱满度炎夏，精神愉悦，胸怀宽阔

人们在夏季的精神调摄，应符合自然界阳气旺盛、万物生机活跃的规律，主动调节情志。保持恬静愉快的心境，神清气和，胸怀宽阔，即中医养生学主张的"夏季要放"。

要保持精神饱满，首先要有好的精神寄托，应培养广泛的兴趣爱好。充实的生活，能产生积极的情感。绘画、书法、雕刻、音乐、下棋、种花、集邮、钓鱼、旅游等，均能起到移情养性、调神健身的作用。要保持精神饱满，必须加强自身修养，用微笑与豁达对待一切人和事。舒畅愉悦的情绪，有利于中枢神经系统兴奋与抑制的调节，促进内分泌，增强免疫、消化功能等，对延缓脏器衰老、减少动脉硬化及其他恶性疾病的发生，都具有非常重要的意义。

健身锻炼也是保持精神饱满的一个良方。夏季早晨，进行适当的体育锻炼，如打太极拳、舞剑、慢跑、散步，既增强了体质，又调整了情绪。

对于老年人来说，还应积极地参与一些社交活动，交流思想，获得信息。另外，讲究仪容，不仅使外表显得年轻，而且心态也会变年轻，从而产生积极的情绪，对促进身心健康十分有益。

第四篇

秋处露秋寒霜降

——秋季的6个节气

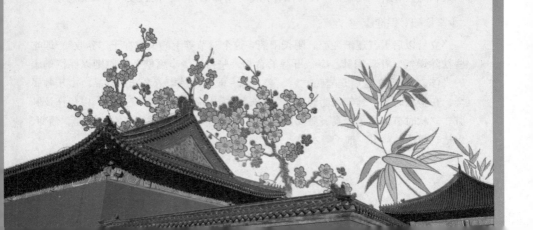

第 1 章

立秋：秋凉渐起，开始收获

立秋，田野里的稻谷已开始逐渐褪去绿衣换成斑驳的金黄，一颗颗稻粒慢慢地变得饱满，这是春天播下的希望，如同我们约定的那样，开始兑现春天的承诺，禾熟立秋。

立秋，是二十四节气中的第十三个节气。每年公历 8 月 8 日前后，太阳黄经为 135° 是立秋。秋，春华秋实，是植物快成熟的意思。立秋一般预示着炎热的夏天即将过去，秋天即将来临，草木开始结果，进入收获季节。

立秋饮食养生：少辛增酸，进食"温鲜"食物

"贴秋膘"有讲究

到了立秋日，很多人开始进补大鱼大肉"贴秋膘"，这是北方地区的一种传统习俗。但是这种进补做法也不宜放开肚皮胡吃海喝，否则适得其反，将引发新的疾病。进补应该适量，并且要吃对东西。

首先要保持体内酸碱度平衡（蔬菜、水果、豆制品、栗子）。通常人体中的血液呈弱碱性，要是吃了太多鱼、肉等酸性食物，容易让血液的酸碱平衡破坏，导致高血压、高脂血症、痛风、脂肪肝等病症。在适当"贴秋膘"的同时，还应该适量补充蔬菜、水果，并且食用豆制品、栗子等碱性食物。

其次要根据身体实际情况选择适合的食物（豆芽、菠菜、胡萝卜、芹菜、小白菜、莴笋等新鲜蔬菜）。对于身体健康的人来说，正常的饮食，营养就足够了，完全没有必要刻意吃太多的营养食品。适当吃些豆芽、菠菜、胡萝卜、芹菜、小白菜、莴笋等新鲜蔬菜，不仅可以补充身体所需的营养，而且还具有减肥功效。

"少辛增酸"保健康

立秋以后天气逐渐变凉、阴长阳消。这个时节养生的关键在于"养收"，即吃些祛除燥气、补气润肺、有益肝脾的食物，坚持"少辛增酸"的原则以保持健康的身体。"少辛"也就是避免吃葱、姜、蒜、韭菜、辣椒等辛味的食品。由于肺属金，在金秋时节，肺气较为旺盛，"少辛"的作用就是不让肺气过盛，以免伤及肝脏。立秋时节，为了提高肝脏功能，避免肺气伤肝，建议适当多吃些石榴、葡萄、山楂、橄榄、苹果、柚子等水果。

适当食用"温鲜"食物

入秋天以后，气温逐渐降低，如果还延续夏天的饮食喜好，大量吃生鲜瓜果，会造成体内湿邪过盛，对脾胃产生不良的影响，引发腹部疼痛、腹泻、痢疾等胃肠疾病，也就是许多人经历的"秋瓜坏肚"之苦。

建议立秋过后适当食用一些有利于胃的"温鲜"食物，使胃肠消化系统得以畅通运行。适当食用一些温热性质的新鲜瓜果有助于慢性胃肠道疾病的调养。另外，用餐也应该有所讲究，尽量有规律，还应做到少量多餐，不吸烟不喝酒。

生津止渴、利咽祛痰可食用橄榄

橄榄具有生津止渴、利咽祛痰的功效，还被中医称作"肺胃之果"。进入立秋时节，天气干燥，多吃橄榄可以起到润喉的作用，并可缓解咳嗽、咯血、肺部发热等症状。橄榄以外皮呈金黄色、果皮无斑、形状端正、果实饱满为上乘。如果颜色极为青绿，可能是经过了矾水的浸泡，倘若食用，有害身体健康。如果将橄榄和各种肉放在一起炖熬，那么食用后可以起到活络筋骨的效果。但是橄榄的味道又酸又涩，建议一次不要食用太多。

饮用橄榄杨梅汤也具有生津止渴、利咽祛痰之功效。

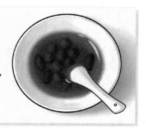

◎ 橄榄杨梅汤

【材料】新鲜橄榄 10 颗、杨梅 15 颗。
【做法】①橄榄、杨梅分别淘洗干净。②砂锅内倒入适量水，放入橄榄、杨梅。③小火熬成汤即可饮用。

吃百合可预防季节性疾病

百合含有蛋白质、脂肪、糖、淀粉及钙、磷、铁、维生素 B、维生素 C 等营养素，还含有一些特殊的营养成分，如秋水仙碱等多种生物碱。这些成分综合作用于人体，不仅具有良好的营养滋补之功，而且还对秋季气候干燥而引起的多种季节性疾病有一定的防治作用。

新鲜的百合既可以做菜食用，又具有滋补人体的功效。由于立秋时节的天气比较干燥，适当食用百合可以预防季节性的疾病。挑选百合以柔软、颜色洁白、表面有光泽、无过多的斑痕、鳞片肥厚饱满为上乘。百合可以搭配薏米食用，这样组合既比较好吃，又有利于营养的吸收。

立秋时节，预防季节性疾病可以食用百合枸杞土鸡汤。

◎ 百合枸杞土鸡汤

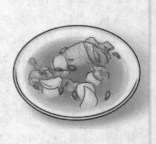

【材料】水发百合50克，土鸡1只，枸杞子10克，盐、醪糟、啤酒、葱、姜片、植物油等适量。

【制作】①土鸡洗干净，切成块，加啤酒腌制10分钟。②百合、枸杞子淘洗干净。③锅中倒入水，下鸡块，烧开后捞出，过冷水，捞出沥水。④炒锅倒油加热，放姜片煸香，倒入鸡块翻炒两三分钟，倒入开水，加醪糟，倒入砂锅中炖45分钟左右。⑤倒入百合、枸杞子再炖20分钟，加入盐调味，放入葱花即可食用。

滋阴益胃、凉血生津，食用生地粥

生地粥具有滋阴益胃、凉血生津之功效，也可以作为肺结核、糖尿病患者之膳食。

◎ 生地粥

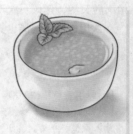

【材料】生地黄25克，大米75克，白糖适量。

【制作】①生地黄（鲜品洗净细切后，用适量清水在火上煮沸约30分钟后，滗出药汁，再复煎煮一次，两次药液合并后浓缩至100毫升，备用）。②将大米洗净煮成白粥，趁热加入生地汁，搅匀，食用时加入适量白糖调味即可。

补脾润肺食用黄精煨肘

黄精煨肘具有补脾润肺之功效，对脾胃虚弱、饮食不振、肺虚咳嗽、病后体弱者尤为适宜。

◎ 黄精煨肘

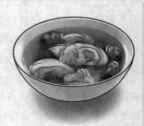

【材料】黄精9克，党参9克，大枣5枚，猪肘750克，生姜15克，葱适量。

【制作】①黄精切薄片，党参切短节，装纱布袋内，扎口。②大枣洗净待用。③猪肘刮洗干净入沸水锅内焯去血水，捞出待用。④姜、葱洗净拍破待用。⑤以上食物同放入砂锅中，注入适量清水，置武火上烧沸，撇尽浮沫，改文火继续煨至汁浓肘黏，去除药包，肘、汤、大枣同时盛入碗内即可食用。

生津止渴、和胃消食，食用五彩蜜珠果

◎ 五彩蜜珠果

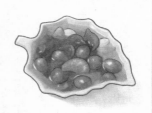

【材料】苹果1个，梨1个，菠萝半个，杨梅10粒，荸荠10粒，柠檬1个，白糖适量。

【制作】①苹果、鸭梨、菠萝洗净去皮，分别用圆珠勺挖成圆珠，荸荠洗净去皮，杨梅洗净待用。②将白糖加入50毫升清水中，置于锅内烧热溶解，冷却后加入柠檬汁，把五种水果摆成喜欢的图案，将糖汁倒入水果之上，即可食用。

健脾开胃，填精，益气，食用醋椒鱼

◎ 醋椒鱼

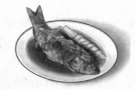

【材料】黄鱼1条，香菜、葱、姜、胡椒粉、黄酒、麻油、味精、鲜汤、白醋、盐、植物油各适量。

【制作】①黄鱼洗净后剞成花刀纹备用，葱、姜洗净切丝。②油锅烧热，鱼下锅两面煎至见黄，捞出淋干油。③锅内放少量油，热后，将胡椒粉、姜丝入锅略加煸炒，随即加入鲜汤、酒、盐、鱼，烧至鱼熟，捞起放入深盘内，撒上葱丝、香菜。④锅内汤汁烧开，加入白醋、味精、麻油搅匀，倒入鱼盘内即可食用。

立秋药膳养生：补骨添髓、滋阴降火、解暑消烦

清热解毒、补骨添髓，食用醪糟老姜蟹

　　醪糟老姜蟹具有清热解毒、补骨添髓、养筋活血、通经活络之功效。

◎ 醪糟老姜蟹

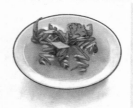

【材料】醪糟2大匙，老姜50克，螃蟹2只，葱4根，盐、白糖等适量。

【制作】①姜清洗干净，切成片。②葱淘洗干净，切成段备用。③螃蟹淘洗干净，去除鳃及肺叶，切成块。④锅中放入油烧热，倒入姜片爆香，倒入螃蟹拌炒至蟹肉发白，撒入调料，小火焖煮15分钟。⑤再倒入葱段，开大火翻炒至汤汁收干，起锅即可食用。

补脾养胃、补肾涩精，食用鲫鱼砂仁羹

　　鲫鱼砂仁羹具有补脾养胃、补肾涩精之功效，主要治疗体虚疲劳、肾虚遗精、带下等症状。

◎ 鲫鱼砂仁羹

【材料】新鲜鲫鱼 500 克，缩砂仁、荜拨、陈皮各 10 克，胡椒 20 克，大蒜 2 瓣，葱末 3 克，盐 2 克，酱油 6 克，泡辣椒 8 克，食用油 15 克，水适量。

【制作】①鲫鱼开肠破肚，去鳞、鳃和内脏，清洗干净。②把陈皮、缩砂仁、荜拨、大蒜、胡椒、泡辣椒、葱末、盐、酱油等调料塞入鲫鱼肚内备用。③炒锅内放入食用油烧热，将鲫鱼放入锅内煎熟，再倒入水适量，炖煮成羹即可食用。

清热生津、解暑消烦，饮用木耳辣椒煲猪腱汤

　　木耳辣椒煲猪腱汤适用于干咳、便秘、心烦口渴、面色无华等症状。

◎ 木耳辣椒煲猪腱汤

【材料】新鲜猪腱 300 克，木耳 20 克，红枣 4 颗，辣椒 1 个，盐、水等适量。

【制作】①把木耳用温水浸透发开，洗干净切成块。②红枣淘洗干净，去核。③辣椒洗净去蒂，去籽，切成丝状。④猪腱肉清洗干净。⑤将所有材料放入开水中，用中火煲 1 小时，再放入适量盐调味。

健脾开胃、滋阴降火，食用八宝粥

　　八宝粥具有健脾开胃、滋阴降火、养颜润肺之功效，适用于面色无华、肌肤干燥老化严重的虚弱之人。

◎ 八宝粥

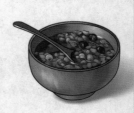

【材料】花生仁、桂圆、莲子、松仁、红枣、葡萄干各 50 克，糯米 150 克，红豆 100 克，白糖 200 克，水适量。

【制作】①糯米淘洗干净，用冷水浸泡 2 ~ 3 小时，捞出沥干，倒入锅中，加适量水煮熟取出备用。②花生仁、红豆、莲子淘洗干净，分别用冷水浸泡变软，倒入锅中，加适量冷水煮至熟软。③倒入糯米粥及桂圆、红枣、松仁煮至浓稠状，再放入葡萄干和白糖，搅拌均匀，接着煮 15 分钟，起锅即可食用。

立秋起居养生：早睡早起、规律作息、消除秋乏

早卧早起，与鸡俱兴

立秋时节天高气爽，在起居上，应该采取"早卧早起，与鸡俱兴"之策略，也就是说应该顺应季节变化调整作息，早卧早起以养阴舒肺。早卧以顺应阳气之收敛，早起为使肺气得以舒展，且防收敛之太过。立秋乃初秋之季，暑热未尽，虽有凉风时至，但天气变化无常，即使在同一地区，也极有可能会出现"一天有四季，十里不同天"的状况，因此穿衣不宜太多，否则会影响机体对气候转冷的适应能力，反而容易导致受凉患上感冒。

保持有规律的作息，逐渐消除秋乏

随着夏季的酷热渐渐离去，秋天悄然而至，这时人们便会觉得疲惫困倦，精力不济。这主要是因为人的身体在立秋时节进入自我休整的阶段，即所谓的"秋乏"。这是一种正常的生理现象，秋乏是人体由于夏季过度消耗而进行的自我补偿，同时也是机体为了适应金秋的气候而进行的自我修整，它能使机体内外的环境达到平衡，是一种保护性的反应。"秋乏"可以通过逐渐适应和调节来消除，不用担心它会影响正常生活。但是需要注意的是，为了补充夏天消耗的能量，这个时节要适时摄取营养，同时通过适当的运动来顺应气候的变化，加强身体适应入秋气候的变化能力。另外还要保持规律的作息。建议晚上 10 点以前入睡，中午适当午休，从而使秋乏得以逐渐消除。

立秋运动养生：轻松慢跑，预防感冒、秋燥和疲劳

立秋以后轻松慢跑好处多

过了立秋日之后，气温会慢慢降下来。在经历了酷暑和湿闷后，人们会倍感秋季的凉爽和舒适。人体会顺应时节的变化，使阴精阳气都处于收敛内养的状态，身体的柔韧性和四肢的伸展度都不如夏季。因此秋季运动不宜太激烈，最好慢慢地增加运动量，避免阳气损耗。如果能在秋天坚持运动，则能提高心血管系统功能，还能使大脑皮层保持灵活，使人精力充沛，同时还能提高机体的免疫力，并能够起到抵抗寒冷刺激的作用。运动之后会产生更多的胃液，肠胃蠕动加快，所以消化吸收功能会得到提高。秋天天气凉爽，气候宜人，适合户外散步、慢跑、倒走或者爬山等运动项目。

实践证明，进行轻松的慢跑运动，能够增强呼吸功能，可使肺活量增强，提高人体通气和换气能力；能改善脑的血液供应和脑细胞的氧供应，减轻脑动脉硬

化，使大脑能正常地工作；能有效地刺激代谢，延缓身体机能老化的速度；可以增加能量消耗，减少由于不运动引起的肌肉萎缩及肥胖症，并可使体内的毒素等多余物质随汗水及尿液排出体外，从而有助于减肥健美；持之以恒的慢跑还会增加心脏收缩时的血液输出量、降低安静心跳率、降低血压，增加血液中高密度脂蛋白胆固醇含量，提升身体的作业能力；进行轻松的慢跑还可以减轻心理负担，保持良好的身心状态。轻松慢跑还可控制体重，预防动脉硬化，调整大脑皮层的兴奋和抑制过程，消除大脑疲劳。轻松慢跑运动还可使人体产生一种低频振动，可使血管平滑肌得到锻炼，从而增加血管的张力，能通过振动将血管壁上的沉积物排除，同时又能防止血脂在血管壁上的堆积，这在防治动脉硬化和心脑血管疾病上有重要的意义。

立秋运动要预防感冒、秋燥和疲劳

立秋时节，一早一晚温差逐渐增大，这个时节运动要预防感冒、秋燥和疲劳等疾病发生。

1. 预防感冒

立秋晨练，要根据气温的变化，适时增减衣物。运动后如果衣服被汗水打湿，不要穿着潮湿的衣服吹风，否则容易感冒。另外，切忌没有运动就脱衣服。

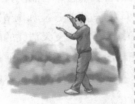

2. 预防秋燥

立秋以后，容易出现口干舌燥、喉咙肿痛、鼻出血、便秘等症状。这些情况主要是由于低温和干燥的环境容易使肝气受影响，或偏旺、或偏衰，从而引发上述症状。所以，锻炼身体的同时，要注意补充水分，常吃具有滋阴润肺功效和补液生津作用的梨、蜂蜜、银耳、芝麻等食物。

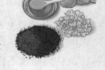

3. 预防肢体受伤

运动前要根据自己的身体状况，合理安排热身运动的活动量，把关节和肌肉活动开再进行锻炼运动。由于立秋以后气温逐渐降低，会降低肌肉神经和关节韧带的灵活性，如果直接进入强度较大的运动状态，往往容易发生拉伤扭伤等肢体损害。

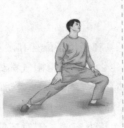

4. 预防疲劳

锻炼身体也要讲究限度。比较好的锻炼效果是感觉出身体发热、有汗，锻炼后身体感觉轻松舒适。假若锻炼后觉得疲惫不堪，甚至头晕头痛、胸闷心悸、食欲减退，就表明锻炼有些过度了。因此锻炼时一定要结合身体实际状况，量力而行，合理安排锻炼强度。

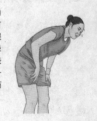

立秋时节，常见病食疗防治

饮用桔梗枇杷果茶防治秋燥肺炎症

立秋是肺炎的高发时节。立秋前后，空气干燥，呼吸系统抵抗力减弱，容易感染，接着出现干咳、胸痛、高烧、呼吸急促等一系列症状。立秋时节，要多吃梨、萝卜、蜂蜜等滋阴养肺的食物，充分滋润肺部，以减少干燥对肺部的影响。另外，还要少吃辛辣的食物，尽量减少对肺部的刺激。

桔梗芒果茶具有宣肺止咳、祛痰生津之功效，适用于肺炎、咳嗽、痰多、小便不畅等症状。

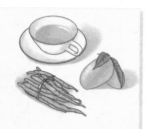

◎桔梗芒果茶

【材料】新鲜芒果500克，桔梗50克，冰糖末适量。

【制作】①桔梗冲洗干净切片。②芒果去皮、核，放入榨汁机中，榨取汁液。③锅内放入冰糖末、适量水，熬成冰糖汁。④放入桔梗、适量水，大火烧开，改小火煮半小时，去渣取液，加入冰糖汁、芒果汁即可饮用。

秋燥肺炎症预防措施

1	即使天气恶劣也要坚持锻炼身体，增强抵抗力，以便有效地预防秋燥肺炎症。
2	一早一晚温差大，要适时根据气温冷热增减衣物。
3	注意居室整洁卫生，避免有害气体、粉尘及烟雾入侵体内。
4	一旦有急性支气管炎、咽炎、感冒等呼吸道感染或者其他身体不适症状，要及时就医。

多吃水果、蔬菜防治肥胖症

肥胖症有单纯性肥胖和继发性肥胖之分。肥胖症主要是指体内脂肪堆积过多，导致体重超过标准过多的一种营养过剩性疾病，单纯性肥胖者内分泌及代谢系统没有发生病变，而继发性肥胖者则是由其他疾病引发的。如果是单纯性肥胖，则可能会随季节的变化而变化。立秋气温下降后，脂肪细胞的生理活性非常强，如果此时不注意饮食结构调整，肥胖程度往往会有所失控。

肥胖症患者减肥要坚持按时按量、少甜少咸、多素少荤的饮食原则，减肥才能有效果。另外还要尽量少吃猪肉，猪肉的脂肪含量非常高，可采用鸡、鱼、牛肉等替代猪肉，平时多吃水果蔬菜，严格控制食量。

山楂红豆汤适用于改善单纯性肥胖症，此汤具有利水除湿、降低血脂之功效。

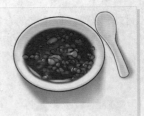

◎**山楂红豆汤**

【材料】新鲜山楂 15 克，红豆 250 克。

【制作】①红豆淘洗干净。②山楂清洗干净，去核。③锅内放入红豆、山楂，倒入水 800 毫升，大火烧开。④用小火煮半个小时即可饮用。

肥胖症预防措施

1	积极参加体育锻炼。建议业余时间充裕的朋友经常参加户外运动，这样不仅能预防肥胖，还能提高免疫力。
2	养成良好的作息习惯。作息要有规律，每天保证充足的睡眠时间，合理安排工作和生活。
3	保持积极、上进、乐观的心态。积极、上进、乐观的心态和轻松愉快的情绪会对身体各项机能产生良好的影响，有助于预防一般的肥胖或者减轻压力性肥胖。

第 2 章

处暑：处暑出伏，秋凉来袭

　　处暑出伏，处暑以后，我国大部分地区气温日较差增大，秋凉也时常来袭。这个时节昼暖夜凉的条件对农作物体内干物质的制造和积累十分有利，庄稼成熟较快，民间有"处暑禾田连夜变"之说。

处暑饮食养生：少吃苦味食物，健脾开胃宜吃黄鱼

处暑养生忌吃苦味食物

　　处暑时节秋燥尤为严重。而燥气很容易损伤肺部，这就是这个时节各种呼吸系统疾病的发病率会明显攀升的直接原因。同时，肺与其他各器官，尤其是胃、肾密切相关，因此秋天肺燥常常和肺胃津亏同时出现。肺燥津亏具有口鼻干燥、

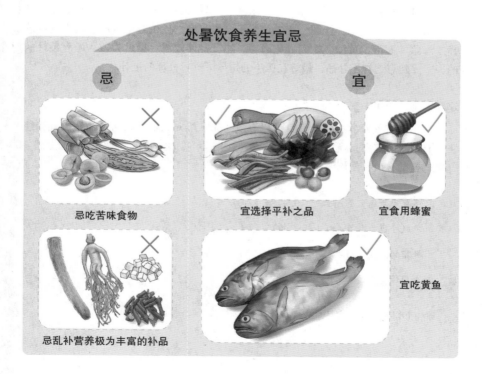

处暑饮食养生宜忌

忌　　　　　　　　　　　宜

忌吃苦味食物　　　宜选择平补之品　　　宜食用蜂蜜

忌乱补营养极为丰富的补品　　　宜吃黄鱼

干咳甚至痰带血丝、便秘、乏力、消瘦以及皱纹增多等典型症状。在五味之中，苦味属于燥，而苦燥对津液元气的伤害很大。"肺病禁苦"一说在《金匮要略·禽兽鱼虫禁忌并治第二十四》中就有所记载，而且《黄帝内经·素问》中也提到"多食苦，则皮槁而毛拔"。因此处暑养生要少食苦瓜、羊肉、杏、野蒜等苦燥之物。假若已经出现肺燥津亏的症状，那么就要及时冲泡麦冬、桔梗、甘草等饮用，或者吃些养阴生津的食物来润肺，例如秋梨、萝卜、藕、香蕉、百合、银耳等均可。

不要急于"大补"

虽然夏天已经过去，但是人们可能会由于炎热天气的影响还是没有食欲，此时进食仍然较少，身体的各项消耗却不少，因此处暑时节适当吃些补品，对身体是很有好处的。不过同时也要避免乱补，更不要盲目服用人参、鹿茸、甲鱼、阿胶等营养极为丰富的补品进行"大补"。这个时期人们脾胃功能一般较弱，是由于夏天人们为了驱火祛暑，常吃一些苦味食物或是冷饮所导致，因此这个节气大量食用过于滋腻的补品，脾胃一下子适应不了，容易引发消化不良的肠胃疾病。

这个时节，进补可以采取循序渐进的办法，可以选择那些"补而不峻""润而不腻"的平补之品（下文中每一类选一两样即可），这样既营养滋补，又容易消化吸收。蔬菜可以选择：番茄、平菇、胡萝卜、冬瓜、山药、银耳、茭白、南瓜、藕、百合、白扁豆、荸荠、荠菜等；水果、干果可以选择：柑橘、香蕉、梨、红枣、柿、芡实、莲子、桂圆、花生、栗子、黑芝麻、核桃等；水产、肉类可以选择：海蜇、海带、黄鳝、蛇肉、兔肉等。建议身体较弱、抵抗力差、患有慢性病的，不要随意选择滋补品，最好在医生的指导下进行合理的进补。

润肺养肺可食用蜂蜜

蜂蜜具有润肺养肺之功效，可以有效防止秋燥对人体的伤害。挑选以气味纯正、有淡淡的花香，颜色呈透明或半透明，挑起可见柔性长丝、不断流者为上品。蜂蜜的存放和使用要注意以下几个方面：

1	不要用金属及塑料容器存放蜂蜜。
2	冲服蜂蜜的水温最好不超过 60℃。
3	蜂蜜的最佳食用时间为饭前 0.5 ~ 1.5 小时或饭后 2 ~ 3 小时。
4	食用蜂蜜要适可而止：建议每次半两到一两。

润肺养肺也可以食用牛膝当归蜜膏。

◎牛膝当归蜜膏

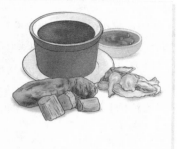

【材料】牛膝和当归各50克，肉苁蓉500克，蜂蜜适量。

【制作】①牛膝、当归、肉苁蓉分别淘洗干净，润透。②牛膝、当归、肉苁蓉倒入锅内，加入适量水，小火煎，每间隔20分钟取药液1次，加入水后再煎，共取药液3次。③把取出的3份药液混合搅匀，小火熬浓，加入蜂蜜，烧开，放冷后即可食用。

升举阳气，健脾开胃宜吃黄鱼

黄鱼具有升举阳气、健脾开胃、祛病养生之功效。升举阳气，健脾开胃可以食用清蒸黄鱼。

◎清蒸黄鱼

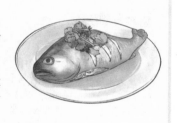

【材料】新鲜黄鱼1条，葱段、香菜叶、姜丝、料酒、盐等适量。

【制作】①黄鱼开肠破肚清洗干净，鱼身两面划花刀，装入盘中。②鱼身两面均匀抹上料酒、盐，鱼肚中放入葱段、姜丝，入锅蒸10分钟后取出，撒上香菜叶即可食用。

处暑药膳养生：防止便秘、平肝降压、清热生津

防治大便秘结，贫血，食用嫩姜爆鸭片

嫩姜爆鸭片可以防治阴虚水肿、虚劳食少、虚羸乏力、脾胃不适、大便秘结、贫血、浮肿、肺结核、营养性不良水肿、慢性肾炎等疾病。

◎嫩姜爆鸭片

【材料】嫩姜1块，新鲜鸭胸肉·1块，葱2根，料酒1大匙，盐、胡椒粉各少许，酱油2大匙，糖、淀粉等适量。

【制作】①鸭肉切成薄片，拌入料酒、盐、胡椒粉腌半小时，然后过油捞出沥干。②姜切成薄片。③葱切成小段。④热油2大匙爆香姜片，倒入鸭肉同炒，放入葱白、酱油、糖、淀粉拌炒均匀。⑤出锅前再放入葱段，翻炒均匀即可食用。

清热解暑，平肝降压，饮用苦瓜菊花汤

苦瓜菊花汤具有清热解暑、平肝降压之功效。此外还能够治疗肝火上炎或肝阳上亢引起的高血压以及血压升高所致的头晕心慌等症状。

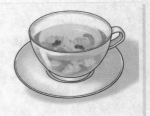

◎ 苦瓜菊花汤

【材料】新鲜苦瓜 250 克，白菊花 10 克，冷水适量。

【制作】①苦瓜洗干净，切开，去瓤、子，切成薄片。②白菊花淘洗干净，放入锅内，倒入水后放入苦瓜片，大火烧开，稍煮片刻即可食用。

清热生津、祛斑美白，食用首乌百合粥

首乌百合粥具有清热生津、解暑消烦、利咽润肠、祛斑美白之功效，适用于便秘、干咳、心烦口渴、面色无华等症状。

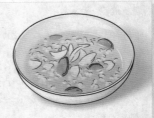

◎ 首乌百合粥

【材料】何首乌、黄精各 20 克，百合 25 克，糙米 100 克，白果 10 克，红枣 10 颗，蜂蜜 30 克，水适量。

【制作】①何首乌、黄精淘洗干净，缝入纱布袋中。②糙米淘洗干净，用冷水浸泡 4 个小时，捞出沥干水分。③百合去皮，洗干净切瓣，焯水烫透，捞出沥干水分。④白果去壳，切开，去掉其中白心。⑤红枣洗干净备用。⑥锅中倒入适量水，先将糙米放入，用大火烧开后倒入其他材料，然后改用小火慢熬成粥。⑦待粥凉以后加入蜂蜜搅拌均匀，即可食用。

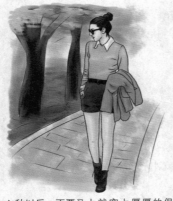

入秋以后，不要马上就穿上厚厚的保暖衣服，而是要让身体适当"挨冻"。

处暑起居养生："秋冻"要适可而止

处暑后秋冻要灵活掌握

"春捂秋冻"是古代劳动人民流传下来的重要的养生方法。所说的"秋冻"是指入秋以后，气温下降，不要马上就穿上厚厚的保暖衣服，而是要让身体适当"挨冻"，也就是民间所说的七分寒。这是由于处暑以后，天气虽然已经开始转凉，可是由于"秋老虎"的影响，气温不会一下子降得很低，有时还有可能气温忽然升高使人感觉酷热难受，因此，这个时节适当"秋冻"，是最好的养生之道。"秋冻"的好处在于，适当的

"挨冻"可以提高我们的身体对寒冷的防御能力，从而增强身体在深秋以及入冬后呼吸系统对寒冷的适应能力，降低呼吸系统疾病的发病概率。虽然"秋冻"的好处甚多，但是"秋冻"的同时还要注意以下几个方面：

	"秋冻"注意事项
1	有慢性病的患者或者体质差的人应避免"秋冻"，因为这类人受冻之后身体容易出现病情加重或者不适，反而对身体不利。
2	"秋冻"要适可而止，切忌盲目挨冻，若昼夜温差大，也要适时灵活增减衣物，否则容易患呼吸道或心血管疾病。
3	晚上休息的时候不要挨冻，要盖好被子，否则处于睡眠状态的人容易感染风寒。

处暑时节要保证良好的睡眠质量

处暑节气，天气凉爽，人们的睡眠质量会大大提高。但是，这个时节为了拥有更好的睡眠质量，还应该注意以下几个方面：

1. 睡前不要发脾气
临睡前发脾气会导致气血紊乱，使人失眠，而且消极的情绪还会影响身体健康，容易使肝火上升。

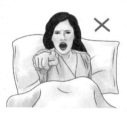

2. 睡前进食有害健康
睡前饮食会加重肠胃负担，不但容易造成消化不良，还会影响到睡眠质量。

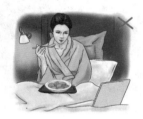

3. 睡前请勿饮茶
茶中的咖啡因能使中枢神经系统兴奋，使人很难进入梦乡。

4. 睡前避免太兴奋
如果睡前太兴奋，大脑神经就会持续兴奋，使人难以入睡，导致早晨不想起床。

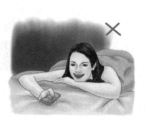

5. 躺下不要卧谈
卧谈不但会使人因兴奋难以入睡，而且躺着说话有损肺部健康，往往还会产生口干舌燥的症状。

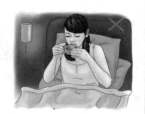

6. 睡觉尽量不要张口
张着口睡觉不但会因为吸入冷空气和灰尘而伤肺，还会导致胃部着凉，引发其他疾病。

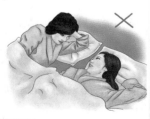

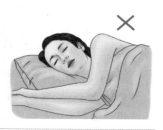

7. 睡时忌讳吹迎面风
睡觉开着窗户，假若窗户对着床，容易吹迎面风，此时如果不注意保暖，易受风邪侵袭。

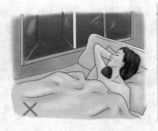

8. 睡觉不要用被子掩面
被子捂住面部睡觉会使人呼吸困难，甚至造成全身缺氧，早晨起床浑身乏力、头重脚轻。

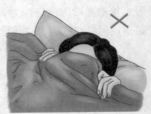

处暑运动养生：秋高气爽，运动宜早动晚静

秋季运动宜早动晚静

处暑时节气温日变化波动较大，常常是早晚凉风习习、清风阵阵，中午骄阳似火，半夜寒气逼人。这个时节运动健身必须掌握这种气温变化规律。处暑的早晨，虽然有点凉风习习，但气温随着太阳的升起而逐渐上升。坚持早锻炼，可以提高肺脏的生理功能和机体耐寒冷能力。而且适宜的晨练运动，还可以使人的身体一整天维持良好状态。这对于一些慢性疾病，如高血压、动脉硬化、肺结核、胃溃疡等，都有较为明显的疗效。不过，晨练要尽量选好运动项目，运动量不宜过大，要尽量保持身体虽有些发热，但不会大量出汗。这样的运动量能让你在锻炼结束后，感到浑身舒服、精神焕发、步履轻松，效果

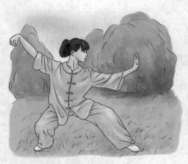

打太极是处暑晨练非常适宜的项目

最好。而处暑的夜晚，阵阵清风阵阵凉，会让人感到寒气逼人，人体必须增加产热，才能抵御外界的寒冷环境。并且，随着夜越来越深，寒气会越来越重。此时，若过多地运动，会使人体的阳气不断散失，有悖秋季养生的原则。处暑早晨锻炼的项目，以打太极为最佳之选。太极拳是我国历史悠久的传统运动项目。其动作前后贯通，连绵不断，轻松柔和，给人以协调、自然之美感，且具有宝贵的健身价值和医疗价值。其"心静无杂念，用意不用力"的原则，非常适合中老年人。若晚上能坚持静养，如盘腿静坐，腰直头正，调匀呼吸，不急不缓，让自己处于自然放松状态，则不仅可以锻炼忍耐腰酸腿痛的意志，还可以排除思想上的杂念和烦恼，使心情舒畅。静坐能够加强体内血液的循环，增强肺活量，加快新陈代谢速度，起到防病抗病的效果。

秋高气爽，户外散步运动

处暑节气，常到户外去散步，呼吸新鲜空气，是最简单的运动养生。散步运动量虽然不大，却能使人全身都运动起来，非常适合体质弱，有心脏病、高

血压等无法进行剧烈运动的中老年人。散步不仅能帮助我们活动全身的肌肉和骨骼，还能加强心肌的收缩力，使血管平滑肌放松，从而有效预防心血管疾病。另外，散步还有助于促进消化腺分泌和胃肠蠕动，从而改善人的食欲。同时，多散步还能增大肺的通气量，提高肺泡的张开率，从而使人的呼吸系统得到有效锻炼，改善肺部功能。

散步要领

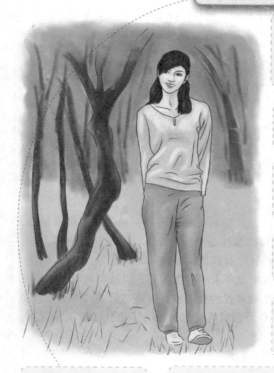

1. 外出散步时衣服要穿着舒适、宽松，处暑时天气已经开始转凉，切勿因穿得过于单薄而受寒，但也不要穿得太厚，以免行动不便。老人或体质弱的人出于安全考虑，可以拄一根拐杖。

2. 户外散步前要先舒展一下筋骨，简单做做准备活动，做做深呼吸，然后再慢慢走，以便达到较好的运动效果。

3. 户外散步时心情要放松，保持平常的心态。这样，全身的气血才会畅通，百脉流通，达到其他运动所达不到的轻松健身效果。

4. 户外散步时不要慌张，保持从容不迫的状态最好，还要忘掉所有的烦心琐事，令自己心神放松，无忧无虑。

5. 户外散步时要把握好速度，不要太快，每分钟保持六七十步最佳。可以走一会儿停下来稍事休息，然后再接着走，也可坐下歇片刻。

6. 户外散步的强度要根据自身实际情况，切勿有疲惫不堪的感觉，也不要走到气喘吁吁。特别是年老体弱的人更应该把握好运动强度，否则会适得其反，更有甚者会酿出其他意想不到的后果。

7. 进行户外散步活动，不要过于迷信一些口头禅。人们一直都相信"饭后百步走，活到九十九"，确实也有很多人这样去做了。科学研究表明，这种做法实际上并不科学。吃完饭后，消化器官需要大量的血液进行工作。如果这个时候运动，血液就不能很好地供给消化系统，从而影响肠胃的蠕动和消化液的分泌，导致消化不良。对于心血管疾病患者和老人来说，饭后散步带来的不利影响尤其严重。在此建议，户外散步尽量在饭后两个小时以后进行为最佳。

处暑时节，常见病食疗防治

慢性支气管炎食用山药杏仁粥

处暑时节，慢性支气管炎发病率较高。慢性支气管炎是一种慢性非特异性炎症，多发生在气管、支气管黏膜及其周围组织。慢性支气管炎临床上的特征主要有咳嗽、咳痰以及气喘等。此病虽为慢性病，但可能并发阻塞性肺气肿、肺动脉高压、肺源性心脏病等。慢性支气管炎患者应该多吃些菜花、西红柿、猕猴桃、橙子等，因为这些食物含有丰富的维生素 A 和维生素 C，这两种营养素可以保护呼吸道黏膜。处暑时节应该适当吃点羊肉或其他热量较高的食物，增强机体的抗寒能力。慢性支气管炎患者要注意少吃辛辣食物。

山药杏仁粥具有补中益气、温中补肺之功效，还适用于秋季燥咳不眠、慢性支气管炎等疾病。

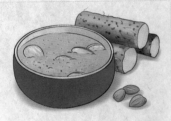

◎ 山药杏仁粥

【材料】新鲜山药、杏仁各 50 克，小米 250 克。

【制作】①新鲜山药洗干净，去皮，切成片，焯水，沥干。②小米炒香，磨成细粉。③杏仁炒香，去皮、尖，切成末。④山药片、小米粉、杏仁末入锅，加水，大火烧开，改小火熬至粥成即可食用。

肺源性心脏病食用枸杞子煲苦瓜

处暑节气，有时突然出现的冷空气容易使呼吸道局部血管发生痉挛缺血，增加气道的阻力，进而诱发或加重肺源性心脏病。肺源性心脏病简称肺心病，是由于肺炎、支气管炎引发肺部动脉血管病变，导致肺动脉压力升高，最终引发心脏病变的一种疾病。肺心病在中老年人中较为多见，以长期咳嗽、咯痰及呼吸困难为主要症状。肺源性心脏病患者的食谱应具有高热量、高维生素、高蛋白和易消化的特点。假若出现心力衰竭的迹象时，为了防止心脏负担过重，务必要减少食盐的摄入量。

枸杞子煲苦瓜具有补肺肾、消炎退热、润肺止咳之功效，适合肺心病患者食用。

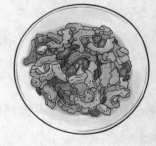

◎ 枸杞子煲苦瓜

【材料】枸杞子 12 克，苦瓜 100 克，瘦猪肉 50 克，鸡汤、葱段、姜丝、盐、酱油、味精、食用油等适量。

【制作】①枸杞子淘洗干净。②苦瓜去瓤，切成块。③瘦猪肉切成块。④油烧热，放入瘦猪肉炒至变色，倒入苦瓜、枸杞子、葱段、姜丝、盐、酱油、鸡汤，小火煲至汤稠，加入味精，搅拌均匀即可食用。

【用法】每天 1 次，佐餐食用即可。

慢性支气管炎的防治措施

处暑时节气温下降，空气也变得干燥，这种气候对气管的刺激加大，容易诱发或导致慢性支气管炎。另外此时草枯叶落，空气中过敏物质较多，也是诱发支气管炎的病因之一。因此在处暑时节应该做好支气管炎的预防。

1.日常生活中坚持不吸烟，不喝酒；外出时应注意周围环境，加强保护，防止烟雾、粉尘和有害气体对呼吸道的影响。

2.时常开门窗通风，保持居室内空气流通，调整好室内的适宜温、湿度。

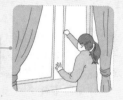

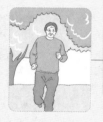

3.加强户外活动，增强机体抵抗力。

4.天气凉，要注意多穿衣服，不可忽视下肢的保暖。除了坚持每晚睡前用热水泡脚外，夜间要多盖被褥。

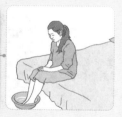

多喝点杏仁粥对你的支气管炎有好处。

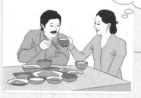

5.可以多喝些山药杏仁粥，此粥具有补中益气、温中补肺之功效，适用于慢性支气管炎等疾病。

🍃 第 3 章 🍃

白露：白露含秋，滴落乡愁

白露时节，是一年中温差最大的时节，夏季风和冬季风将在这里激烈地邂逅，说不清谁痴迷谁，谁又留恋谁，只有难舍难分的纠缠。白露临近中秋，自然容易勾起人的无限离情。白露，注定是思乡的。白露含秋，滴落三千年的乡愁。

白露饮食养生：喝粥饮茶有讲究，慎食秋瓜防腹泻

白露时节，喝粥有讲究

白露时节，人们往往会出现脾胃虚弱、消化不良的症状，抵抗力也明显有所下降。这个时节多吃点温热的、有补养作用的粥食，对健康大有裨益。白露喝粥养生要注意以下几个方面：

白露喝粥注意事项

熬粥容器有讲究	熬粥时使用的容器也有讲究，最好用砂锅，尽量不用不锈钢锅和铝锅。
谷类熬粥可适当添加辅料	用大米、糯米等谷类熬粥喝可以健脾胃、补中气、泻秋凉以及防秋燥，还可以根据自己的实际身体状况，在熬粥过程中适当添加一些豆类、干果类等辅料，以达到更好的饮食调养效果。
喝粥时尽量不要加糖	人们喝粥的时候喜欢加糖，其实这样是不好的，尤其是对老年人。老年人的消化功能已经有所下降，糖吃得太多，容易在腹部产生胀气，影响营养吸收。
喝粥时，不可同食的食物	喝粥时，不要与油腻、黏性大的食物同食，否则容易造成消化不良，如果长期混合吃下去，将会患上消化不良的疾病。
糖尿病人尽量不要在早晨喝粥	由于粥是经过较长时间熬制出来的，各种谷类中的淀粉会分解出来，进入人体后很快就会转化成葡萄糖，这种情况对糖尿病患者是非常不利的，很容易使血糖升高，发生危险。

品白露茶，饮白露酒

白露时节的露水是一年中最好的。民间认为白露时节的露水有延年益寿的功效，便在白露那天承接露水，制作白露茶，煎后服用。白露茶深受饮茶爱好者的喜爱，因为白露时节天气转凉，凝结的露水对茶树有很好的滋养功效，所以这时的茶叶会有一种独特的滋味，甘醇无比。白露茶历经春夏两季，不像春茶那样不

耐泡，也少了夏茶的燥苦，它不凉不燥、温和而清香，并且还具有提神醒脑、清心润肺、温肠暖胃之功效。

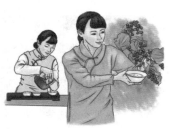

此外，白露时节，古人还使用白露露水酿成白露酒，这样的酒较为香醇。据说用白露当天取自荷花上的露水酿成的秋白露品质最好，也最为珍贵。在江浙一带，至今还流传着饮用白露酒的习俗，白露时节，人们酿制米酒来招待客人。这

白露节承接露水，制作白露茶。

样的白露米酒以糯米、高粱、玉米等五谷杂粮为主，并用天然微生物纯酒曲发酵，品味起来温热香甜，并且含有丰富的维生素、氨基酸、葡萄糖等营养成分。白露时节适量饮用白露酒，可以生津止渴。另外白露酒具有疏通经络、补气生血的功效。

养阴退热、补益肝肾宜吃乌鸡

乌鸡是白露时节的滋补佳品，素有"禽中黑宝"之美称，乌鸡具有养阴退热、补益肝肾之功效。挑选时以体形比肉鸡略小，肉质软嫩，毛孔粗大且胸部平整，鸡肉无渗血为上品。烹饪乌鸡时最好连骨一起用砂锅小火慢慢炖，这样烹制出来的乌鸡滋补效果最好。

养阴退热、补益肝肾，食用鲜奶银耳乌鸡汤

养阴退热、补益肝肾可以食用鲜奶银耳乌鸡汤。

◎ 鲜奶银耳乌鸡汤

【材料】新鲜乌鸡1只，水发银耳20克，百合40克，猪瘦肉230克，鲜奶、姜片、盐等适量。

【制作】①乌鸡、瘦猪肉，分别淘洗干净，切成块，略焯。②银耳洗净，撕成小瓣。③百合淘洗干净。④锅内放入乌鸡、猪瘦肉、银耳、百合、姜片、适量清水，大火烧开。⑤再用小火煲两小时左右，放入鲜奶拌匀，再煮5分钟，撒入盐调味即可食用。

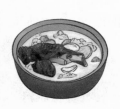

吃南瓜，可改善秋燥症状

南瓜含有丰富的维生素 E 和 β - 胡萝卜素。β - 胡萝卜素可以在人体内转化为维生素 A。维生素 A、E 具有增强机体免疫力之功效，对改善秋燥症状有明显的疗效。挑选时以颜色金黄、瓜身周正、个大肉厚、无伤烂的为佳。维生素 E 和 β - 胡萝卜素都属于脂溶性营养素，因此食用时应用油烹调，以确保人体能够充分吸收内含的丰富营养。

山药南瓜粥可以改善秋燥症状。

◎山药南瓜粥

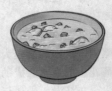

【材料】山药、南瓜各30克，大米50克，盐适量。

【制作】①南瓜洗净，削去皮、瓤，切成丁。②山药洗干净去皮，切成片。③大米淘洗干净，用清水浸泡半小时，捞出沥水。④锅内倒入适量水，放入大米，大火烧开后放入南瓜、山药，改用小火继续熬煮，待米烂粥稠，撒入盐调味即可食用。

【用法】建议每次100克左右。

白露时节慎食秋瓜防腹泻

白露时节，天气逐渐转凉。人的肠胃功能也会由于气候的变化而变得敏感，假若还继续生食大量的瓜果，那么就会更助湿邪，损伤脾阳。脾阳不振就会引起腹泻、下痢、粪便稀薄而不成形等急性肠道疾病。这个时节，民间有"秋瓜坏肚"的说法，因此这个时节应该慎食秋瓜以防腹泻。

但并非所有人秋季吃瓜都会腹泻，这和每人的体质有关，有人阴虚，有人阳虚，一般秋季吃瓜腹泻的人多为阳虚体质。脾胃虚寒的人更应该禁食秋瓜。

秋天比较干燥，吃寒性食物会损阳气，吃热性食物又会加重体燥，造成伤津。而比如莲子、梨、太子参等既能够养阳又不至伤津的食物比较适合在秋天食用。

白露药膳养生：利尿通乳、安神助眠，益气补虚、温中暖下

利尿通乳、安神助眠，食用芡实茯苓粥

芡实茯苓粥具有消毒解热、利尿通乳、消渴、安神助眠之功效。

◎芡实茯苓粥

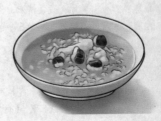

【材料】芡实、茯苓粉各50克，粳米100克，桂圆肉20克，温水、冷水、盐各适量。

【制作】①把芡实粉、茯苓粉放在一起，用温水调制成糊状。②粳米洗净，用冷水浸泡半小时，捞起，沥干水分。③锅中加入适量水，将粳米、桂圆肉放入，用大火烧开，缓缓倒入芡实茯苓糊，搅拌均匀，改用小火熬煮。④看到米烂成粥时，撒入盐调好味，稍焖片刻，即可盛起食用。

益气补虚、温中暖下，饮用薏仁荷叶瘦肉汤

薏仁荷叶瘦肉汤具有益气补虚、温中暖下、抗击压力之功效，对虚劳赢瘦、腰膝疲软、产后虚冷、心内烦躁等症状有疗效。

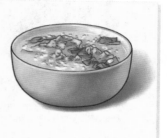

◎薏仁荷叶瘦肉汤

【材料】薏仁50克，新鲜荷叶半张，瘦猪肉250克，料酒5克，盐、味精各3克，冷水适量。
【制作】①薏仁、荷叶淘洗干净。②瘦猪肉清洗干净，切成薄片。③薏仁、荷叶同放锅内，倒入适量水，用大火烧开，再改用小火煮半个小时，去掉荷叶，加入瘦猪肉，撒入盐、味精，搅拌均匀煮熟即可食用。

白露起居养生：袒胸露体易受凉，防止秋燥和"秋季花粉症"

白露天气转凉，切勿袒胸露体

白露时节，夜间较冷，一早一晚气温低，正午时分气温仍较热，是秋天日温差最大的时节。俗话说："白露勿露身，早晚要叮咛。"便是告诫人们白露时节天气转凉，不能袒胸露体，提醒人们一早一晚要多添加些衣服。事实上，白露时节虽然没有深秋那么冷，可是早晚的温差已经非常明显了，如果不注意保暖很容易着凉感冒，并且容易使肺部感染风寒。此时燥气与风寒容易结合形成风燥，对肺部以及皮毛、鼻窍等肺所主的部位造成伤害。如果感染到筋骨，则容易出现风湿病、痛风等肢体痹症。白露时节，建议睡觉时把凉席收起来，换成普通褥子，关好窗户，换掉短款的睡衣，并把薄被子准备在身旁备用。年老体弱的人更要注意根据天气适时添加衣服、被褥，以免着凉患病。

白露时节要及时预防秋燥

白露时节还要注意预防"秋燥"，"秋燥"顾名思义就是因为秋季气候干燥而引起的身体不适。人们常说燥邪伤人，容易耗人津液，并且出现口干、唇干、鼻干、咽干及大便干结，皮肤干裂等症状。身体上的不适必然会引起精神上的浮躁，因此要及时预防秋燥。多喝水是最简单的解决办法，每天早晚必须喝水，尽量保证身体有充足的水分。对于一般人群来说，预防秋燥，简单实用的药膳、食疗即可，完全没有必要进行刻意的大补特补。

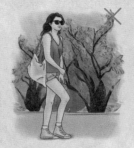
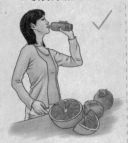
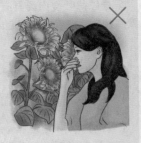

白露起居养生

1. 白露时节不宜再穿着太少

2. 饮食药膳抗秋燥

2. 饮食药膳抗秋燥

民谚有"白露不露身"之说，意思是白露时不要再穿背心短裤。《养生论》中记载："秋初once末，不可脱衣裸体，贪取风凉。"这也是在告诫人们，入秋以后要穿长衣长裤，以免受凉。

可以多吃一些富含维生素的食品，如柚子、西红柿等。还可选用一些清肺化痰、滋阴益气的中草药，例如人参、沙参、西洋参、百合、杏仁、川贝等。

花粉过敏的症状有似于感冒。白露时节是藜科、蓖麻、肠草和向日葵等植物开花的时候，这些植物的花粉就是诱发过敏体质者出现"花粉热"的罪魁祸首。

白露时节要预防"秋季花粉症"

白露时节秋高气爽，是人们外出旅游的最佳时期。但是此时，常常有不少游客在旅游期间出现类似感冒的症状，发生鼻痒、连续流清鼻涕、打喷嚏，有时眼睛流泪、咽喉发痒，甚至还有人耳朵发痒等。这些表现很容易让人联想到感冒，深秋季节早晚温差很大，特别是当活动量增加后脱掉外衣，就更容易被误认为受了寒凉，而被当作感冒来误诊。其实这种情况，不一定是感冒，而有可能是"花粉热"。"花粉热"有两个基本发病因素：一个是个体体质的过敏；另一个是不止一次地接触和吸入外界的过敏源。由于各种植物的开花季节具有明显的季节性，所以对某种或几种抗原过敏者的发病也就具有明显的季节性了。白露时节也是许多植物开花传粉的季节，所以要警惕预防"秋季花粉症"。

白露运动养生：赤脚活动已不宜，最佳运动是慢跑

白露时节不要赤脚运动

白露时节，气温下降，地面寒气一天比一天重。许多人喜欢在外面运动，这样脚底心就很容易遭到寒气侵袭。人的脚底心为人体中重要的保健区域，秋凉之后必须穿袜，以免寒气从脚心入侵。因此这个时节，不但不能赤脚，而且还应当穿上袜子防寒。

白露时节最佳运动——慢跑

白露时节，天气渐渐变凉，人体的各项生理功能相对减弱，此时应该适当加活动量，以增强心肺功能和身体的抗寒能力。因此，"动静相宜"就成为这个时

节运动养生的特点，而符合这个特点的最佳运动就是慢跑。

白露旅游时要预防疲劳性足部骨折

　　秋高气爽的白露时节是旅游的最佳时间。但是，人们在尽情游玩的同时要提防疲劳性足部骨折，这种骨折也被称作"行军骨折"。尤其中老年人更要引起重视。行走时间过长、足肌过度疲劳很容易引发此种慢性骨折。

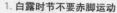

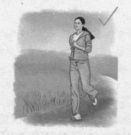

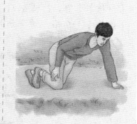

白露运动养生须知

1. 白露时节不要赤脚运动 ✕

2. 白露时节慢跑为佳 ✓

3. 预防疲劳性足部骨折

白露过后除了要穿保暖性能好的鞋袜外，还要养成睡前用热水洗脚的习惯，热水泡脚除了可预防呼吸道感染性疾病外，还能使血管扩张、血流加快，改善脚部皮肤和组织营养，可减少下肢酸痛的发生，缓解或消除白天的疲劳。

慢跑时间要根据自己的身体状况而定，慢跑时间不要太长，以每天 30 ~ 40 分钟为宜，当全身感到有微微的出汗时就应停止，以防感冒。慢跑的步伐要轻快，双臂自然地摆动，全身肌肉要放松，呼吸要深、长、细缓而有节奏。

疲劳性足部骨折的临床症状最初表现为足痛，走路多、劳累后加重，随走路时间的延长疼痛加剧，以致最后疼痛难忍无法行走。预防疲劳性骨折应注意在旅游途中或长距离行走时的足部保健。

疲劳性足部骨折预防措施

1	晚上抬高双足睡觉，促进血液回流。
2	睡前用热水泡脚，增强血液循环。
3	按摩双足，放松肌肉，缓解疲劳。
4	尽量穿平跟旅游鞋。

白露时节，常见病食疗防治

多吃水果、蔬菜防治口腔溃疡

　　口腔溃疡俗称"口疮"，是一种出现在口腔黏膜上的浅表层的溃疡，常见于春秋季节更替之时。身体抵抗力较差的人不能及时适应环境变化，就易发生口腔溃疡。溃疡面积有的小如米粒，有的大如黄豆，多呈圆形或卵圆形，溃疡表面凹陷，周围充血，进食刺激性食物时或者食物蹭住溃疡面时常有刺痛感觉。口腔溃疡患者尽量不要食用口香糖、巧克力、烟酒、咖啡以及辛辣、烧烤、油炸类食品，以免溃疡加重。可以多吃些新鲜的水果蔬菜，多喝水，平时要注意饮食营养搭配，避免溃疡发生。

乌梅桔梗汤具有收敛生津、抗炎杀菌、镇痛解热之功效。适用于口腔溃疡、咽痛、音哑、肺炎等症状。

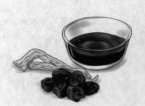

◎**乌梅桔梗汤**

【材料】乌梅、桔梗各 15 克。

【制作】①乌梅、桔梗分别淘洗干净，沥干。②锅中放入适量水，倒入乌梅、桔梗煎浓。③置凉即可轻涂溃疡处。

【用法】用消毒棉签蘸药液轻涂溃疡处，每天 1～2 次。

口腔溃疡预防措施

1	遇到紧急事情不要心急火燎，保持良好的心态。
2	少吃辛辣、刺激、粗糙和坚硬的食物。
3	早晚勤刷牙、饭后漱口，保持口腔卫生。
4	保证睡眠时间充足，作息要有规律。
5	多吃新鲜水果和蔬菜，尽量不吃容易引起口腔溃疡的食物，如腌制品等。

肺气肿多吃瘦肉、豆浆、豆腐防治

白露时节肺气肿发病率较高，且此时节患者病情容易加重。肺气肿是指呼吸性细支气管、肺泡管、肺泡囊及肺泡等终末支气管远端部分膨胀扩张，导致肺组织弹性减退或容积增大。这种病多数是由肺部慢性炎症或支气管不完全阻塞引发，因此支气管炎以及哮喘病患者更容易患上此病。临床表现为肺气不足，动则气短，严重时会导致肺源性心脏病发作。

含有丰富的优质蛋白质和铁元素等食品对肺气肿有一定的疗效。例如瘦肉、动物肝脏、豆浆、豆腐等，这些食物不易增痰或上火，可增强抗病能力，能够促进身体康复，因此肺气肿患者应多吃这些食物。同时不要食用牛奶及奶制品，以免痰液变黏稠，加重病情。

玉竹冰糖饮具有润喉清心、祛烦消渴、养阴生津、润肺止咳之功效，并且对改善肺气肿、肺心病有一定疗效。

◎玉竹冰糖饮

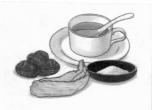

【材料】红枣 20 克，玉竹 50 克，冰糖末适量。

【制作】①玉竹清洗干净，切成段。②红枣淘洗干净。③锅内倒入红枣、玉竹，倒入适量水，大火烧开。④再改用小火熬煮 1 小时。⑤起锅去渣取液，稍凉后放入冰糖末，搅拌均匀即可饮用。

肺气肿预防措施

1	戒酒、戒烟。吸烟最容易诱发或加重支气管炎、肺气肿等呼吸系统疾病。
2	及时添加衣服防寒保暖，避免着凉引发呼吸系统疾病。
3	尽量少吃辛辣、刺激性食物，例如辣椒、大蒜、韭菜、生姜等，否则容易刺激气管黏膜，诱发呼吸系统疾病。

第4章

秋分：秋高气爽，碧空万里

秋分是美好宜人的时节，秋高气爽，丹桂飘香，蟹肥菊黄。万山红遍，层林尽染。秋分带走初秋的淡雅，迎来深秋的斑斓。

秋分是表征季节变化的节气。从这一天起，阳光直射位置继续由赤道向南半球推移，北半球开始昼短夜长。根据我国旧历的记载，这一天刚好是秋季九十天的一半，因而称秋分。

秋分饮食养生：食物多样化，保持阴阳平衡

阴阳平衡，食物要多样化

秋分时节，天气逐渐由热转凉，昼夜均等，因此，这个时节养生也要遵循阴阳平衡的原则。使阴气平和，阳气固密。"阴阳平衡"是中医的说法，其实这与现代医学中的"营养均衡"有异曲同工之妙。想要均衡营养，就必须要做到不挑食，保证食物的多样化和蛋白质、脂肪、碳水化合物、维生素、矿物质、膳食纤维以及水等营养素的平衡摄入。夏季天气炎热，人们食欲大多有所下降，很容易缺乏营养，所以到了秋天，要保证营养的充足和平衡。另外，一日三餐的合理安排也很重要，要遵循早吃饱、午吃好、晚吃少的原则，适当调配。吃东西时，切忌囫囵吞枣，尽量要细嚼慢咽，这样才能使肠胃更好地消化和吸收食物中的营养，而且还有利于保持肠道内的水分，起到生津润燥益气的功效。

补骨添髓，宜多吃螃蟹

螃蟹具有清热解毒、补骨添髓之功效。秋分时节多吃螃蟹有助于体内运化，调节阴阳平衡。挑食以外壳背呈墨绿色、肚脐凸出、螯足上刚毛丛生的螃蟹为上品。螃蟹性寒，食用时须蘸食葱、生姜、醋等调味品，以祛寒杀菌。

食用"秋蟹"有讲究

秋分时节，螃蟹肉嫩味美，也是最有滋补价值的时机。不仅如此，螃蟹还有极高的营养价值，其蛋白质含量比猪肉、鱼肉高出好多倍，而且含有丰富的钙、磷、铁以及维生素 A 等营养元素。虽然秋蟹营养美味，但是食用"秋蟹"是有讲究的，如果食用不当，那么就会给健康造成损害。

秋分时节吃螃蟹注意要点

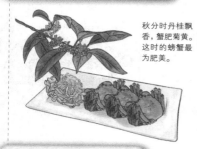

秋分时丹桂飘香，蟹肥菊黄。这时的螃蟹最为肥美。

没有蒸熟或煎炸的生螃蟹不能吃

一是螃蟹身体中往往有寄生肺吸虫，生吃螃蟹会使肺吸虫也进入人体内；二是螃蟹好食腐败之物，各种病菌和毒素都会积累在螃蟹肠胃里，如果生吃很容易引起食物中毒。

死螃蟹不能吃

螃蟹在死亡后，其体内的组氨酸分解会产生组胺。组胺是一种对人体有毒的物质，而且螃蟹体内组胺的积累量会随着其死亡时间的延长而增多，毒性也会越大。更重要的是，即使螃蟹清蒸或煎炸完全熟透了，组胺的毒性也不会被破坏掉，因此已经死了的螃蟹就不要烹饪食用了。

不吃内脏没去除干净的螃蟹

螃蟹烹饪前，不但要把螃蟹淘洗干净，而且还要把蟹鳃、蟹胃以及蟹心等清理干净。其中蟹鳃长在蟹体两侧，成眉毛状条形排列，而蟹胃在蟹体的前半部，蟹鳃和蟹胃都含有很多病菌和脏东西；蟹心则在蟹黄中间，与蟹胃紧紧连着，其味道苦涩，也要清除干净。把这些有害器官去除干净，清洗后方可烹饪，否则食用了螃蟹后也有可能会引起肠胃不舒服等疾病。

◎秋日蟹锅

【材料】新鲜螃蟹500克，鸡肉末180克，猪肉末120克，银耳200克，莲藕末、竹笋块、胡萝卜片各100克，鸡蛋1个，植物油、盐、香菜末、干淀粉、米酒、葱段、姜片等适量。

【制作】①螃蟹内脏各种器官清理干净。②锅内倒油烧热，放葱段、姜片煸香，放胡萝卜、竹笋、螃蟹翻炒，下米酒、盐、开水，小火慢炖。③大碗内放肉末、莲藕、香菜末、鸡蛋、盐、干淀粉，拌馅挤成小丸子。④另起锅煮小丸子2～3分钟，倒入炒锅，放盐，放银耳，煮熟即可食用。

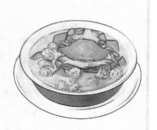

秋分时节，宜多食红薯

常吃红薯能使人"长寿少疾"，尤其在秋分时节多食用些红薯，对身体大有裨益。挑食红薯以新鲜、干净、表皮光洁、没有黑褐色斑的为佳。红薯中的气化酶常常会使食用者产生胃灼热、吐酸水、肚胀等不适症状，建议在蒸煮红薯时，适当延长蒸煮时间，就可以避免上述症状出现，秋分时节可以食用红薯炒玉米粒。

◎红薯炒玉米粒

【材料】玉米粒100克，红薯150克，青柿子椒半个，枸杞子、植物油、水淀粉、盐、鸡精、胡椒粉等适量。

【制作】①红薯冲洗干净，去皮，切成丁。②玉米粒淘洗干净，焯水。③青柿子椒洗干净，切碎。④红薯丁下锅炸至皮面硬结，捞出控油。⑤锅中留底油烧热，放入青柿子椒和玉米粒，略炒，放红薯丁，翻炒片刻，撒入盐、鸡精、胡椒粉，炒熟。⑥然后下枸杞子炒匀，用水淀粉勾芡即可食用。

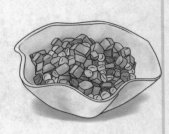

益阴补髓、清热散瘀食用油酱毛蟹

◎油酱毛蟹

【材料】河蟹500克，姜、葱、醋、酱油、白糖、干面粉、味精、黄酒、淀粉、食油各适量。

【制作】①将蟹清洗干净，斩去尖爪，蟹肚朝上齐正中斩成两半，挖去蟹鳃，蟹肚被斩剖处抹上干面粉。②将锅烧热，放油滑锅烧至五成熟，将蟹（抹面粉的一面朝下）入锅煎炸，待蟹呈黄色后，翻身再炸，使蟹四面受热均匀，至蟹壳发红时，加入葱姜末、黄酒、醋、酱油、白糖、清水，烧八分钟左右至蟹肉全部熟透后，收浓汤汁。③撒入味精，再用水淀粉勾芡，淋上少量明油出锅即可食用。

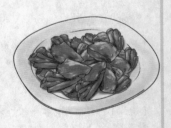

补脾消食、清热生津食用甘蔗粥

◎甘蔗粥

【材料】甘蔗汁800毫升，高粱米200克。

【制作】甘蔗洗净榨汁，高粱米淘洗干净，将甘蔗汁与高粱米同入锅中，再加入适量的清水，煮成薄粥即可食用。

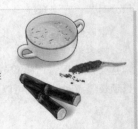

清热消痰、祛风托毒食用海米焓竹笋

◎海米焓竹笋

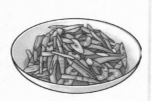

【材料】竹笋400克，海米25克，料酒、盐、味精、高汤、植物油等适量。

【制作】①竹笋洗净，用刀背拍松，切成4厘米长段，再切成一字条，放入沸水锅中焯去涩味，捞出过凉水。②将油入锅烧至四成热，投入竹笋稍炸，捞出淋干油。③锅内留少量底油，把竹笋、高汤、盐略烧，入味后出锅。④再将炒锅放油，烧至五成热，下海米烹入料酒，高汤少许，加味精，将竹笋倒入锅中翻炒均匀装盘即可食用。

秋分药膳养生：滋阴壮阳、清润生津和健胃消食

滋阴壮阳、养气补气，食用乌鸡糯米粥

乌鸡糯米粥具有滋阴壮阳、养气补气、养血补血之功效，可用于治疗贫血等症状。

◎乌鸡糯米粥

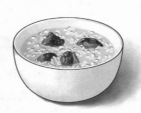

【材料】新鲜乌鸡1只，糯米150克，葱段5克，姜2片，盐2克，味精1.5克，料酒10克，冷水适量。

【制作】①糯米淘洗干净，用冷水浸泡2～3小时，捞出，沥干水分。②将乌鸡开肠破肚冲洗干净，放入开水锅内余一下捞出。③取锅倒入冷水、乌鸡，加入葱段、姜片、料酒，先用大火烧开。④然后再改用小火煨煮至汤浓鸡烂，捞出乌鸡，拣去葱段、姜片，加入糯米。⑤再用大火煮开后改小火，继续煮至粥成。⑥把鸡肉拆下撕碎，放到粥里，撒入盐、味精调好味，起锅即可。

清润生津，饮用西红柿豆腐鱼丸汤

西红柿豆腐鱼丸汤具有清润生津之功效，适用于胃津不足、咽干、口渴、不思饮食等症状。

◎西红柿豆腐鱼丸汤

【材料】西红柿、新鲜鱼肉各 250 克，发菜 100 克，豆腐 2
块，葱 1 根，盐、香油、水适量。
【制作】①西红柿洗干净切成块。②鱼肉洗干净，抹干水，
剁烂，撒盐调味，倒入适量水。搅至起胶，放入葱花搅匀，
加工成鱼丸。③豆腐切成小块。④发菜洗干净，沥干，切短。
⑤葱洗净切成葱花。⑥豆腐放入开水锅内，大火煲开放入西
红柿，再煲开后放入鱼丸煮熟，撒入盐、倒入香油调味即可
食用。

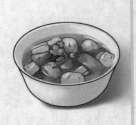

生津止渴、健胃消食，饮用青果薄荷汁

　　青果薄荷汁具有生津止渴、健胃消食之功效，用于治疗口渴、食欲不振等
疾病。

◎青果薄荷汁

【材料】青苹果 1 个，猕猴桃 3 个，薄荷叶 3 片等。
【制作】①青苹果洗干净后去核去皮，切成小块。②猕猴桃去
皮取瓤，切成小块。③薄荷叶淘洗干净，放入榨汁机中打碎，
过滤干净后倒进杯中。④猕猴桃块、苹果块也用榨汁机榨成汁，
倒入装薄荷汁的杯中搅拌均匀，即可直接饮用。

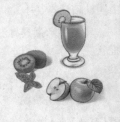

秋分起居养生：多事之秋、少安毋躁、注意皮肤保湿

多事之秋，登高望远，参与集体活动

　　秋分时节，天气慢慢转凉，大地万物凋零，自然界到处呈现出一片凄凉的景
象，人们容易产生"悲秋"的伤感。俗话说"多事之秋"，因此要注意精神心态
方面的调养。遇到事情要少安毋躁，冷静沉着应付处理，时刻保持心平气和、乐
观的情绪。在秋高气爽、风和日丽的秋日里，多出去走走。常和大自然亲密接触，
排解一下秋愁。此时节最适宜的运动莫过于登高望远，参与集体活动，这样能使
人身心愉悦，心旷神怡，从而消除不良的情绪。此外，还可以多和亲戚、朋友交
流，多参加一些文化节、书画展等有益活动。

秋分洗脸不宜过勤，注意皮肤保湿

　　随着秋分以后气温的逐步下降，皮肤油脂的分泌量会有所减少，人们时常感
觉皮肤干燥、紧绷，这时就要注意开始对皮肤的保护了。为了减少油脂的损失，

可以采取减少洗脸的次数。一些人属干性皮肤，本身就缺油，更不宜太频繁洗脸。如果清洁太彻底，皮肤会很干燥，只需要每天早晨用洗面奶洗一次就行，而且洗面奶要选择温和保湿的产品；有的人皮肤比较敏感，这个季节很容易出现过敏反应，如果用洗面奶等化学产品，就可能引发或加重过敏症状，所以每天用清水洗一次就行；而经常"满面油光"的混合性皮肤的人，在这个时期油脂分泌也会减少，因此不用像夏天似的每天洗好几次脸，另外洗面产品也不用选择清洁效果太强的，不然也会使皮肤干燥。还有洗脸水温度的控制也很重要，温水是最好的选择。水太热不好，会导致油脂流失更多，皮肤会更干燥；水太凉也不行，对皮肤刺激性太强，会使皮肤变红。另外，洗好脸后，要及时涂抹适合的护肤品，以便更好地保护和滋润皮肤。总之，秋分洗脸不宜过勤，要注意皮肤的保湿。

秋分起居养生

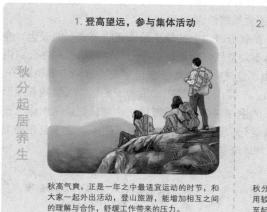

1. 登高望远，参与集体活动

秋高气爽，正是一年之中最适宜运动的时节，和大家一起外出活动，登山旅游，能增加相互之间的理解与合作，舒缓工作带来的压力。

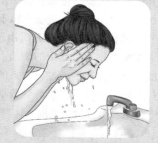

2. 秋分洗脸不宜过勤，注意保湿皮肤

秋分时节，空气干燥，大气对于辐射的削弱作用较差，洗脸过勤会导致皮肤干燥、红肿，甚至起皮。

秋分运动养生：避免激烈运动，适宜慢跑和登山运动

经常慢跑，避免激烈运动

秋分时节，人体的生理活动，伴随着气候由炎热变凉爽而渐渐进入了"收"的时段。所以，进行适当的运动来养生，才能不违背天时。适当的运动就是要避免过于剧烈的活动，慢跑应该说是较为理想的运动之一。

慢跑历来是任何药物都无法替代的健身运动，坚持轻松的慢跑运动，能增强呼吸系统的功能，使肺活量增加，提高人体通气和换气的能力。慢跑时最好用腹部做深呼吸活动，这样也间接地活动了腹部。秋分时空气清新，慢跑时吸入的氧气可比静坐时多出8～12倍。长期练慢跑的人，最大吸氧量不仅明显高于不锻炼的同龄人，还能高于参加一般锻炼的同龄人。要想慢跑见效果，贵在坚持。

秋分登山运动延年益寿

秋分时节风和日丽，是一年四季中外出旅游和进行户外健身活动的最佳时节。此时，进行登山活动，既不像夏天般酷热难当，也不像冬日般寒风凛冽，对身体健康极为有利。

首先，从运动健身的角度分析来看，登山是一种向上攀登考验耐力的行走运动，对全身的关节和肌肉有很好的锻炼作用，特别是对腰部和下肢肌肉群，尤具锻炼作用。在进行登山运动时，人体要比静息时多摄入 8~20 倍的氧气。充足的氧气对人的心脏和其他内脏器官都有好处：①能使肺通气量、肺活量增加；②能使血液循环增强，特别是能增加脑的血流量；③有较好的降低血脂和减肥作用。因此，秋分时节登山运动适于防治高血脂症、神经衰弱、消化不良、慢性腰腿疼和动脉硬化等疾病。而且由于全身的肌肉和骨骼在登山时都能得到锻炼，因此，经常登山的人一般情况下不容易患上骨质疏松症。

其次，从气象角度来看，一是秋分时山上的绿色植物还很茂密，能吸尘，净化空气，所以山顶的空气要比山下的空气好，尤其比我们居住的房屋和办公室内的空气新鲜得多。二是秋分时山顶空气中的负离子含量更高。可别小瞧负离子，它是人类生命中不可缺少的物质。三是山顶的气压比山脚下要低，气温随着地形高度的上升而递减的特性，对人的生理功能起着积极促进作用，如能使人体在登山的过程中，感受到温度的频繁变化，让人体的体温调节系统不断处于紧张的工作状态，从而可以大大提高人体对环境变化的适应能力。

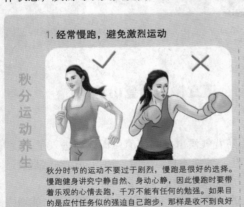

1. 经常慢跑，避免激烈运动

秋分时节的运动不要过于剧烈，慢跑是很好的选择。慢跑健身讲究宁静自然、身动心静，因此慢跑时要带着乐观的心情去跑，千万不能有任何的勉强。如果目的是应付任务似的强迫自己跑步，那样是收不到良好的运动效果的。

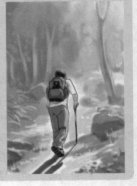

2. 登山也是秋分时节很好的运动选择

进行户外登山运动时，应选择天气晴好的日子，气温不要太低，没有云雾影响视线，风速小于 3 米／秒。登山前要喝一些温开水，尽量少穿一些衣服，出汗后不能脱去衣服，以免山顶风大而着凉。不妨随身带一件厚一点的衣服，在山顶休息、饮食时穿上。

秋分时节，常见病食疗防治

便秘食用香蕉粥食疗防治

秋分时节，天气多变，再加上空气十分干燥，往往容易使人机体燥热内结、气虚无力或阴虚血少，这些将会导致便秘。便秘最为典型的症状是排便次数明显减少，有的患者 2 ～ 3 天大便一次，更有甚者一周大便一次，并且排便没有规律，排便非常困难，粪便干结，给患者带来极大的痛苦。老年人、妇女和儿童比较容易患上此病。便秘患者应该多吃新鲜的蔬菜、水果，少吃辛辣刺激的食物。膳食纤维有促进肠胃蠕动、预防便秘的作用，因此要保证摄入足够的膳食纤维，饮食不要太过精细。假若便秘比较严重，那么可以考虑在饭后喝一杯酸奶，减轻便秘痛苦。

香蕉粥具有养胃止渴、滑肠通便、润肺止咳之功效，适用于肠燥便秘、痔疮出血、习惯性便秘等症状。

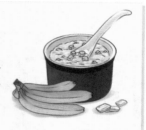

◎ 香蕉粥

【材料】成熟新鲜的香蕉 2 根，大米 100 克，冰糖 10 克。

【制作】①香蕉去皮，切成丁。②大米淘洗干净，用清水浸泡半小时。③锅中倒入大米，放入适量水，大火烧开。④再用小火熬煮，粥将成时放入香蕉丁、冰糖，稍煮片刻即可食用。

便秘预防措施		
	1	平时保持良好的精神状态，避免紧张、焦虑不安等情绪产生。
	2	积极参加健身运动，锻炼身体，增强身体抵抗力、免疫力。
	3	养成定时排大便的好习惯，每天最少一次。
	4	早晨起床时空腹喝一杯温开水，建议其他时间也要勤喝水。
	5	平时用药要遵照医嘱，以免滥用药物发生便秘。

食用香菇肉片防治咽炎

秋分时节天气干燥，人易上火，因此容易诱发咽炎。咽炎是指咽部黏膜以及黏膜下组织发生炎症。特别是中老年人患病概率较大，而且男性患者多于女性。根据发病时间和患病程度，临床上将咽炎分为急性和慢性两种，不过各种咽炎都具有以下几种相同情况：咽部时常会感觉不适、干燥、痒、灼热，并且有异物感、刺激感、微痛感等症状。萝卜、荸荠等食物不仅营养丰富，更有清润的作用，比较适合咽炎患者食用。咽炎患者要避免食用煎炒以及刺激性的食物，因为这些食物会给患者咽部带来更强烈的刺激。

香菇肉片具有健脾胃、益气血之功效，适合咽炎、体虚等患者食用。

◎**香菇肉片**

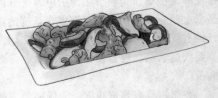

【材料】香菇 300 克，新鲜猪肉 150 克，
盐、水淀粉、酱油、植物油等适量。
【制作】①香菇洗干净，切成片。②猪肉
洗干净切成片，加盐、水淀粉、酱油拌
匀，腌入味。③炒锅放植物油烧热，下肉片炒变色后盛出。④锅内倒入油，烧热放入
香菇、盐、酱油、清水炖煮片刻。⑤倒入刚才盛出的肉片翻炒至熟。

咽炎预防措施	1	切忌连续长时间说话，特别注意不要"扯嗓子"喊。
	2	多喝白开水，保持呼吸道的湿润，预防炎症发生。
	3	生活工作空间勤通风，保持能够呼吸到新鲜的空气。
	4	尽量少吸烟、喝酒，养成饭后漱口、早晚刷牙的卫生习惯。

第5章

寒露：寒露菊芳，缕缕冷香

寒露时节是中国南北大地上景观差异最大、色彩最为绚丽的时间；寒露来临之时，也是枫叶飘红菊花飘香的时节；寒露菊芳，清秋多了一缕缕冷香。

寒露饮食养生：既要进补，也要排毒

寒露须进补，更要排毒

寒露时节，天气越来越冷，为了增强抵抗力，很多人开始进补，这样将会加快体内新陈代谢。毒素如果不能及时排出体外，就会严重影响身体健康。所以寒露不仅要进好补，而且更要排好毒。

寒露时节宜食养生汤水以润肺生津、健脾益胃，如红萝卜无花果煲生鱼、太子参麦冬雪梨煲猪瘦肉、淮山北芪煲猪横脷等。宜多选甘寒滋润之品如，选用西洋参、燕窝、蛤士蟆油、沙参、麦冬、石斛、玉竹等。

在进补的同时，我们也要选择合适的排毒食品来帮助排出毒素，以促进正常的新陈代谢运行。以下几种常见食物都是不错的选择：

排毒食品	功效
新鲜果蔬汁	新鲜果蔬汁中富含膳食纤维、维生素等营养素，对排出体内毒素有着非常重要的作用。
猪血	猪血是一种常见的排毒食品，其中含有丰富的血浆蛋白，在人体胃酸和消化液中多种酶的作用下会分解出一种解毒、润肠作用的物质，还能把肠胃中的粉尘、有害金属微粒等物质结合成人体不能吸收的废物，通过大肠排到体外。
菌类食物	菌类富含的硒元素可以帮助人体清洁血液，清除废物，长期食用可以起到很好的润肠、排毒、降血压、降胆固醇、防血管硬化以及提高机体免疫力的效果，同时菌类食物也是较好的抗癌食品。

寒露时节喝凉茶会加重"秋燥"症状

寒露时节，由于昼夜气温变化较大，往往容易出现口舌干燥、牙龈肿痛等症状。人们就会自然而然地饮用凉茶以达到降火的目的。凉茶降火的功效在于它的配方中含有多种中草药，如金银花、菊花、桑叶、淡竹叶等。从这一点我们能看出来，凉茶和普通茶饮料有很大区别，它实际上是一种中药复方汤剂。夏天喝些凉茶，会有很好的败火清热、滋阴补阳的作用，不过到了秋天，喝凉茶却可能会损伤人体内的阳气，而且阴液的滞腻会导致脾、胃等器官功能失调，使人体质变虚弱。这是因为和夏天不同，秋天人们上火主要是因为气阴两虚或气不化阴，而喝凉茶则会加重"秋燥"的症状，耗气伤阴。由此看来，凉茶并非什么时节都有利于清热降火，特别是寒露时节，更要慎重饮用。建议寒露时节，冲泡饮用枸杞子、麦冬等有滋阴清热功效的中草药。

润肺、清理胃肠可食用木耳

木耳是一种排毒效果非常好的食品，它所含的胶质有很强的吸附力，能够将人体消化系统内的杂质吸附聚集，从而起到润肺和清理胃肠的功效。挑选时以手抓时容易碎、颜色自然、正面黑而近似透明、反面发白并且似乎有一层绒毛附在上面的为上品。浸泡木耳时，向温水中适当加入两勺淀粉，稍加搓洗，就可去除褶皱中的各种杂质。

润肺、清理胃肠可以食用山药炒木耳。

◎ 山药炒木耳

【材料】山药1根，木耳150克，枸杞子15颗，盐、鸡精、胡椒粉、蚝油、蒜片、葱花、花椒粒、干淀粉、植物油等适量。

【制作】①山药去皮，切成滚刀块。②木耳撕成小片。③枸杞子泡软切碎。④山药加干淀粉拌匀。⑤炒锅放植物油烧热，放山药炸至金黄色捞出。⑥锅内留适量油烧热，放花椒粒炸香后取出，放蒜片、葱花爆香，放木耳、枸杞子、山药。⑦加入蚝油，撒入胡椒粉、盐、鸡精，炒匀即可食用。

【宜忌】刚采摘的新鲜木耳不能食用，否则会中毒。

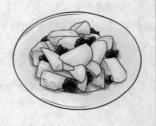

强身健脑、丰肌泽肤可吃些鹌鹑蛋

鹌鹑蛋具有补血益气、强身健脑、丰肌泽肤等功效。另外还有润肤抗燥的作用，适合"凉燥"肆虐的寒露时节食用。挑选时以大小适中，而且花斑的颜色、形状都较均匀的为佳。煮鹌鹑蛋的时间一般不要超过5分钟。

强身健脑、丰肌泽肤可以饮用银耳鹌鹑蛋汤。

◎银耳鹌鹑蛋汤

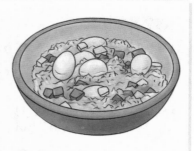

【材料】熟的鹌鹑蛋 100 克，水发银耳、口蘑、西红柿各 50 克，葱花、盐、姜末、味精等适量。

【制作】①煮熟的鹌鹑蛋去壳。②水发银耳洗干净，撕成小朵。③口蘑去根，淘洗干净，切成块。④西红柿洗干净，切成块。⑤锅中加入清水烧开，放入银耳、口蘑、西红柿、鹌鹑蛋，煮 10 分钟左右。⑥撒入姜末、盐、味精搅匀，出锅前撒入葱花。

寒露药膳养生：暖胃、补气、补血、健胃消食、强筋壮骨

暖胃、补气、乌发和养颜，食用粉皮鱼头

粉皮鱼头具有暖胃、补气、润肤、乌发、养颜之功效。

◎粉皮鱼头

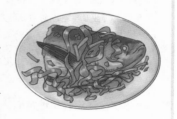

【材料】粉皮 2 包，新鲜鲢鱼头半个，青蒜、辣椒片、酒、酱油各 1 大匙，盐 1 小匙，胡椒粉、葱段、姜片等适量。

【制作】①鱼头洗净抹干，用适量酒、酱油腌 10 分钟，入油锅煎至两面焦黄。②粉皮切成宽条。③油锅爆香葱姜，放入盐、胡椒粉、鱼头、粉皮及适量水煮 15 分钟。④煮至汤汁稍收干时即可食用。

补血养颜、丰肌泽肤，饮用柠檬薏仁汤

柠檬薏仁汤具有补血养颜、丰肌泽肤、消斑祛色素、补益脾胃、调中固肠之功效。

◎柠檬薏仁汤

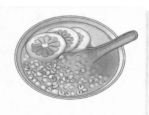

【材料】柠檬 1 个，薏仁 225 克，绿豆 30 克，水适量。

【制作】①柠檬洗干净切成小块。②薏仁、绿豆淘洗干净。③薏仁、绿豆放进锅里，加入适量水烧开。④随后加入柠檬片浸泡。

生津止渴、健胃消食，食用荸荠萝卜粥

荸荠萝卜粥具有生津止渴、健胃消食之功效，适用于食欲不振等患者。

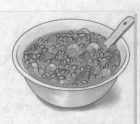

◎ 荸荠萝卜粥

【材料】荸荠 30 克，萝卜 50 克，粳米 100 克，白糖 10 克，水适量。

【制作】①荸荠淘洗干净、去掉皮，切两半。②萝卜洗干净，切成块。③粳米洗干净，用冷水浸泡半小时，捞出沥干水分。④锅中加入适量水，放入粳米，用大火烧开，放入荸荠、萝卜块，改用小火熬煮成粥。⑤倒入白糖搅拌均匀，再稍焖片刻，起锅。

口干、咽燥、腰膝酸软，食用朱砂豆腐

朱砂豆腐具有滋阴清热之功效，适合阴虚火旺、症见口干、咽燥、腰膝酸软、烦热者食疗防治。

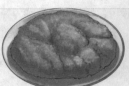

◎ 朱砂豆腐

【材料】熟咸鸭蛋 150 克，猪油 30 克，豆腐 250 克，水淀粉 6 克，精盐 0.6 克，胡椒 0.3 克。

【制作】①把熟咸鸭蛋的蛋黄用刀拍碎备用。②将豆腐调成细泥。③炒锅内放猪油，在小火上烧至六七成热时，将豆腐入锅翻炒。④撒入盐、胡椒、水淀粉，再轻翻几次。⑤放入熟咸鸭蛋黄，炒匀。

腰背疼痛、盗汗可食用地黄焖鸡

地黄焖鸡具有温中益气、生津添髓之功效，适用于腰背疼痛、骨髓虚损、不能久立、身重乏气、盗汗、少食之症状。

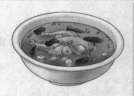

◎ 地黄焖鸡

【材料】生地黄 50 克，母鸡 1 只，桂圆肉 30 克，大枣 5 枚，生姜 5 克。葱 15 克，料酒 100 毫升，酱油 20 毫升，猪油 100 克，菜油 150 克，鸡汤 2500 毫升，水淀粉 40 克，饴糖 30 克。

【制作】①把生姜、葱淘洗干净，生姜切成片，葱切成长段。②生地黄、桂圆肉、大枣洗净塞入鸡腹内。③鸡杀后去毛，开膛破肚去内脏，剁去脚爪，冲洗干净。④鸡用姜片、葱段、料酒、精盐抹匀，腌半小时待用。⑤锅内倒入菜油，待油七成热时，鸡下油锅炸成浅黄色，倒在漏勺内。⑥鸡用纱布包好。⑦锅内再倒入猪油，下入葱段、姜片，翻炒几下，加入料酒、鸡汤、盐、饴糖、鸡。⑧鸡汤用大火烧开，撇净浮沫，倒入砂锅内盖上盖，用小火煨至鸡肉烂。⑨挑出葱、姜不用，撒入味精调味，勾芡后即可食用。

【宜忌】患有脾虚有湿、腹满便溏者慎服。

补气养血，润肠养发、强筋壮骨，食用黑芝麻牛排

黑芝麻牛排具有补气养血、润肠养发、强筋壮骨之功效。

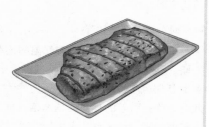

◎黑芝麻牛排

【材料】黑芝麻、面粉各 50 克，新鲜牛里脊肉 200 克，鸡蛋 1 个，精盐、辣椒油、植物油等适量。

【制作】①把牛里脊肉切成 12 厘米长、8 厘米宽、0.6 厘米厚的片，每片相距 0.6 厘米剞一刀，放入碗中，撒入精盐，腌渍入味。②把鸡蛋打成鸡蛋糊。③牛肉片两面蘸干面粉，放入碗中，挂上鸡蛋糊，再撒匀黑芝麻并压实。④锅内倒入植物油，烧至六成热时，逐片下入牛肉片，2 分钟后，再把牛肉片翻个儿，再炸片刻，待牛排呈金黄色时，捞出，沥净油。⑤盛出牛排，每块牛排切成 8 小块，再配上一碟辣椒油，即可开始食用。

寒露起居养生：预防感冒哮喘，夜凉勿憋尿

寒露以后要注意足部保暖

到了寒露时节，就不要再赤足穿凉鞋了，要给予足部保暖。传统中医学认为："病从寒起，寒从脚生。"由于足部是足三阳经脉以及肾脉的起点，这个部位受寒，寒邪就会侵入人体，对肝、肾、脾等脏器造成伤害。现代医学理论也证实了足部保暖对健康的重要性。足部仅有血管末梢，血流量少，循环差，脚的皮下脂肪又很薄，因此足部对寒冷比较敏感。并且，一旦足部受冷，还会迅速影响到鼻、咽、气管等上呼吸道黏膜的正常生理功能，将会大大减弱这些部位抵抗病原微生物的能力，进而导致致病菌活性增强，人体很容易患上各种疾病。

寒露以后，一方面，要做好足部的保暖工作：

1	选择保暖效果好的鞋袜、透气的鞋垫。
2	要注意不要久坐久站，经常活动肢体，以促进血液循环。
3	不要把脚在冷水里浸泡，不要穿湿鞋袜，因为湿鞋袜会消耗掉足部大量热量。

每天临睡前，最好用热水泡泡脚。

另一方面，要注意对足部进行一些耐寒锻炼。有人曾经做过实验，让一个缺乏耐寒锻炼的人，足部浸在 14℃的凉水里，很快就会出现鼻黏膜充血、鼻塞、流

鼻涕等现象，经过一段时间的锻炼以后逐渐适应，不再产生以上反应，但是如果再让他把足部浸到更凉的水里，以上反应又会发生。这个实验说明了脚部受寒，确实能引起呼吸道感染，同时也说明了足部能够通过耐寒锻炼来提高对温度变化的适应能力。

寒露时节要预防感冒哮喘

进入寒露时节，伴随着气温的逐渐降低，空气比较干燥，流行性感冒进入高发期。科学研究发现，当环境气温低于15℃时，上呼吸道抗病能力将下降。因此，着凉是伤风感冒的重要诱因，这个时节要适时增添衣物，加强锻炼，增强体质。此时，感冒引起的哮喘会越来越严重，慢性扁桃腺炎患者易引起咽痛，痔疮患者也较前加重。据调查，老年慢性支气管炎病人感冒后大多数会导致急性发作。因此，应采取综合措施预防感冒。

感冒预防措施	
1	积极改善居室环境，定时开窗通风换气，保持室内空气流通、新鲜，防止烟尘污染。
2	要科学调节饮食，少盐、多醋，不要吃过分辛辣、油腻食物。
3	合理用药防治。

寒露时节，夜凉切勿憋尿

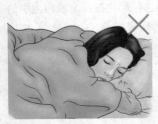

憋尿睡觉是非常不好的习惯，易引发泌尿系统疾病，要特别注意。

进入寒露节气，许多人为了防止晚上口干，睡觉前会饮用不少水。这样一来，夜尿的频率就会增加。深夜或者凌晨感觉到了尿意，由于嫌起床较冷，常常下意识地憋尿继续睡觉，这是非常不好的习惯。尿液中含有毒素，如果长时间储存在体内不能及时排出，就易诱发膀胱炎。高血压患者憋尿会使交感神经兴奋，导致血压升高、心跳加快、心肌耗氧量增加，引起脑出血或心肌梗死，严重的还会导致猝死。如果不习惯半夜起床到卫生间小便，不妨在卧室放个小桶以便排尿，也可以备用类似于医院里一些行动不便的住院患者用的小便器。

寒露运动养生：倒走强身健体，注意安全

寒露倒走健身，安全第一

寒露时节，正是阴阳交汇之时，因此运动健身的重点是保持机体各项机能的平衡。比起跑步，倒走健身则是一项非常好的锻炼机体平衡的运动。如果能够在寒露时节经常进行倒走健身，对于我们的身心健康将会大有裨益。

现代医学证实，倒走时，可以使一些我们平时很少活动的关节和肌肉得到充分的运动，例如腰脊肌、股四头肌以及踝膝关节旁边的肌肉、韧带等。这样一来，脊柱、肢体的运动功能就能得到调整，血液循环更顺畅，机体平衡能力也更强。而且倒走还有很好的防治腰酸腿痛、抽筋、肌肉萎缩、关节炎等疾病的功效。同时，如果能够长期坚持，人体的小脑对方向的判断力以及对人体机能的协调力都将得到很好的锻炼。

虽然倒走健身好处很多，但是弊端也是很突出的，主要是危险较大，盲目往后倒走，容易发生不可预测的事故。因此倒走健身应注意以下几个方面：

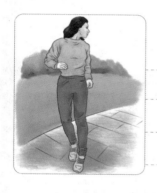

倒走健身注意事项

1. 倒走健身要选择行人较少，没有机动车和非机动车通过的活动场地，例如公园的草坪等平坦、四周无障碍的地方。

2. 倒走健身最好结伴进行锻炼，互相有个安全提醒、照应。

3. 老年人每天倒走 1～2 次为宜，体质稍弱者要根据个人身体状况调整运动时间。

4. 倒走健身运动不适合结核病人。

倒走健身是一种反序运动。平时我们都是正走，因此倒走对我们来说是一个全新的动作，运动时存在一定的难度和危险性，这样就会刺激大脑，使我们进入一个学习和练习新事物的过程。

倒走健身运动时，运动前可以先正向散步 10 分钟，做好准备活动。这样可以使全身放松，各个关节、肌肉以及韧带都活动舒展开，身体的各部分都进入倒走的最佳状态。年老体弱和刚刚开始练习倒走的人，可以用拇指朝后、四指朝前的姿势叉腰走，待熟练后，便可以摆臂走，摆臂方法随个人喜好，既可以甩手，又可以握拳屈肘。倒走健身属于有氧运动，为了达到预期的锻炼效果，倒走时要注意以下几点：

倒走健身锻炼要点

1	倒走时要挺胸抬头、身体挺直、双眼平视前方；走的时候先迈左脚，左腿尽量后抬并迈出，身体重心随之后移，前脚掌先着地，左脚全脚着地后，把重心移到左脚，再换右脚，同样的标准要求，这样左右轮流迈步即可。
2	倒走时要保证质的要求。在"质"上建议做到：倒走时要保证心率比正常时适当快一些。
3	倒走时要保证量的要求。在"量"上建议做到：每次不少于20分钟，每周活动4～6次。
4	进行倒走健身运动时要和正走健身运动相结合着交替进行，这样才能达到较好的锻炼效果。

走跑健身要根据气温、运动量适当休息

　　进入寒露后天气渐渐地变凉，这个时节比较适合走跑健身运动。在走跑健身锻炼的同时，要注意以下几点：

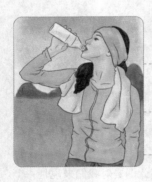

走跑健身锻炼要点

　　1. 要注意气温的变化。寒露时节的气温忽热忽凉，因此，走跑锻炼前要根据自己的身体情况及当时的气温情况安排活动量和增减衣服，同时要预防运动创伤。

　　2. 寒露时节的运动量可以在平时跑步的基础上适当加大。增加走跑的时间、距离和速度时，切不可盲目过大、过快、过猛，以免超量而适得其反，得不偿失。

　　3. 寒露时节也容易疲乏、犯困。因为夏天炎热吃不好，睡不好，所以到了这个节气，人反而感到疲乏想睡觉，走跑后要注意适当休息。

寒露时节，常见病食疗防治

多吃生津增液食物防治哮喘

　　哮喘是一种常见的呼吸道疾病。引起哮喘发作的过敏源很多，有花粉、尘埃、冷空气等。发作前，多有咳嗽、胸闷或喷嚏不断等症状，如果治疗不及时，很快就有可能会出现气急、哮鸣、咳嗽、呼吸困难、多痰等症状，严重时还会出现口唇、指甲发紫的可怕现象。寒露时节，冷空气活动较为频繁，每次冷空气过后，都伴随着气温、气压、降水、空气湿度的明显变化。因此，在寒露时节要注意哮喘病的发作。

寒露时节，哮喘病患者应当吃些生津增液的食物，如梨、藕、萝卜、蜂蜜等。另外，瘦肉、蛋类、豆类等蛋白质含量丰富的食物，以及豆腐、芝麻酱等钙元素含量高的食物，也有一定的预防效果。哮喘病患者可以食用百合啤梨白藕汤食疗，百合啤梨白藕汤具有平喘止咳、除热利湿之功效。

饮用山药甘蔗汁食疗防治慢性支气管炎

寒露时节，天气逐渐由凉转冷。这个时节，许多慢性支气管炎患者病情也就开始复发或加重了。慢性支气管炎多由急性支气管炎未能及时治疗转变而成，临床以咳嗽、咯痰、喘息为主要症状。慢性支气管炎可以饮用山药甘蔗汁来防治。

山药甘蔗汁具有补脾益气、润肺生津之功效，适用于老年慢性支气管炎、咳嗽痰喘症状。

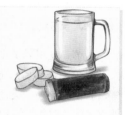

◎山药甘蔗汁

【材料】山药适量，甘蔗汁250毫升。
【制作】将山药洗干净，去皮，切碎捣烂，加入甘蔗汁，和匀，炖热服食。
【用法】每日2次。

罗汉果茶具有清热凉血、润肺化痰之功效，适用于慢性支气管炎咳嗽痰多症状。

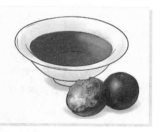

◎罗汉果茶

【材料】罗汉果20克。
【制作】罗汉果用开水冲泡，代茶饮用。
【用法】每日2次。

双仁粥具有健脾利湿、化痰之功效，适用于慢性支气管炎症状。

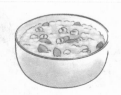

◎双仁粥

【材料】冬瓜子仁24克，薏苡仁18克，粳米100克。
【制作】按常规方法煮粥食用即可。
【用法】每日1次。

第6章

霜降：冷霜初降，草木凋零

霜降是秋季最后一个时节，书写着沧桑。冷霜初降，等一叶红透的枫香。霜降一过，虽然仍处在秋天，但已经是"千树扫作一番黄"的暮秋、残秋、晚秋。

随着霜降的到来，不耐寒的农作物已经收获或者即将停止生长，草木开始落黄，呈现出一派深秋景象。

霜降饮食养生：食用坚果要适量，食豌豆提高免疫力

霜降时节，食用坚果要适量

坚果类食品的品种很多，如花生、核桃、腰果、松子、瓜子、杏仁、开心果等富含油脂的种子类物都属于坚果。因为它们营养丰富，对人体健康十分有益，所以美国《时代》周刊将坚果评为健康食品中的第三名。

坚果不但营养丰富而且美味可口，不过在霜降时节，食用坚果要适量，否则反而有损健康。这是由于坚果中都含有非常高的热量，举个例子来说，50 克瓜子就和一大碗米饭所含的热量相当，所以我们吃坚果不要过量，一般一天 30 克是比较合适的。如果一次吃太多，消耗不完的热量就会转化成脂肪贮存在我们体内，而导致肥胖。

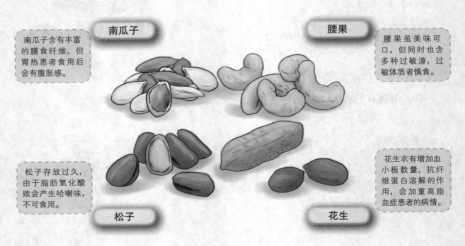

南瓜子含有丰富的膳食纤维，但胃热患者食用后会有腹胀感。

南瓜子

腰果

腰果虽美味可口，但同时也含多种过敏源，过敏体质者慎食。

松子存放过久，由于脂肪氧化酸败会产生哈喇味，不可食用。

松子

花生

花生衣有增加血小板数量、抗纤维蛋白溶解的作用，会加重高脂血症患者的病情。

霜降时节宜补充蛋白质

从立秋节气到霜降节气只有短短90天，但气温降了15℃～20℃。讲究养生的人们为了御寒，会在霜降前后开始进行食补。这一做法在民间流传甚广，相关的民谚不胜枚举，如"补冬不如补霜降""一年补到头，不抵补霜降""霜降进补，来年打虎"等。

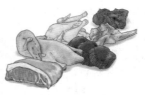

根据营养学分析，肉类蛋白质含量由少到多依次为猪肉、鸭肉、牛肉、鸡肉、兔肉、羊肉。

根据研究显示，人体摄入蛋白质后会释放出30%～40%的热量，而脂肪、糖类的释放量则分别为5%～6%和4%～5%，蛋白质的这种特性被称为"特殊热力效应"。这说明，多摄入富含蛋白质的食物可增强人体的抗寒能力，因此蛋白质是最适合霜降时节补充的营养物质。另外，充足的蛋白质还能提高人的兴奋度，使人精力充沛。

但是，我们在选择进补食材时不能仅依据这些数据，更重要的是要根据自己的身体状况。如慢性病患者、脾胃虚寒者以及老年人进补时要遵循健脾补肝清肺的原则，选择汤、粥等气平味淡、作用缓和的温热食物，其所含的营养物质容易被人体吸收，能更好地保持精力充沛、提高人体免疫力和防治疾病。

健脾、止血可吃些柿子

霜降时节也是柿子成熟的季节，此时适当食用些柿子，可濡养脾胃，更有益于秋冬进补。应挑选个大色艳、无斑点、无伤烂、无裂痕的柿子食用。柿子最好在饭后吃，还要注意应尽量少吃柿子皮，空腹吃柿子，容易患胃柿石症。柿子饼具有健脾、涩肠、止血的功效。

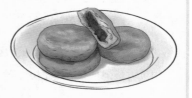

◎ 柿子饼

【材料】新鲜柿子两个，面粉、豆沙馅各100克，植物油适量。

【制作】①将柿子洗净后去皮、蒂，果肉盛入碗中，加入面粉，揉成面团，盖上保鲜膜，饧发15分钟。②取出饧好的面团，切成剂子，搓圆后按扁，包入适量豆沙馅，收口捏紧，做成柿子饼坯。③平底锅放植物油烧热，放入柿子饼坯，盖上锅盖，用中小火煎至柿子饼两面金黄。

吃豌豆可提高人体免疫力

在霜降期间，气温变化幅度较大，此时多吃些富含维生素C的豌豆，可以提高人体免疫力，预防疾病发生。挑选豌豆时以粒大饱满、圆润鲜绿、有弹性者为佳。豌豆营养丰富，而且含有谷物所缺乏的赖氨酸，将豌豆与各种谷物食品混合搭配食用，是最科学的食用方法。

食用豌豆菜饭可以提高人体免疫力。

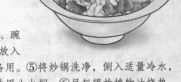

◎ **豌豆菜饭**

【材料】大米 250 克，小白菜 100 克，豌豆 100 克，
广式香肠 50 克，
植物油、盐、味精各适量。

【制作】①大米淘洗干净，沥掉水分。②广式香肠、豌
豆洗净，切丁。③小白菜洗净，切段。④炒锅中放入
植物油烧热，放入香肠丁、豌豆翻炒均匀，盛出备用。⑤将炒锅洗净，倒入适量冷水，
放入大米、香肠丁、豌豆，大火煮至米汤快干时改用小火焖。⑥另起锅放植物油烧热，
放小白菜炒至变色，加盐、味精翻炒均匀。⑦倒入盛有米饭的锅中，小火焖 5 分钟。

霜降药膳养生：滋阴润肺、清热化痰，润燥滑肠、补气养胃

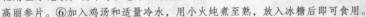

滋阴润肺、养心安神，食用银耳参枣羹

银耳参枣羹具有滋阴润肺，生津止渴，养心安神之功效，可改善睡眠。

◎ **银耳参枣羹**

【材料】高丽参 20 克，银耳 15 克，红枣 10 颗，枸杞 30 克，
冰糖 15 克，鸡汤 200 克，清水适量。

【制作】①将银耳放入冷水中浸软，去杂质，改用温水浸至
发透。②红枣洗干净，去核。③高丽参洗干净、切片。④枸
杞用温水泡软，洗干净。⑤砂锅内放入银耳、红枣、枸杞、
高丽参片。⑥加入鸡汤和适量冷水，用小火炖煮至熟，放入冰糖后即可食用。

清热化痰、润肺散结，食用川贝雪梨粥

川贝雪梨粥具有清热化痰、润肺散结、抵抗疲劳之功效。

◎ **川贝雪梨粥**

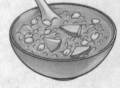

【材料】川贝 15 克，粳米 100 克，雪梨 1 个，白糖 10 克，清水
1200 毫升。

【制作】①将川贝择洗干净后焯水烫透备用。②雪梨洗干净，
去皮和核，切成 1 厘米见方的小块。③粳米淘洗干净，用冷
水浸泡半小时，捞出沥干水分。④把粳米、川贝放入锅内，加
入约 1200 毫升清水，置旺火上烧沸，改用小火煮约 45 分钟，加入梨块和白糖，再稍
焖片刻，盛起即可。

润燥滑肠，滋补益寿，饮用蜂蜜香油汤

　　蜂蜜香油汤具有润燥滑肠、滋补益寿、杀菌解毒之功效。

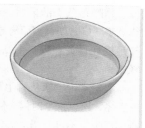

　　◎蜂蜜香油汤

　　【材料】蜂蜜 50 克，香油 25 克，温开水 100 毫升。
　　【制作】①将 50 克蜂蜜倒入碗内，用筷子不停搅拌，使其起泡直至浓密。②继续边搅边将香油慢慢倒进蜂蜜，搅拌均匀。③将约 100 毫升的温开水徐徐加入，搅拌到水、香油、蜂蜜三者混为一体。

干咳、食饮不振，食用糖醋三丝

　　糖醋三丝具有养阴和胃之功效，适用于肺、胃阴伤，症见干咳、食饮不振、口干但不欲饮者。

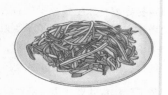

　　◎糖醋三丝

　　【材料】山楂糕 50 克，黄瓜 1 条，鸭梨 2 个，精盐半汤匙，醋 2 汤匙，白糖 2 汤匙，香油 1 汤匙，味精少许。
　　【制作】①将黄瓜洗净后擦干，切成细丝，放盘内，放点盐腌一下。②鸭梨洗净去皮和核，切成细丝，放开水中焯一下，捞出沥干水分。③将山楂糕切成丝，一并放入黄瓜丝盘内。④加入精盐、白糖、醋和味精，最后淋上香油拌匀。

补气养胃、清肺化痰，饮用平菇鸡蛋汤

　　平菇鸡蛋汤具有补气养胃、清肺化痰之功效。

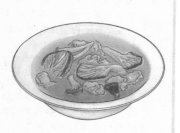

　　◎平菇鸡蛋汤

　　【材料】鲜平菇 200 克，青菜心 60 克，鸡蛋 2 个，酱油、料酒、鲜汤、精盐、植物油各适量。
　　【制作】①鸡蛋打入碗中，加入料酒、精盐后搅拌均匀。②将鲜平菇洗净、去蒂，切成薄片。③放入开水锅中，略焯后捞出。④将青菜心洗干净，切成段。⑤将锅中植物油烧热，加入青菜心段煸透。⑥加入平菇片、鲜汤烧沸。⑦将鸡蛋液、精盐、酱油加入锅中，烧开后即可。

霜降起居养生：注意腹部保暖，洗澡不要过频

霜降过后，注意腹部保暖

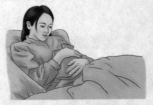

霜降是秋季的最后一个节气。此时由于脾脏功能处于旺盛时期，因而易导致胃病的发生，所以此节气是慢性胃炎和胃、十二指肠溃疡病容易复发的高峰期。

人们常说"寒从脚生"，因为霜降过后就是更冷的立冬，所以这个时候人们一般都会穿厚的鞋袜，给

以热水敷于腹部，防止寒气入体

脚部保暖。不过要提醒大家的是，脐腹部的保暖同样重要。脐腹部指的是上腹部，这个部位的特点是面积大、皮肤血管密集、表皮薄，而且这个部位皮下没有脂肪，有很多神经末梢和神经丛，所以脐腹部是个非常敏感的部位。若不采取恰当的保暖措施，寒气就很容易会由此侵入人体。

由于人的肠胃都在脐腹部附近，所以此处受寒后极易发生胃痛、消化不良、腹泻等症状，严重时还会使胃剧烈收缩而产生剧痛感。若寒气侵害到小腹，还很容易导致泌尿生殖系统的各种疾病。因此，脐腹部的保暖不能忽视。不仅要适时增添衣服、睡觉时用被子盖好腹部，还可以多用手掌顺时针按摩肚脐。如果已经受了寒气，而且病情比较重，可以把半斤到一斤粗盐炒热，然后装进用毛巾缝制的口袋里，趁热敷在肚脐上，以加强肚脐的保暖。

秋天保护皮肤要减少洗澡次数

霜降时节，洗澡的次数不宜过于频繁。因为在秋季洗澡次数过多，容易把身体表面起保护作用的油脂洗掉，皮肤会变得更干燥。秋季洗澡还要注意以下几点：

秋季洗澡注意事项	
1	洗澡的最佳时间间隔不要少于两天。秋季风大灰尘多，人们出的汗量减少，空气十分干燥。此时，人们暴露在外的皮肤出现紧绷绷的感觉、缺乏弹性，甚至还会起皮。这是由于皮肤水分蒸发加快，皮肤角质层水分缺少的缘故。进入秋季以后，可以减少洗澡的次数。
2	选择合适的沐浴产品。在秋季，应选用一些碱性小、偏中性的浴液。此外，沐浴后最好再涂一层具有润肤、保湿作用的护肤品。
3	每次洗澡的时间都不宜过长。洗澡除了能清洁之外，还能使身心获得彻底放松，疲劳的身体得以迅速恢复。但专家指出，沐浴方法要注意适度适量，否则会造成更大的疲劳。洗澡每次15分钟最好。此外，洗澡如果用较热的水，会使肌肤变得更干燥，出现发红甚至脱皮的现象，不利于皮肤适应气候的变化。

秋天孕妇洗澡的水温不宜太高

霜降时节，气候干燥，气温虽然下降得很快，但此时孕妇洗澡不宜水温太高，否则对胎儿不利，高温可造成胎儿神经细胞死亡，使脑神经细胞数目减少。实践证明，脑神经细胞死亡后是不能再生的，只能靠一些胶质细胞来代替。这些胶质细胞缺乏神经细胞的生理功能，因此影响智力和其他脑功能，将会使孩子智力低下，反应能力差，总之，即使天气较凉，孕妇洗澡的水温也不宜太高。

霜降运动养生：量力而行选择活动，健身须循序渐进

根据年龄、体质选择运动项目

霜降是秋季的最后一个节气，此时常有冷空气侵袭，而使气温骤降，此时在运动调养上都需应时谨慎。霜降前后是呼吸系统疾病的发病高峰，常见的呼吸道疾病有过敏性哮喘、慢性支气管炎、上呼吸道感染等。为预防这些疾病，就要加强体育锻炼，通过锻炼增加抗病能力，不同人应根据年龄、体质、爱好等不同，选择不同的健身项目。

登高能使肺通气量、肺活量增加，血液循环增强，脑血流量增加，小便酸度上升。登山时，随着高度在一定范围内的上升，大气中的氢离子和被称为"空气维生素"的负氧离子含量越来越多，加之气压降低，能促进人的生理功能发生一系列变化，对哮喘等疾病还可以起到辅助治疗的作用，并能降低血糖，增高贫血患者的血红蛋白和红细胞数。登高时间要避开气温较低的早晨和傍晚，登高速度要缓慢，在上下山时应根据气温的变化来适当增减衣物。

慢跑也是一项很理想的秋季锻炼运动项目。它能增强血液循环，改善心肺功能，改善脑的血液供应和脑细胞的氧供应，减轻脑动脉硬化，使大脑能正常工作。跑步还能有效地刺激代谢，增加能量消耗，有助于减肥健美。对于老年人来说，跑步能大大减少由于不运动引起的肌肉萎缩及肥胖症，减少心肺功能衰老的现象，可以降低胆固醇，减少动脉硬化，还有助于延年益寿。

秋季运动健身要循序渐进

秋季锻炼要不急不躁、按部就班，不要急于求成。运动由简到繁，由易到难。运动量要循序渐进，由小到大。

不可忽略锻炼后的整理运动，机体运动后处于较高的工作状态，如果立即停止运动，坐下或躺下休息，易导致眩晕、恶心、出冷汗等症状。

霜降时节，常见病食疗防治

食用牛奶、鸡蛋、瘦肉防治胃溃疡

胃溃疡是一种常见的消化系统疾病，其临床特点为反复发作的节律性上腹痛，

1. 锻炼防病，项目选择因人而异

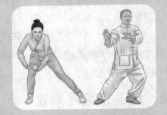

霜降时节是呼吸系统疾病的高发期，可以通过加强体育锻炼增加抗病能力。锻炼内容因人而异，可以选择登山、散步、慢跑、冷水浴、健身操和太极拳等方式进行锻炼。

2. 健身前必须做好准备活动

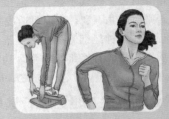

必须做好运动健身之前的准备活动。因为机体在适应运动负荷前，有一个逐步适应的变化过程。关节及肌肉等如果没有做准备活动就进行高强度运动，这样非常容易受到损害。

常有嗳气、返酸、灼热、嘈杂，甚至恶心、呕吐、呕血、便血等症状。此病在秋末冬初发病率较高，因为这时的气候会刺激人体产生更多的胃酸，进而破坏胃黏膜。胃溃疡患者多为青壮年，男性的患病率要比女性患病率稍高。

胃溃疡患者要选择易消化，而且能提供必要的热量、蛋白质及维生素的食物，如粥、面条、软米饭、牛奶、鸡蛋、豆浆、瘦肉等，这些食物既能增强机体的抵抗力，又能帮助修复溃疡面。

罗汉果糙米粥具有补虚益气、健脾和胃，促进消化的功效，适用于胃溃疡、体虚瘦弱等。

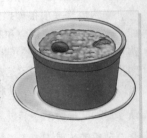

◎ 罗汉果糙米粥

【材料】糙米 150 克，罗汉果 2 个，盐适量。

【制作】①糙米淘洗干净，用清水浸泡 2 小时。②罗汉果洗净。③锅中加入 1500 毫升清水，加入糙米，大火烧沸，改用小火煮至米软烂，加入罗汉果煮 5 分钟，加入盐调味即可食用。

前列腺炎多吃维生素 E 含量丰富的坚果

秋季是泌尿系统疾病的高发季节，其中前列腺炎是一种尿路逆行感染，通常因患者不注意个人卫生或生活方式不科学而引起。这种病的症状主要有尿频、尿急、尿痛、排尿不畅、排泄时有白色分泌物、腰酸、会阴部酸胀不适等，严重者甚至还会出现血尿、尿潴留等症状。

前列腺炎患者日常饮食最好以清淡、易消化为原则，多吃新鲜的水果、蔬菜。另外，南瓜子、葵花子等维生素 E 含量丰富的坚果类食物可以有效保护前列腺周围的细胞，平时可以多吃一些。

菟丝核桃炒腰花有温补肾阳、润肠通便的功效，适用于腰膝酸软、慢性前列腺炎等症。

◎ **菟丝核桃炒腰花**

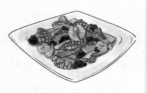

【材料】核桃仁50克，水发木耳30克，菟丝子15克，蒜苗150克，猪腰2个，葱花、姜末、盐、味精、料酒、干淀粉、水淀粉、植物油各适量。

【制作】①将核桃仁清洗干净。②菟丝子磨成粉。③木耳洗净，去蒂，撕成瓣状。④猪腰处理干净，洗净，切腰花。⑤蒜苗洗净，切段。⑥将腰花放入碗中，加入葱花、姜末、干淀粉、料酒拌匀，腌制片刻。⑦炒锅放植物油烧热，下入核桃仁炸香，捞出控油。⑧原锅留底油烧至八成热，下入姜末、葱花、木耳、蒜苗、腰花，翻炒至八分熟，加入菟丝子粉、盐、味精、料酒，勾入水淀粉，撒入核桃仁后炒匀即可食用。

第7章

秋季穿衣、美容、心理调适策略

秋季穿衣：衣物暴晒后再穿，慎穿裙装

秋季穿衣要科学，考虑舒适、保健、防护

秋季，在选择服装时，不能只着眼于实用、美观、得体，而应从有利于活动和健康的角度，充分考虑到舒适、保健、防护等方面的因素，否则，不仅会造成不便，甚至还会危及身体健康。

市面上有一些合成纤维的面料，吸湿性和透气性差，汗液不易蒸发和吸收，且具有较强的静电作用，若皮肤长期受到汗液以及来自衣服上的物理、化学刺激，很容易引起皮炎。

若服装款式选择不当，或穿着紧身的服装，尤其是穿着质地粗糙的衣服，会影响机体血液循环，很容易引起局部皮肤破损和浸渍发炎，若胸罩过紧还会使乳房下皮肤发生糜烂。因此，秋季服装款式以宽松为好，衣料以柔软下垂或棉衣料为好。穿薄而多层套装的，比穿厚而单层的衣服保暖性能更好，最外层的衣服应选用轻而且能够容纳大量气体的衣料。

一些经过抗皱处理、漂白过的服装，或颜色过于鲜艳和易褪色的服装，所使用的化学物质较多。特别是带有浓重的刺激性气味时，则说明残留的有毒化学物质较多，对人体健康十分有害。

若情绪不好时，最好穿针织、棉布、羊毛等质地柔软的衣料做的服装。新衣买回来后，不要急于穿上身，最好先放在清水中浸泡几小时，再充分漂洗干净，晒干后再穿。若不能清洗的，最好置于通风处晾晒几天后再穿。

"秋冻"也要讲科学

人们常说"春要捂，秋要冻"。"秋冻"是老祖宗留给我们的一种养生方法。秋天天气变凉，人体皮肤正处于疏泄与致密交替的状态，如果能适当接受一些冷空气的刺激，有利于皮肤保持致密，防止阳气过度外泄，正顺应了秋季阴精内蓄、阳气内收的需要。

秋季穿衣须知

秋天需慢添衣	秋冻就是秋天不要急于添加衣物。秋天的降温是一个渐进的过程，如果人们过早地穿上棉衣，不经适度寒冷的刺激，对健康是很不利的。在初秋时穿衣要有所控制，有意让身体"冻一冻"，使机体的防御机能得到锻炼；晚上盖被不要太厚、太多；洗澡、洗脸和洗脚水的温度都不要太高，一般控制在 35℃左右为宜。
秋冻不等于"瞎冻"	秋冻有好处，但是"瞎冻"有害处。由于秋天早晚温差比较大，当气温骤降，或到晚秋天凉时，要及时添衣加被，以防感冒或腹泻。如果到了深秋，还穿得过于单薄，这对健康是非常不利的。此时应该顺应秋季养生的原则，要适当增加衣服。在秋季，应随时注意天气的变化，平时要加强体育锻炼，增强自身的抵抗力。如果有关部门预测有某种疾病流行时，应提前注射相关疫苗，防患于未然。
秋冻时重点保护脚	脚是人体各部位中离心脏最远的地方，血液流经的路程最长，而脚部又汇集了全身的经脉，因此老话常说"脚冷，则冷全身"。全身如果发冷，我们的身体抵抗力就会下降，就会生病。因此，秋冻时一定要保护好自己的脚。最好的方法就是在每天晚上临睡前用热水泡脚一次。

秋装暴晒消毒再穿

进入凉爽的秋季后，气温一天比一天低，人们便把压在衣柜里的秋冬服装拿出来穿。但是，这些衣服经过长时间的存放，会带有一些病菌，若不经过消毒或者晾晒，将有损皮肤的健康。所以，换秋装之前，最好先把衣服晒晒。例如，有些地方就有"晾箱"的风俗，就是在三伏天把盛衣服的箱子搬出来晒晒，可以通过暴晒给衣服消消毒，这样暴晒消毒既不花钱又没有污染，环保极了。

秋季要慎穿裙装

秋季是由夏季转冬季的过渡季节，气候逐渐变冷，在晴朗的中午气温较高，清晨、傍晚和雨天气温较低，甚至有寒冷的感觉。特别是在秋末时候，偶有寒气袭人的天气让人瑟瑟发抖。

这个季节，有一些时髦女士，无视气候的变化，常常是裙裾飘飘。殊不知，这种"只要风度，不要温度"的女士们，往往会为此而付出较大的代价。由于冷空气刺激皮肤，引起皮肤血管收缩，致使表皮血流不畅，影响脂肪细胞的功能。大腿等处的皮下脂肪组织可能出现杏核大小的单个或多个硬块，表皮呈紫红色，触摸较硬，有时伴有轻度的痛和痒，更有甚者还会出现皮肤溃破等症状。一旦发生寒冷性脂肪组织炎，轻者需要适当增加衣裤，注意保暖，如用热毛巾或热水袋局部外敷，数周后即可自愈；重者必须到医院接受治疗。另外，暴露在裙子外面的腿，会因寒湿之邪的侵袭而发生麻木、酸痛不适等症状。特别是膝关节处，皮下脂肪较少，更易受冻，容易引起风湿性关节炎等疾病。

总之，秋季穿裙装，一定要遵循气候规律，冷空气来临时，最好穿上较厚的袜子和厚料长裙，以御风寒。并在饮食方面注意营养搭配，适当吃些牛肉、羊肉、狗肉和辛辣食品，进行暖身御寒。

秋季美容护理：加强保湿，按摩面部养容颜

秋季皮肤开始干燥，加强保湿是关键

入秋以后，由于人体新陈代谢的速度变缓，就容易产生皮肤干燥、粗糙、晦暗等问题，甚至出现黑斑、雀斑。季节转换的温差变化，会让皮肤更加敏感，在这个季节，防止皮肤干燥，加强保湿是关键。使用化妆品保湿是一方面，但是更应该采取一些更天然的保湿策略：

	秋季保湿策略
1	秋季多喝白开水是最好、最简单的护肤方法。早上一起床，先喝上一大杯白开水，不但可以加速新陈代谢，把多余的废物排出体外，还能让皮肤一天都保持水润。
2	秋季可以在房间里放一盆水，维持室内的湿度，如果觉得放个水盆在室内不太雅观，不妨选择一个小鱼缸，兼顾美观、实用双重功效。
3	秋季可以在家里或者办公室中，摆放一些自己喜欢的盆景，不但可以净化空气，还可以保持空气湿度。
4	自制一些时尚保湿面膜。如啤酒面膜：把啤酒倒在化妆棉上，直至湿透，分别敷于额头、鼻子、面颊、下巴位置，半个小时后用清水冲洗干净，具有很好的保湿效果。

补足肺气，皮肤润泽

肺气与秋气相通，在秋季，肺的制约和收敛功效强盛。要想保持皮肤清洁，就要养好肺。人体通过肺的宣发肃降，把气血精微物质源源不断地输送到全身肌肤毛窍之中。如果其功能失效日久，则毛发干燥、面容憔悴。所以要保持皮肤润泽，一定要靠补足肺气。调养肺可以采用以下两种方法：

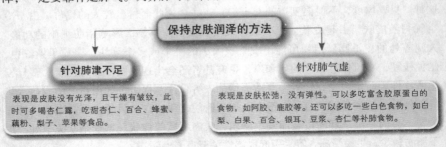

保持皮肤润泽的方法

针对肺津不足

表现是皮肤没有光泽，且干燥有皱纹，此时可多喝杏仁露，吃甜杏仁、百合、蜂蜜、藕粉、梨子、苹果等食品。

针对肺气虚

表现是皮肤松弛，没有弹性。可以多吃富含胶原蛋白的食物，如阿胶、鹿胶等。还可以多吃一些白色食物，如白梨、白果、百合、银耳、豆浆、杏仁等补肺食物。

另外，润泽、美白皮肤也可以吃薏仁。吃薏仁可以让皮肤变得细滑美白，而且它还能促进疤痕及伤口的愈合，避免疮肉、赘肉增生。薏仁在辅助治疗淋巴癌、胃癌、皮肤癌方面也有卓著的功效。用黄豆、薏仁、糙米各 3 等份，最好留一点薏仁皮，前一天晚上用水全部浸泡，第二天用来熬粥。这种吃法既简单，效果又好。

按摩面部，通经络、养容颜

在气候干燥的秋季，肌肤难免要受到阳光的照射，再加上年龄增长、不良的生活习惯等种种因素，可能会使脸上的肌肤失去弹性，出现细纹与皱纹。此时最好的保养方法就是多按摩面部，它能使局部皮肤血液通畅、代谢旺盛、皮脂腺和汗腺的功能增强，使皮肤滋润、容颜焕发，对防治秋季皮肤干燥、防止和推迟皱纹的出现具有良好的功效。秋季可以采取以下两种面部按摩方法：

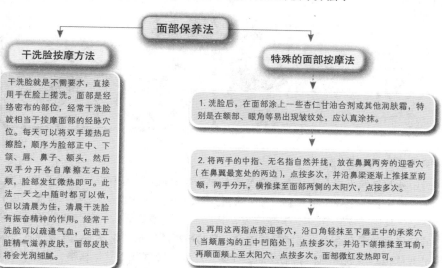

面部保养法

干洗脸按摩方法

干洗脸就是不需要水，直接用手在脸上搓洗。面部是经络密布的部位，经常干洗脸就相当于按摩面部的经脉穴位。每天可以将双手搓热后擦脸，顺序为脸部正中、下颌、唇、鼻子、额头，然后双手分开各自摩擦左右脸颊，脸部发红微热即可。此法一天之中随时都可以做，但以清晨为佳，清晨干洗脸有振奋精神的作用。经常干洗脸可以疏通气血，促进五脏精气滋养皮肤，面部皮肤将会光润细腻。

特殊的面部按摩法

1. 洗脸后，在面部涂上一些杏仁甘油合剂或其他润肤霜，特别是在额部、眼角等易出现皱纹处，应认真涂抹。

2. 将两手的中指、无名指自然并拢，放在鼻翼两旁的迎香穴（在鼻翼最宽处的两边），点按多次，并沿鼻梁逐渐上推揉至前额，两手分开，横推揉至面部两侧的太阳穴，点按多次。

3. 再用这两指点按迎香穴，沿口角轻抹至下唇正中的承浆穴（当颏唇沟的正中凹陷处），点按多次，并沿下颌推揉至耳前，再顺面颊上至太阳穴，点按多次。面部微红发热即可。

面部按摩注意事项

1	面部按摩须分清肤质，脸部的按摩时间要根据年龄和皮肤的性质、状况来决定，应适度，不宜太长或太短。
2	干性皮肤多按摩，按摩时间为 8 ～ 15 分钟。
3	油性皮肤少按摩，按摩时间为 5 ～ 10 分钟。
4	过敏性皮肤最好不要按摩。

饮食护肤：吃出女孩嫩滑肌肤

在秋季，由于干燥气候会消耗皮肤的水分，使皮肤的柔韧性和光泽度逐渐下降。人体内部进行自我调节可以解决这些问题，可以通过饮食调养来获得嫩滑肌肤。秋季饮食护肤可以采用以下策略：

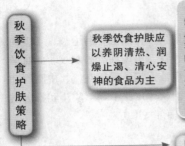

秋季饮食护肤应以养阴清热、润燥止渴、清心安神的食品为主

可以多吃一些含大量水分、维生素、微量元素的蔬菜和水果，如冬瓜、豆芽、胡萝卜、西红柿、梨子、苹果等，以及各种干果类，如干桂圆、枣、核桃仁。此外，还要多吃一些芝麻、蜂蜜、银耳、乳制品等滋润食品。需要提醒的是，脾胃虚弱的人应避免吃生冷的食物，否则容易引起秋季腹泻疾病。

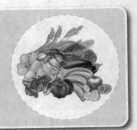

自己制作养颜粥、膏

自制芝麻粥

常食芝麻可以驻颜乌发，防治秋季肌肤干燥、头发脱落等症状。取黑芝麻适量，淘洗、晒干、炒熟、研末，每次取 20 克与粳米 50 克一同煮粥，早晚服用。

自制樱桃膏

用鲜樱桃 1000 克，加水煮烂，去果核，再加入白糖 500 克，拌匀，装瓶，放入冰箱内。每次 1 匙，每天 2 次，具有补血养颜的功效。

调理五脏，护养头发

秋季气候干燥，人的头发会变得枯槁、容易脱落。中医认为，发为血之余。头发的生长，全赖于精和血，肾主藏精。《素问·五藏生成》记载："肺者，其华在毛，其主在皮""肾者，其华在发，其主在骨"。意思是说，肺与皮肤相合，它的精华反映到毫毛上；而肾与骨相合，它的精华还反映到头发上，这表明古人很早就认识到了五脏与体表毛发的内在必然联系。肺气旺于秋，秋季头发的护养，首先要注意调理五脏，其次应选择使用合适的护养头发方法。

护养头发方法

给头皮做按摩

头部有很多经络、穴位和神经末梢，按摩头皮能有效调理五脏，从而改善头发质量。用双手手指抓挠头皮，从额骨的攒竹穴位抓起，经神庭穴（前发际正中直上 0.5 寸）、前顶穴（前发际正中直上 3.6 寸）到后脑的脑户穴位，直到头皮感到微微发热发痒再停止。最好能够养成每天进行按摩的习惯：洗澡后、睡觉前、早上梳头时，都可以做一次短暂的头皮按摩。

用蜂蜜来滋润头皮

秋天里，既要保持头发的干净卫生，又不宜洗发过勤，每周洗两次为宜。在洗发时，可以用1匙蜂蜜及2匙洗发液混合使用，每周两次。这样洗发、滋润头发，对干燥、易脱落的头发有很好的滋润功效。

洗发后一定要进行正确的护发保养

1. 用1茶匙橄榄油涂在吹干发的发梢上，再将头发包在一条潮湿的热毛巾里，待半小时后，用洗发精将头发洗干净。

2. 用1个蛋黄、半茶匙橄榄油、2滴柠檬汁和1滴醋混合均匀，将此混合液涂涂满头发，与发根稍稍保持一些距离为宜，涂好后把头发用一块塑料布包好，半小时后再用洗发精洗干净。

3. 将适量的酸奶搓进头发中，半小时后用温水洗干净。

4. 对于受损发质，还可以用香蕉来养护，将一只熟透的香蕉捣碎，混合几滴杏仁油，涂于头发中，滞留10多分钟以后用清水洗干净。

秋季心理调适：保持心情舒畅防秋愁

老年人保持心情舒畅防秋愁

有些老年人易多愁善感，在风起叶落和秋雨绵绵的季节，常易引起凄凉、垂暮之感，产生悲秋的情绪，致使其精神不振。这是因为松果体能分泌褪黑激素，诱人入睡，使人消沉抑郁，褪黑激素的分泌与光照有关，秋凉以后，常常是阴沉沉的天气，阳光少且弱，松果体分泌的褪黑激素相对增多。除此之外，褪黑激素还能抑制甲状腺素和肾上腺素的分泌，而甲状腺素和肾上腺素又是唤起细胞工作的激素，如果它们的分泌量不足，易导致情绪低沉。

	如何克服悲秋情绪须知
1	要想克服悲秋的情绪，在精神调养上，应培养乐观豁达的胸襟，保持心情舒畅，因势利导，宣泄积郁之情，以避开肃杀之气。同时，还应收敛神气，以适应秋天容平之气。
2	在饮食上，应多吃一些有健脑活血功效的食物，如核桃仁、鱼类、牛奶、鸡蛋、瘦肉、豆制品等。绿茶、咖啡、巧克力等富含苯乙胺和咖啡因，可以兴奋神经系统，从而改善心境。
3	在晴朗的天气里，应多参加户外活动，如假日郊游、登高赏景等，饱览秋日美景。同时，还可接受阳光的沐浴，会对神经系统起到调节安抚的作用，从而可以消除秋愁。
4	还可进行适当的体育运动防止秋愁，用肌肉的紧张去消除精神的紧张。此外，要少一些怀旧情绪，多想想美好的未来，多参加一些有意义的活动，以丰富自己的业余生活。

秋季养生需清静养神

《素问·四气调神大论》中记载："使志安宁，以缓秋刑；收敛神气，使秋气平；无外其志，使肺气清。"意思是，秋季要保持精神上的安宁，以减缓肃杀之气的影响；注意收敛神气，不使神志外驰，以保肺之清肃。所以，秋季要做到清静养神，尽量排除心中杂念，可达心境宁静的状态。

保持内心宁静，驱散秋季忧郁

秋季是忧郁症的高发期。忧郁症是现代紧张病的代表性疾病，其症状包括失眠、疲倦、身体不适、头痛、食欲不振等。

一些年轻人患忧郁症，有些人仅仅是轻微的情绪障碍，有些人可出现精力缺乏、自我评价低、精神迟滞等。若不能及时宣泄或加以疏导，就可积郁成疾，甚至还会产生自杀倾向。

人在心情愉快时，机体的功能和神经细胞的兴奋都调节到最佳状态，有利于身心健康。相反，终日郁闷忧伤，会导致内分泌紊乱，内脏功能失调，从而引发胃痉挛、高血压、冠心病等疾病。

第五篇

冬雪雪冬小大寒

——冬季的 6 个节气

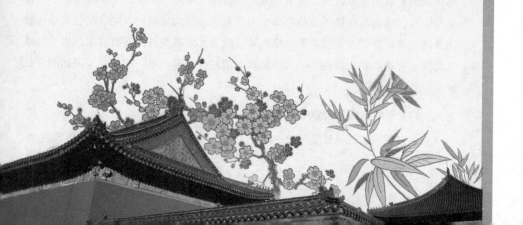

第1章

立冬：蛰虫伏藏，万物冬眠

在呼啸而至的北风中，大家都感受到了初冬的寒意，我们的立冬节气也就到来了。立冬节气在每年阳历的 11 月 7 日或 8 日，我国民间习惯以立冬为冬季的开始，其实，我国幅员辽阔，除全年无冬的华南沿海和长冬无夏的青藏高原地区外，各地的冬季并不都是于立冬日开始的。

据天文学专家介绍，立冬不仅预示着冬天的来临，而且有万物收藏、规避寒冷之意。古人对"立"的理解与现代人一样，是建立、开始的意思。但"冬"字就不那么简单了，《月令七十二候集解》中对"冬"的解释是"冬，终也，万物收藏也"，意思是说秋季作物全部收晒完毕，收藏入库，动物也已藏起来准备冬眠。

立冬饮食养生：黑色食品补养肾肺，身体虚弱多食牛肉

补养肾肺可多食用黑色食品

四季与五行、人体五脏相互对应。按照中医理论，冬天合于肾；在与五色配属中，冬亦归于黑。因而在 11 月上旬的立冬时节，用黑色食品补养肾脏无疑是最好的选择。现代医学认为："黑色食品"不但营养丰富，且多有补肾、防衰老、保健益寿、防病治病、乌发美容等独特功效。

黑色食品种类繁多，有的外皮呈黑色，有的则骨头里面是黑色的。除了众所周知的黑芝麻、黑枣以外，黑米、紫菜、香菇、海带、发菜、黑木耳等植物性食品及甲鱼、乌鸡等动物性食品都属于黑色食品。经大量研究表明，黑色食品保健功效除与其所含的三大营养素、维生素、微量元素有关外，其所含黑色素类物质也发挥了特殊的积极作用。如黑色素具有清除体内自由基、抗氧化、降血脂、抗肿瘤、美容等作用。

老人、妇女可吃特制养阴护阳暖身餐

立冬过后，阳气不足会导致一部分人格外怕冷，引起感冒、手脚冰冷等病症。

其中抵抗力弱、作息不规律、缺乏运动且脏器功能衰退的老年人和长期偏食、减肥的中青年女性是最易出现上述情况的群体。"冷女人"的血行不畅，不仅冬天

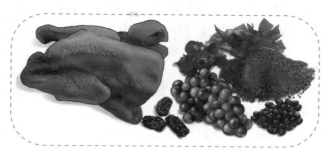

黑色食品，是指因内含天然黑色素而导致色泽乌黑或深褐的动植物性食品

会手脚冰凉，而且面部容易长斑。同时，体内的能量不能润泽皮肤，皮肤就缺乏生气。

对此养生专家建议，老年人宜常喝胡萝卜洋葱汤，此汤可滋补暖身、调理内脏，增强身体的免疫力，保障血液的畅通运行；而年轻女性和中年妇女应先看医生，若非肾虚，则可常食豆腐烧白菜，通过获取充足的维生素 B_2，减少体内热量的快速流失，从而提高机体的抗寒能力。建议女性冬季注意养阴护阳，多喝莲子粥、枸杞粥、牛奶粥以及八宝粥等，要适当补食牛、羊、狗肉，以补阳滋阴、温补血气、增强体质和抵抗力，更起到润泽脏腑、养颜护肤的效果。

立冬时节吃火锅有讲究

冬天到了，吃火锅的市民也开始多起来了。但吃火锅和平时吃的各式菜式有

火锅的健康吃法

第一，吃火锅时应本着少荤的原则。用大量解腻、去火和止渴的蔬菜、豆腐及菌类佐以适量的肉类，才是最佳的搭配。各种食材搭配在一起吃，才能把火锅吃得既营养又美味。

第二，掌握火候很关键。以保证既不流失营养又充分杀灭食物中的细菌为标准，尤其是水产品，在开锅后煮 15 分钟以上方能入口。

第三，忌喝火锅汤。火锅汤多由肉类、海鲜和青菜等多种食物混合煮成，含有一种高浓度的名为嘌呤的物质，易诱发或加重痛风病。

第四，切勿吃过辣及过烫的火锅，以免造成食道充血或水肿。

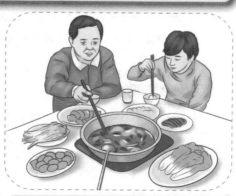

第五，火锅也不宜吃得过久，否则极易导致肠胃功能紊乱。

点不一样，虽然口腹之欲满足了，却总是会出现这样那样的"后遗症"：不是吃上火了，就是吃完后腹泻，很少有人了解火锅的健康吃法。

利尿润肠可吃些核桃

核桃既可利尿润肠，又可温肺祛病。在以养肾为先的立冬时节，多食核桃无疑能够益肾固精、强身健体。

挑选核桃时要选用壳薄圆整的上等核桃，其通体有光泽，桃仁白净味香，含油量极高。

在吃的时候不要只吃核桃的白色果仁，其实表面的褐色薄皮也含有丰富的营养，食之亦佳。同时生桃仁入菜比熟桃仁入菜更能够保持水分和口感。

核桃仁莴苣炒胡萝卜丁具有利尿润肠之功效。

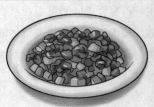

◎核桃仁莴苣炒胡萝卜

【材料】胡萝卜200克，核桃仁30克，莴苣20克，姜片、葱段、盐、鸡精、植物油各适量。

【制作】①胡萝卜、莴苣去皮，洗净，切丁；核桃仁入油锅炸香。②炒锅放植物油烧热，下姜片、葱段爆香，加莴苣丁、胡萝卜丁、核桃仁、盐、鸡精，炒熟即可。

身体虚弱者宜多食牛肉

牛肉能够迅速补充因气温降低而消耗的热量。立冬时节多食牛肉，不仅能暖身暖胃，更能益气滋脾，因而特别适合身体虚弱者。就保存营养来说，清炖是烹

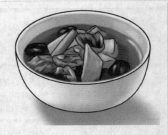

◎桂圆红枣煲牛肉

【材料】桂圆肉10克，红枣6颗，牛肉250克，土豆200克，姜片、葱段、盐、植物油各适量。

【制作】①桂圆肉洗净；红枣洗净，去核；牛肉洗净，切块；土豆洗净，去皮，切块。②炒锅放植物油烧至六成热，下葱段、姜片爆香，加牛肉、土豆、盐、400毫升水，大火烧沸，改小火煲45分钟即可。

饪牛肉最佳的方式。在选用牛肉的时候要注意，好的牛肉因为表面不含过多水分，弹性极佳，摸上去有油油的黏性；脂肪呈白色；通体色泽以均匀的深红色为宜，且没有异味。但是牛肉虽好，也要注意适可而止，不能一次吃太多，最好能够保持在 80 克 / 次左右。桂圆红枣煲牛肉可益气滋脾。

立冬补冬，切忌盲目"进补"

人类虽然没有冬眠之说，但是民间有立冬补冬的习俗。人们在这个进补的最佳时期，为抵御冬天的严寒补充元气而进行食补。进补时应少食生冷，尤其不宜过量地补。一般人可以适当食用一些热量较高的食品，特别是北方，可以吃些牛羊肉，但同时也要多吃新鲜蔬菜，还应当吃一些富含维生素和易于消化的食物。在这个时节，切忌盲目"进补"，否则惹病上身。

立冬药膳养生：消积导滞、补脾养胃，补肾涩精、补精益血

下气宽中、消积导滞，食用萝卜炖排骨

萝卜炖排骨具有下气宽中、消积导滞、健脾理气、止咳化痰之功效。

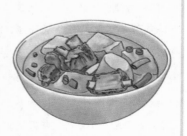

◎**萝卜炖排骨**

【材料】猪排骨 500 克，萝卜 500 克，葱 2 根，姜 1 块，酱油 1 大匙，料酒 1 大匙，盐、味精、白糖、淀粉各 1 小匙。

【制作】①萝卜洗干净切成块，排骨斩小段；葱切花，姜切片备用。②炒锅热油，将葱、姜和萝卜放入，煸炒至上色加入料酒、酱油、盐、味精、白糖和清水，放入排骨，用火烧开锅后，转用小火烧 30 分钟，待汁收浓且口味浓香时，加入水淀粉，把汁全部挂在原料表面即可装碗。

补脾养胃、补肾涩精，饮用紫菜玉米眉豆汤

紫菜玉米眉豆汤具有补脾养胃、补肾涩精、益气养血之功效，治脾虚久泻、肾虚遗精、贫血、崩漏带下。

◎紫菜玉米眉豆汤

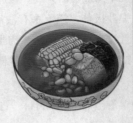

【材料】紫菜 19 克，玉米棒 2 段，眉豆 75 克，莲子 75 克，猪瘦肉 200 克，姜 1 片，盐适量，冷水适量。

【制作】①紫菜用水浸片刻，洗干净后沥干水分；洗干净玉米棒、眉豆和莲子；洗干净猪瘦肉，余烫后冲洗干净。②煲滚适量水，放入玉米段、眉豆、莲子、猪瘦肉和姜片，水滚后改文火煲约 90 分钟，放入紫菜再煲 30 分钟，下盐即成。

补精益血、扶正祛邪，饮用首乌松针茶

首乌松针茶具有补精益血、扶正祛邪之功效，适用于肝肾亏虚者，从事农药制造、核技术工作及矿下作业等人员以及放疗、化疗后白细胞减少的病人。

◎首乌松针茶

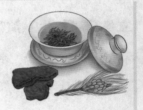

【材料】何首乌 18 克，松针（花更佳）30 克，乌龙茶 5 克，冷水适量。

【制作】先将首乌、松针或松花用冷水煎沸 20 分钟左右，去渣，以沸烫药汁冲泡乌龙茶 5 分钟即可。

益气补虚，腰膝疲软，食用苁蓉羊腿粥

苁蓉羊腿粥具有益气补虚、温中暖下，治虚劳羸瘦、腰膝疲软、产后虚冷、腹痛寒疝、中虚反胃之功效。

◎苁蓉羊腿粥

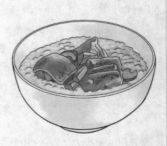

【材料】粳米 100 克，肉苁蓉 30 克，羊后腿肉 150 克，葱末 5 克，姜末 3 克，盐 2 克，胡椒粉 1.5 克，冷水 1000 毫升。

【制作】①将肉苁蓉洗干净，用冷水浸泡片刻，捞出细切。②羊后腿肉剔净筋膜，漂洗干净，横丝切成薄片。③粳米淘洗干净，用冷水浸泡半小时，捞出，沥干水分。④取砂锅加入冷水、肉苁蓉、粳米，先用旺火烧沸，然后改用小火煮至粥成，再加入羊肉片、葱末、姜末、盐，用旺火滚几滚，待米烂肉熟，撒上胡椒粉，盛起即可食用。

立冬起居养生：睡前温水泡脚，室内温度要提高

立冬时节临睡前温水泡脚

肾之经脉起于足部，足心涌泉穴为其主穴，立冬时节睡觉时，先用温水泡洗双脚，然后用力揉搓足心，除了能除污垢、御寒保暖外，还有补肾强身、解除疲劳、促进睡眠、延缓衰老，以及防止感冒、冠心病、高血压等多种病发生的功效。如果所泡的药水改用中草药甘草、元胡煎剂，利于防治冻疮；用茄秆连根煎洗，可控制冻疮发展；用煅牡蛎、大黄、地肤子、蛇床子煎洗，利于治疗足癣；用鸡毛煎洗，适用于顽固性膝踝关节麻木痉挛；用白果树叶煎洗，对小儿腹泻有效。从足部强健肾经，相当于养护树木的根基，可以让肾脏中的精气源源不断。

立冬后适当增加室内湿度

俗话说："三分医，七分养，十分防。"可见养生的重要性。在很多人的意识里只有老人才需要养生，其实不然，养生是条漫长的路，越早走上这条路，受益越多。冬季漫长，长时间生活在使用取暖器的环境中，往往会出现干燥上火和易患呼吸系统疾病的现象。科学研究表明，人生活在相对湿度40%～60%、湿度指数为50～60的环境中感觉最舒适。冬季，天寒地冷，万物凋零，一派萧条零落的景象，对此，人们首先想到的是防寒保暖，而冬季养生仅防寒保暖是远远不够的。

冬天，气候本来就非常干燥，使用取暖器使环境中相对湿度大大降低，空气更为干燥，会使鼻咽、气管、支气管黏膜脱水，弹性降低，黏液分泌减少，纤毛运动减弱，在吸入空气中的尘埃和细菌时不能像正常时那样迅速清除出去，容易诱发和加重呼吸系统疾病。冬天虽然天气很冷，但人们通常穿得厚，住得暖，活动少，饮食方面也偏好温补、辛辣的食物，体内积热不容易散发，容易导致上火。尤其是在

立冬起居养生

1. 坚持睡前泡脚

冬季临睡前泡脚对身体非常有好处。需要注意的是，泡脚应坚持20分钟左右，并适时续加热水才有效果。

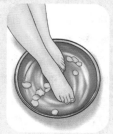

2. 适当增加室内湿度

立冬后，我国北方室内开始安置炉火或供应暖气了，室内空气更加干燥。应适当增加室内湿度。如在居室内养上两盆水仙，不但能调节室内相对湿度，还会使居室显得生机勃勃和春意盎然。

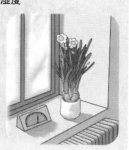

我国北方，本身气候就非常干燥，再加上室内普遍使用暖气，上火更是随时可能发生。另外，干燥的空气使表皮细胞脱水、皮脂腺分泌减少，导致皮肤粗糙起皱甚至开裂。因此，使用取暖器的家庭应注意居室的湿度。最好有一支湿度计，如相对湿度低了，可向地上洒些水，或用湿拖把拖地板，或者在取暖器周围放盆水，或配备加湿器，把房间湿度维持在50%左右，使湿度增加。

此外，居室中应勤开窗通风。通风可使室外的新鲜空气替换室内的污浊空气，减少病菌的滋生。不通风的情况下，室内二氧化碳含量超过人的正常需要量，会使人头痛，脉搏缓慢，血压增高，还有可能出现意识丧失。因而，勤开窗很重要。不过应当只开朝南面的窗子，不能使居室中有穿堂风。平时应注意随时补充人体水分，常喝温水或薄荷、苦茶、菊花、金银花等花草茶，冷却体内燥热，促进表皮循环，同时也可以饮用一些去燥热的饮料，比如凉茶。

立冬运动养生：规律运动身体好，早睡晚起多活动

立冬时节，规律运动身体好

立冬时节，天气逐渐转冷，许多动物开始冬眠，不少人只想待在温暖的家中，很少走出户外，更不用提参加体育锻炼了。事实上，这样对健康有害无利，在立冬时节坚持体育锻炼，不但能使人的大脑保持兴奋状态，增强中枢神经系统的体温调节功能，而且还能提高人的抗寒能力。因此在立冬以后坚持有规律运动健身的人一般很少患病。但是，立冬时节锻炼身体还要注意，由于气温的降低，人在立冬以后新陈代谢的速度会放缓，所以在此时节运动锻炼不宜太激烈，以防止适得其反。健身操、太极拳、跳舞或打球等运动均是立冬锻炼不错的选择。

立冬时节，早睡晚起多运动

立冬时节，往往会呈现气候干燥、天气变化频繁等特点，也是心脑血管疾病、呼吸系统疾病、消化系统疾病的高发期。每年立冬后，受冷空气影响，患感冒、痛风、胃病的病人都有所增加。建议人们进入立冬后，作息要早睡晚起，让睡眠的时间长一点，促进体力的恢复。最好是等到太阳出来以后再起床活动。运动前要做热身运动，运动量逐渐增加，避免在严寒中锻炼。中老年人冬季锻炼若安排不当，容易引起感冒。尤其是患有慢性病的老年人，可能会引起严重的并发症。

由于立冬后气温低、气压高，人体的肌肉、肌腱和韧带的弹力及伸展性均会降低，肌肉的黏滞性也会相应增强，从而造成身体发僵不灵活，舒展性也随之大打折扣。因此在立冬后进行体育锻炼时，立冬运动健身要注意以下几个方面：

1	室内运动时应保持空气流通。一些人习惯在冬天选择室内运动，并把门窗紧闭，以防止寒冷空气的入侵。但实际上，这样很容易因缺氧而导致头晕、恶心等症状。所以在室内运动时切记保持空气的流通。
2	运动时衣物的薄厚要适度。立冬过后气温降低，在运动前要穿厚实些的衣服，在热身后再除去外衣；锻炼结束后应尽快回到室内，不要吹冷风，擦去汗水并更换衣服，以防止感冒。
3	运动之前要充分热身。由于人的身体在低温环境中会发僵，运动前若不充分热身，极易造成肌肉拉伤或关节损伤，因此应在正式运动锻炼前先进行预热运动。
4	运动时应适时调整呼吸。由于冬天常有大风沙，因此建议在运动时最好采用鼻腔呼吸的方式，也可以采用鼻吸气、口呼气的呼吸方式，但切忌直接用口吸气。这是因为鼻腔黏膜能对吸进的空气起到加温的作用，在一定程度上减轻了寒冷空气对呼吸道的刺激；同时鼻毛亦可有效阻挡有害细菌。

立冬时节，常见病食疗防治

食用鲫鱼汤防治急性肾炎

急性肾小球肾炎常简称急性肾炎，是指感染后免疫变态反应引起的急性弥漫性肾小球炎性病变。引发感染的原因不一，表现出的症状为全身浮肿、尿少及尿血。冬天是感冒的高发期，感冒后若不及时治疗，病情就很容易加重，从而引发急性肾炎。可发生在任何年龄段，但是抵抗力较弱的儿童是急性肾炎的高危人群，因此孩子们在立冬过后更应注意此病的防治。

急性肾炎患者应严格控制盐、水和蛋白质的摄入量。伴有水肿、血压高症状的患者应坚持无盐或低盐饮食；水肿严重者应严格控制水的摄入量；氮质血症的患者则应严格限制蛋白质的摄入。

冬瓜皮鲫鱼汤具有补脾益气、利水消肿之功效，适用于各种急慢性肾炎的调治。

◎**冬瓜皮鲫鱼汤**

【材料】鲫鱼1条，冬瓜皮30克，盐适量。
【制作】①鲫鱼处理干净；冬瓜皮切块。②鲫鱼和冬瓜皮入锅加适量水炖烂，加盐调味即可。

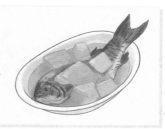

急性肾炎防治措施	1	积极防治呼吸道传染病，并对已患病者采取必要的隔离措施。
	2	立冬后要坚持体育锻炼，以提高免疫力。
	3	不酗酒，不吸烟，不熬夜。
	4	适量饮水，不憋尿，以防肾脏负担过重。
	5	定期体检，及时排查糖尿病和高血压病，以防止肾炎的发生。

吃牛、羊、猪肉防治缺铁性贫血

缺铁性贫血，是因人体内铁元素的储存量不能满足正常红细胞生成的需要从而引发的贫血。在立冬时节，很多人怕冷，是由于铁摄入量不足、吸收量减少、需要量增加、铁利用障碍或丢失过多所致。缺铁性贫血不是一种疾病，而是疾病的症状，症状与贫血程度和起病的缓急相关。在缺铁性贫血患者中，婴幼儿和孕产妇占有很高的比例，表现为心烦意乱、气闷头晕、皮肤干燥、毛发脱落等。患儿会因贫血而发育迟缓，影响日后的学习和生活。

山药干贝猪红粥具有补益脾胃、强壮身体、补充营养之功效，适用于白血病和贫血症。

第 2 章

小雪：轻盈小雪，绘出淡墨风景

　　小雪节气是我国二十四节气之一，传统上为冬季第二个节气。即太阳在黄道上自黄经 240° 至 255° 的一段时间，约 14.8 天，每年 11 月 22 日（或 23 日）开始，至 12 月 7 日（或 8 日）结束。狭义上，指小雪开始，每年 11 月 22 日—23 日，此时太阳达到黄经 240°。《月令七十二候集解》："十月中，雨下而为寒气所薄，故凝而为雪。"小雪表示降雪的起始时间和程度，此后气温开始下降，开始降雪，但还不到大雪纷飞的时节，所以叫小雪。

　　小雪时节已进入初冬，天气逐渐转冷，地面上的露珠变成严霜，天空中的雨滴就成了雪花，流水凝固成坚冰，整个大地披上了一层洁白的素装。但这个时候的雪，常常是半冻半融状态，气象上称为"湿雪"，有时还会雨雪同降，这类降雪称为"雨夹雪"。

小雪饮食养生：适当吃些肉类、根茎类食物御寒

可御寒食物：肉类，根茎类，含碘、含铁量高的食物

　　一般的小雪节气里，天气越来越寒冷，天气阴冷晦暗光照较少，此时容易引发或加重抑郁症。依靠食物来补充能量是一种让身体快速变暖的好方法，我们应多吃一些能够有效抵御寒冷的食物。以下四类食物能够迅速让人感觉温暖：

能够让身体快速变暖的食物

1. 肉类

肉类，是动物的皮下组织及肌肉。蛋白质、脂肪和碳水化合物被称为产热营养素，狗肉、羊肉、牛肉和章鱼肉都富含这些营养素。在小雪节气适当进食这几种肉类食物，可促进新陈代谢，加速血液循环，从而起到御寒的作用。肉类几乎是最普通的受人喜爱的食物。肉类营养丰富，味美，食

2. 铁含量高的食物

铁是人体内必需的微量元素之一，有着重要的生理功能。铁元素不足常常会引发缺铁性贫血，而缺铁性贫血引起的血液循环不畅可使机体产热量减少，从而导致体温偏低。我们日常的食物中多数含铁量较少，有的基本测不到，有些含铁食物不易吸收。因此，常食用动物血、蛋黄、猪肝、牛肾、黄豆、芝麻、腐竹、黑木耳等富含铁质的食物，对提高人体的抗寒能力大有裨益。

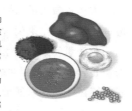

肉使人更能耐饥；长期食用，还可以帮助身体变得更为强壮。此外，人食用肉类食物，可以刺激消化液分泌，有助消化。

3. 根茎类

根茎类蔬菜就是指食用部分为根或者茎的蔬菜。富含矿物质的根茎类蔬菜，如胡萝卜、山芋、藕、菜花、土豆等能够有效提高人体的抗寒能力。

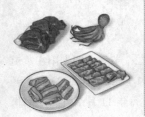

4. 碘含量高的食物

含碘量高的食品有海带、紫菜、贝壳类、菠菜、鱼虾等。一般含碘量高的食物都可以促进甲状腺素分泌，甲状腺素能加速体内组织细胞的氧化，提高身体的产热能力，使基础代谢率增强、血液循环加快，从而达到抗冷御寒的目的。

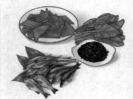

吃瓜子、燕麦可调节情绪

在阴冷的小雪节气前后，不少人的情绪都会出现不同程度的波动，这是由于气温骤降、光照不足，其具体表现为无缘由地发脾气、坐立不安、心情失落等。

那么我们应该在平时怎么样通过食补来解决呢？在勃然大怒时，应多食瓜子。因为瓜子中富含的 B 族维生素和镁能够消除心火、平稳血糖，让心情趋于平和。在感到委屈时，吃香蕉是最佳的选择。有调查显示，意志消沉和情绪低落均是由体内的 5-羟色胺含量低所致，而香蕉正是富含 5-羟色胺的水果，因而食用香蕉能很快使你的心情好转；感觉焦虑不安，多半是人的中枢神经系统出了问题，此时的首选食品是燕麦。燕麦不仅能够延缓能量释放，还能抑制大脑因血糖突然升高而过度亢奋，其富含的维生素 B_1 更是平衡中枢神经系统的"润滑剂"，能使人尽快恢复平静。因此，如果我们能通过进食一些具有安神去躁功能的食物，以达到调理效果，这对我们的身体是很有好处的。

润肠排毒、消除抑郁可吃些香蕉

香蕉不仅能够缓解紧张情绪、消除抑郁，还能润肠排毒、养胃除菌，小雪时节多食香蕉，对调节情绪和调理肠胃大有裨益。

香蕉属高热量水果，据分析每 100 克果肉的热量达 91 卡。香蕉果肉营养价值颇高，每 100 克果肉含碳水化合物 20 克、蛋白质 1.2 克、脂肪 0.6 克；此外，还含多种微量元素和维生素。其中维生素 A 能促进生长，增强对疾病的抵抗力，是维持正常的生殖力和视力所必需；硫胺素能抗脚气病，促进食欲、助消化，保护神经系统；核黄素能促进人体正常生长和发育。香蕉中还含有能让肌肉松弛的镁元素，工作压力比较大的人群可以多食用。

润肠排毒、消除抑郁可以尝试一下香蕉百合银耳羹。

◎香蕉百合银耳羹

【材料】香蕉2根，鲜百合100克，水发银耳15克，枸杞子5克，冰糖末适量。

【做法】①香蕉去皮，切片；百合洗净，撕片；银耳洗净，撕成小朵；枸杞子洗净，用温水泡软。②取一蒸盆，放入香蕉、百合、银耳、枸杞子，加适量水、冰糖末调匀，上笼，蒸半个小时即可。

【注意】选用的果皮呈金黄色，无黑褐色的斑点，并会散发浓郁果香的优质香蕉。另外，挤压、低温均会使香蕉表皮变黑，此时香蕉极易滋生细菌，应该丢弃，切莫因怕浪费而食之。在睡前吃些香蕉可以平稳情绪，帮助提高睡眠质量。

解毒、清肺可食用豆腐

豆腐具有涤尘、解毒和清肺的功效。小雪节气雾天频发，雾气中含有酸、碱、酚、尘埃、病原微生物等多种有害物质，此时多食豆腐，无疑会对健康大有益处。

上等的豆腐形状完整且富有弹性，软硬度适中，通体为略带光泽的淡黄色或乳白色。在烹饪的时候，最好将鱼肉、鸡蛋、海带或排骨同豆腐搭配在一起食用，营养均衡易吸收。

◎海带豆腐汤

【材料】海带100克，豆腐200克，植物油、葱花、姜末、盐各适量。

【制作】①海带洗净，切片；豆腐切大块，入沸水焯烫后捞出放凉，切成小方丁。②锅中放植物油烧热，放入葱花、姜末煸香，下入海带、豆腐，加入适量清水、盐，大火烧沸，改用小火煮至海带、豆腐入味即可。

小雪时节饮食宜忌

小雪时节，天气阴暗，容易引发抑郁症，因此，要选择性地吃一些有助于调节心情的食物。适宜多食一些热粥，热粥不宜太烫，亦不可食用凉粥。此时适宜温补，如羊肉、牛肉、鸡肉等；同时还要益肾，此类食物有腰果、山药、白菜、栗子、白果、核桃等，而水果首选香蕉。切忌食过于麻辣的食物。

小雪药膳养生：补肾益气、祛虚活血，乌须发、美容颜

补肾益气、祛虚活血，饮用黑豆花生羊肉汤

黑豆花生羊肉汤具有补肾益气、祛虚活血、益脾润肺等功效。

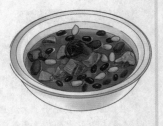

◎ 黑豆花生羊肉汤

【材料】羊肉 750 克，黑豆 50 克，花生仁 50 克，木耳 25 克，南枣 10 颗，生姜 2 片，香油、盐适量，冷水 3000 毫升。

【制作】①将羊肉洗干净，斩成大块，用开水煮约 5 分钟，漂干净；将黑豆、花生仁、木耳、南枣用温水稍浸后淘洗干净，南枣去核，花生仁不用去衣。②煲内倒入 3000 毫升冷水烧到水开，放入以上用料和姜用小火煲 3 小时。③煲好后，把药渣捞出来，用香油、盐调味，喝汤吃肉。

降低血脂、防止胆固醇，食用黑木耳粥

黑木耳粥具有抗血小板凝结，降低血脂和防止胆固醇沉积的作用。

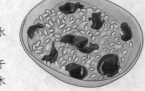

◎ 黑木耳粥

【材料】粳米 100 克，黑木耳 30 克，白糖 20 克，冷水 1000 毫升。

【制作】①粳米淘洗干净，用冷水浸泡半小时，捞出沥干水分。②黑木耳用开水泡软，洗干净、去蒂，把大朵的木耳撕成小块。③锅中加入约 1000 毫升冷水，倒入粳米，用旺火烧沸后，改小火煮约 45 分钟，等米粒涨开以后，下黑木耳拌匀，以小火继续熬煮约 10 分钟，见粳米软烂时调入白糖，即可盛起食用。

补肝肾，乌须发，美容颜，食用红菱火鸭羹

红菱火鸭羹具有补肝肾、乌须发、美容颜、润肌肤的功效。

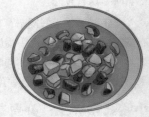

◎ 红菱火鸭羹

【材料】火鸭肉、菱角肉各 100 克，香菇、丝瓜各 25 克，盐 3 克，味精 1.5 克，料酒 6 克，色拉油 5 克，高汤 500 克，冷水适量。

【制作】①香菇用温水泡发回软，去蒂，洗干净，切丁；丝瓜去皮，切丁；火鸭肉、菱角肉也切成丁。②炒锅入色拉油烧热，烹入料酒，注入适量冷水烧沸，把各丁放入锅中煨熟，捞起，滤干水分，放在汤碗中。③将高汤倒入锅中，用盐、味精调味，待微微煮滚，倒入汤碗里即成。

小雪起居养生：御寒保暖，早睡晚起

小雪时节要做好御寒保暖

小雪时节已进入初冬，天气逐渐转冷，地面上的露珠变成严霜，天空中的雨滴凝成雪花，流水凝固成坚冰，整个大地穿上了一层洁白的衣服。但是雪也不大，因此叫小雪。此时的黄河以北地区会出现初雪，其雪量有限，但还是给干燥的冬季增添了一些乐趣。湿润的空气会让呼吸系统疾病有所缓和。但雪后会出现气温下降的情况，因此起居要做好御寒保暖，注意身体的健康，以及补食一些食物，避免感冒的发生。

早睡晚起，日出而作

冬季，由于气温骤降、光照不足的缘故，应适当增加睡眠，要早睡晚起，日出而作。

俗话说，冬季的时候，不要扰动阳气，否则会破坏人体阴阳转换的生理机能。这是因为，冬天阳气潜藏，阴气盛极，草木凋零，蛰虫伏藏，万物活动趋向休止，以养精蓄锐。所以，冬天我们是以养为主的。

早睡可养人体阳气，迟起能养人体阴气，那晚起是不是就是赖床不起呢？不是的，这是以太阳升起的时间为度的。因此，早睡晚起有利于阳气潜藏、阴精蓄积，为次年春天生机勃发做好准备。

而且，这也与冬季气候十分寒冷有关，因此，这也要求人们尽量做到早睡晚起，在养生上要注意保暖避寒。正如《寿亲养老新书》中所说："唯早眠晚起，以避霜威。"

另外，在冷高压影响下，冬天的早晨往往有气温逆增现象，即上层气温高，地表气温低，大气对流活动停止，地面上有害污染物停留在呼吸带。如过早起床外出，会呼吸到有害的空气，不利于人的身体健康。

小雪运动养生：运动前要做足准备活动

长跑要注意热身、呼吸、放松等环节

小雪时节，天气不时出现阴冷晦暗的景象，气温进一步下降，黄河流域开始下雪，鱼虫蛰伏，人体新陈代谢处于相对缓慢的水平，运动养生应以温和的有氧运动为主。此时人们的心情也会受其影响，特别容易引发抑郁症，因此，应调节自己的心态，保持乐观态度，经常参加一些户外活动，坚持耐寒锻炼，多运动，

以增强体质。这样可以有效预防感冒发烧。这个时节，长跑就是不错的运动养生选择。长跑运动时，要注意热身、跑姿、呼吸、放松等几个环节：

需要提醒的是，不是所有的人都适合在冬季进行长跑运动，比如患有心脑血管疾病、高血压和糖尿病的患者，就不宜进行长跑运动。

小雪时节长跑注意事项

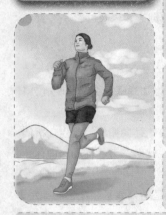

1. 热身

长跑之前的热身运动非常重要。小雪时天气严寒，身体处于僵硬的状态，若是在没有热身的情况下贸然进行剧烈运动，运动损伤的概率会比其他季节更大些。热身一般要持续 5 分钟以上。足尖点地，交替活动双侧踝关节；屈膝半蹲，活动双侧膝关节；交替抬高和外展双下肢，以活动髋关节；前后、左右弓箭步压腿，牵拉腿部肌肉和韧带。

2. 跑姿

不要小看跑的姿势，很多时候，姿势会对你的速度和身体的健康产生影响。上身稍微前倾，两眼平视，两臂自然摆动，脚尖要朝向正前方，不要形成八字，后蹬要有力，落地要轻柔，动作要放松。当脚前掌着地时，跑的速度快，但比较费力；若是全脚掌落地过渡到前掌蹬地，则腿后面的肌肉比较放松，跑起来省力，但速度较慢。

3. 呼吸

长跑属于有氧运动，以四步一呼吸为宜。刚开始时，氧气供应不足，会出现腿沉、胸闷、气喘等现象，这属于正常的生理反应。如果感到不适，应暂缓或停止运动。冬季空气较冷，呼吸的时候尽量不要使用口腔呼吸。

4. 放松

长跑后不要马上停下休息，应慢走几百米放松，再做一些腰、腹、腿、臂等部位的放松活动。

小雪时节，跳舞、跳绳有利于身心健康

小雪节气到来，北方的大部分地区逐渐开始寒气逼人，而南方的天气也很湿冷，因此感伤、落寞和惆怅等情绪很可能会随之而来。按照传统的养生理论，心情的悲喜会在一定程度上影响身体健康；同样，身体的好坏也会直接影响情绪的变化。所以在小雪时节，应注意保持心情的乐观开朗，并多参加一些体育活动，如跳舞和跳绳就是不错的健身运动选择。

1. 跳舞

随着美妙的音乐翩翩起舞，十分有益于人的身心健康。由于跳舞能够促进血液循环，加快新陈代谢，使身体各个器官都得到充分的舒展和锻炼，并能有效滋养肌肉组织；同时，在欢快和舒缓的乐曲中舞动身体，能够使人忘记疲劳和紧张，不仅感到轻松愉悦、无限惬意，更得到了一份美的享受。因此，跳舞对人的生理、心理所起到的双重调节作用是其他运动所不能比拟的。

虽然跳舞这项活动好处多多，但在气温寒冷的小雪时节，跳舞时应注意以下几个方面：

小雪时节跳舞注意事项

1	选择人群密度较小、空气循环畅通的场所跳舞，不宜去人群密度较大的场所"扎堆"跳舞。
2	不要在吃过饭后立即跳舞。这是由于饱腹起舞会影响消化，容易诱发胃肠类疾病。
3	跳舞前，不要因为想要"轻装上阵"而一次脱掉过多的衣服，而是应当在跳了一段时间、身体渐渐发热时再逐渐脱掉一些衣物。在出汗后要格外注意保暖，切莫长时间穿着汗水浸透的湿衣服继续跳舞，以防着凉感冒。
4	跳舞的时间要根据体质量力而行，应注意及时休息。如在跳舞过程中感觉头晕、胸闷、呼吸急促或心跳过快时，应及时坐下来休息调整。
5	尽量避免参与节奏过快的舞蹈。由于在天气寒冷时人的血管弹性会变得较差，节奏过快的舞蹈会使人呼吸变得急促、血压骤然升高、心跳加快，容易诱发心血管类疾病，有相关病史的人还有可能因此而加重病情，甚至出现生命危险。

2. 跳绳

跳绳能够增强心血管系统、呼吸系统和神经系统的功能，能有效预防关节炎、肥胖症、骨质疏松等多种疾病，还可放松心情，有利于心理健康，也能起到减肥的作用。小雪时节，跳绳就是一项不错的运动，但是参与此项运动时要注意以下几个方面：

小雪时节跳绳注意事项

1	跳绳的运动场地以木质地板和泥土地为佳，切莫在很硬的水泥地上跳绳，以免损伤关节，且易引起头昏脑涨。
2	跳绳者应穿质软、轻便的高帮鞋，以避免脚踝受伤。
3	对于初学者来说，最好选用硬绳，熟练后再改为软绳，同时也要调整好呼吸。另外，还要注意跳绳时间不宜过长。
4	跳绳时全身的肌肉和关节应放松，脚尖和脚跟应协调用力。
5	身体较胖者和中年妇女宜采用双脚同时起落的方式。上跃不要太高，以免关节过于负重而受伤。
6	跳绳是耗能较大的需氧运动，活动前应做好热身运动，适度活动足部、腿部、腕部和踝部等，跳绳后也应做些放松活动。

小雪时节，常见病食疗防治

食用川芎黄芪蒸鲫鱼防治肩周炎

现在随着电脑的普及，很多人得肩周炎。肩周炎又称"五十肩"，患者多为50岁左右的中年人，其主要症状为肩关节疼痛和活动不便。但是，现代的年轻人长时间坐在电脑前不动，也会得肩周炎。传统中医以为，肩部受风受寒是导致肩周炎发病的主要原因，所以肩周炎也被称为"漏肩风"。

小雪时节，气温逐渐减低。此时，风寒湿邪很容易侵入人体，导致血液凝固且经络拘急，导致关节变僵硬不灵活，因而大大提高了患上肩周炎等病症的概率。在这个时节，应该及时给予治疗和调养。

川芎黄芪蒸鲫鱼具有活血行气、祛风止痛之功效，适用于肩周炎等症。

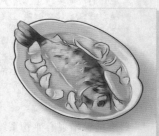

◎ **川芎黄芪蒸鲫鱼**

【材料】川芎10克，黄芪20克，鲫鱼300克，料酒、姜片、葱段、盐、味精、醋、酱油、香油各适量。
【制作】①川芎、黄芪润透，切片；鲫鱼处理干净，用盐、味精、酱油、料酒、醋、葱段、姜片腌30分钟。②加黄芪、川芎，大火蒸7分钟，淋香油即可。

肩周炎预防措施

1	避免疲劳过度及在出汗后受风。
2	注意肩部的保暖防寒。在阴天和雪天时，女士们可在肩部多围一条披肩，男士们尽量多穿有护肩的衣服，另外睡觉时尽量不要把肩膀露在被子外面。
3	多进行一些体育锻炼和家务劳动，保持身体的灵活性，但要注意防止肩关节扭伤。
4	可经常对肩部进行简单的按摩。

冻疮饮用黄芪当归瘦肉汤食疗防治

在小雪时节前后，由于气温低和气候潮湿，容易发生冻疮。冻疮指人体受寒邪侵袭所引起的全身性或局部性损伤，表现为手、足、脸颊等暴露部位出现充血性水肿红斑，温度升高时患处会感到瘙痒，严重者会出现患处皮肤糜烂及溃疡等现象。但是，当春天来临，冻疮会随着天气转暖不治自愈。

　　冻疮患者应注意提高机体的抗寒能力，可多食阿胶、人参之类的补品。另外，食用药膳可起到疏通脉络、散除寒气、理气补血和清热解毒的功效，从而加快冻疮的治愈。

　　黄芪当归瘦肉汤可疏通脉络、散除寒气。

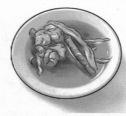

◎**黄芪当归瘦肉汤**

【材料】黄芪30克，当归15克，猪瘦肉350克，料酒、盐、鸡精各适量。

【制作】①当归、黄芪分别洗净，润透，切片；猪瘦肉洗净，切丝。②锅内放入当归、黄芪、猪瘦肉、料酒，加入适量水，大火烧沸，改小火煮35分钟，加入盐、鸡精调味。

	冻疮预防措施
1	注意加强体育锻炼，以改善血液循环。
2	注意保暖防寒，特别是注意局部保暖，在出门时要戴好围脖、手套和口罩。
3	尽量选择宽松的鞋子和袜子，以保持足部血液循环的畅通。
4	受冻的部位切莫马上进行烘烤或用热水泡，以防止患处溃烂。

🥚 第3章 🥚
大雪：大雪深雾，瑞雪兆丰年

二十四节气之一的大雪节气，通常在每年阳历的 12 月 7 日（个别年份为 6 日或 8 日），其时太阳到达黄经 255°。

大雪时节，我国大部分地区的最低温度都降到了 0℃或以下。在强冷空气前沿冷暖空气交锋的地区，往往会降大雪，甚至暴雪。可见，大雪节气是表示这一时期，降大雪的起始时间和雪量程度，它和小雪、雨水、谷雨等节气一样，都是直接反映降水的节气。

大雪饮食养生：不可盲目进补，消瘀化痰、理气解毒吃萝卜

大雪时节，不可盲目进补

大雪时节，天气寒冷，许多人喜欢在这段时期进行"大补"，但是进补不能盲目进行，更不能随心所欲，如不根据自身的体质进补，很可能会事与愿违，损害身体健康。因此在进补之前我们应多做"功课"，要"补"得健康，"补"得安全。

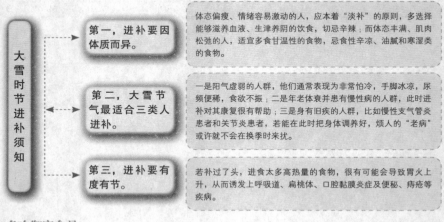

大雪时节进补须知

第一，进补要因体质而异。
> 体态偏瘦、情绪容易激动的人，应本着"淡补"的原则，多选择能够滋养血液、生津养阴的饮食，切忌辛辣；而体态丰满、肌肉松弛的人，适宜多食甘温性的食物，忌食性寒凉、油腻和寒湿类的食物。

第二，大雪节气最适合三类人进补。
> 一是阳气虚弱的人群，他们通常表现为非常怕冷，手脚冰凉，尿频便稀，食欲不振；二是年老体衰并患有慢性病的人群，此时进补对其康复很有帮助；三是身有旧疾的人群，比如慢性支气管炎患者和关节炎患者，若能在此时把身体调养好，烦人的"老病"或许就不会在换季时来扰。

第三，进补要有度有节。
> 若补过了头，进食太多高热量的食物，很有可能会导致胃火上升，从而诱发上呼吸道、扁桃体、口腔黏膜炎症及便秘、痔疮等疾病。

多吃御寒食品

寒冷的天气会使脂肪的分解和代谢速度变快、胃肠的消化和吸收能力增强、出汗减少，进而导致排尿增多等。这种种变化都需要通过补充相应的营养素来进行调节，以保证机体能够适应大雪时节的寒冷天气。具体做法有：

如何补充营养御寒

1	多吃温热且有利于增强御寒能力的食物,如羊肉、狗肉、甲鱼、虾、鸽、海参、枸杞子、韭菜、糯米等。
2	增加蛋白质、脂肪和碳水化合物等产热营养素的摄入,多吃富含脂肪的食物。
3	增加蛋氨酸的摄入量。富含蛋氨酸的食物包括芝麻、葵花子、乳制品、酵母以及叶类蔬菜等。
4	补充维生素 A 和维生素 C。维生素 A 多存在于动物肝脏、胡萝卜和深绿色蔬菜中,新鲜的水果和蔬菜则是最主要的维生素 C 来源。
5	补充钙质,多喝牛奶,多吃豆制品和海带。

大雪时节进补可多吃羊肉

羊肉性温,不仅能够促消化,还能在保护胃壁的同时修补胃黏膜。若在大雪时节进补,不妨多吃羊肉。

在挑选羊肉食材的时候要注意,上等羊肉以色泽鲜红、表面具有光泽且不黏手,肉质紧密富有弹性,没有异味为佳。同时,在烹饪的过程中,为了去除羊肉膻味,可在煮羊肉时加入几颗山楂,或放入萝卜、绿豆;在炒羊肉时可多放葱、姜、孜然等调味料。

◎**枣桂羊肉汤**

【材料】羊肉 200 克,红枣 10 颗,桂圆 5 颗,水发木耳 50 克,姜片、盐各适量。
【制作】①羊肉洗净,切块,焯 5 分钟后捞出,沥水。②红枣去核,洗净;桂圆去壳;水发木耳洗净,撕成小朵。③砂锅中加适量清水,大火烧沸,放入羊肉、红枣、木耳、桂圆肉、姜片,改用中火煲 3 小时。④加盐调味即可。

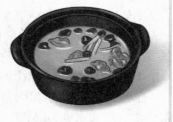

消瘀化痰、理气解毒可多吃白萝卜

白萝卜具有消瘀化痰、理气解毒的功效。在寒冷的大雪时节多吃一些白萝卜,既能败火,又能滋补,对身体健康十分有益。

优质的白萝卜个体丰满、外表白净且没有黑点,萝卜叶呈嫩绿色。而且萝卜皮和萝卜叶中也都含有丰富的营养,千万不要把它们扔掉。

在吃白萝卜时,应做到"细细品味",因为只有细嚼才能将其中的营养物质完全释放出来。

山楂萝卜排骨煲可消瘀化痰、理气解毒。

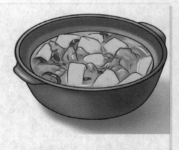

◎ 山楂萝卜排骨煲

【材料】山楂20克，白萝卜、排骨各500克，料酒、
盐、姜片、味精、胡椒粉、葱段、棒骨汤各适量。
【制作】①山楂洗净，去核；白萝卜洗净，去皮，切
块；排骨洗净，剁段。②高压锅内放入山楂、白萝
卜、排骨、料酒、盐、味精、姜片、葱段、胡椒粉、
棒骨汤，大火烧沸，煮30分钟即可。

大雪药膳养生：补血止血、滋阴润肺、补中益气、补肾壮阳

补血止血，滋阴润肺，食用猪血归蓉羹

猪血归蓉羹具有补血止血、滋阴润肺之功效，对于治疗贫血、吐衄崩漏、阴虚燥
咳等症有一定功效。

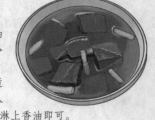

◎ 猪血归蓉羹

【材料】猪血150克，当归6克，肉苁蓉15克，熟大油
4克，葱白5克，盐2克，味精1.5克，香油3克，冷
水适量。
【制作】①将当归、肉苁蓉洗干净，放入锅内，注入适
量冷水，煮取药液。②将猪血整理干净，切成块，加入
药液中煮熟。放入大油、葱白、盐、味精拌匀，食用时淋上香油即可。

滋补肝肾、添精止血，食用红枣羊骨糯米粥

红枣羊骨糯米粥具有滋补肝肾、添精止血的功效，可用于辅助治疗虚劳羸弱、
腰膝酸痛、肾虚遗精、崩漏带下等症。

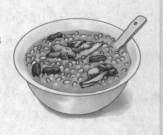

◎ 红枣羊骨糯米粥

【材料】糯米100克，羊胫骨1条，红枣5颗，葱末3
克，盐1克，冷水适量。
【制作】①糯米淘洗干净，用冷水浸泡3小时，捞出沥
干水分。②红枣洗干净，剔除枣核。③羊胫骨冲洗干净
敲成碎块。④取锅放入适量冷水，放入羊胫骨块，先用
旺火煮沸，再改用小火熬煮至糯米熟烂。⑤粥内下入葱
末、姜末、盐调好味，再稍焖片刻即可盛起食用。

补中益气、补肾壮阳，饮用老鸭芡实汤

老鸭芡实汤具有补中益气、补肾壮阳、利湿、缓解疲劳之功效，适宜脾胃虚弱、消瘦乏力、消渴多饮及肾虚阳痿者服用。

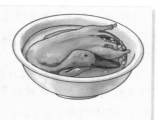

◎ **老鸭芡实汤**

【材料】老鸭1只，芡实50克，盐少许，冷水适量。
【制作】①将老鸭去毛及内脏，清洗干净，将淘净的芡实填入鸭腹内缝口。②放入砂锅内加适量水，以文火煨至鸭肉熟烂，加盐调味即成。

大雪起居养生：洗澡水不宜烫、时间不宜长，睡觉要穿睡衣

洗澡水温不宜过高，时间不宜过长

1. 水温不宜过高

热水能使体表血管扩张，加快血液循环，促进代谢产物的排出，去脂作用也比冷水强。但冬季洗热水澡，水温宜控制在35℃～40℃。

水温过高可引起交感神经兴奋，血压升高，然后周身皮肤血管扩张，血压又开始下降。老人血压调节机制减弱，血压下降过低会引起脑梗死。

尤其是在高温浴池中待的时间过长，而浴室窗户紧闭时，空气稀薄，再加上出汗多，血液黏稠度增高，使心脏负担加重，从而引起心律失常，甚至导致更严重后果。

2. 时间不宜过长

入浴时间不宜过长，最好不超过半小时。因为，热水浴能使血液大量集中于体表，时间过长易使人疲劳，还会影响内脏的血液供应，大脑功能也易受到抑制。

3. 次数不宜过多

冬季是阳气潜藏的季节，不宜过多出汗，以免发泄阳气。因此，冬季洗热水浴的频度不宜过高，以每周一次为好。否则，会因汗出过多而扰动阳气，不利于冬季养生。

4. 选好时机

饭后不要立即进行热水浴，以免消化道血流量减少，影响食物的消化吸收，时间长了，还可引起胃肠道疾病；空腹时不宜进行热水浴，以免引起低血糖，使人感到疲劳、头晕、心慌，甚至引起虚脱；过度疲劳时也不宜进行热水浴，以免加重体力消耗，引起不适。

5. 其他注意事项

冬季洗澡时，打肥皂不宜过多，以免刺激皮肤，产生瘙痒。

另外，为安全起见，尤其是高龄者入浴，池水不宜太满，以半身浴为宜，水深没胸部以上时，会加重心肺负担。

穿睡衣入睡，消除疲劳、预防疾病

由于皮肤能分泌和散发出一些化学物质，若和衣而眠，无疑会妨碍皮肤的正常呼吸和汗液的蒸发，而且衣服对肌肉的压迫还会影响血液循环。因此，冬天不宜穿厚衣服睡觉。

睡觉时，穿着贴身的内衣内裤，这也不利于健康，因为这样会将细菌和体味带到被窝里；如果穿着紧身内衣，这将不利于肌肉的放松和血液循环，极大地影响了休息的效果。

穿睡衣则不同，由于睡衣宽松肥大，有利于肌肉的放松和心脏排血，使人在睡眠时可达到充分休息的目的，有助于消除疲劳，提高睡眠质量，并能预防疾病，保护身体健康。

穿睡衣崇尚舒适，以无拘无束、宽柔自如为宜。其面料以自然织物为主。如透气吸潮性能良好的棉布、针织布和柔软护肤的丝质料子为佳，最好不要选用化纤制品。

大雪起居养生

1. 大雪洗浴有讲究

大雪时节，洗浴水温不宜过高，洗浴时间不宜过长，以防引起心脏、血液方面的问题。浴后应及时擦干衣，以防着凉，并静卧休息，补充水分。

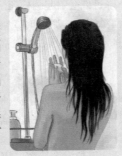

2. 穿睡衣入睡

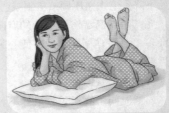

冬季的气温较低，温差增大，睡眠期间因肌体抵抗力和对冷环境的适应能力降低，如果穿很少的衣服，甚至一丝不挂地入睡，很容易受凉感冒。

大雪运动养生：运动最好在下午做

冬季游泳锻炼血管

随着时代的进步，被体育专家称为 21 世纪最受人们欢迎的运动——游泳，已不再只是夏季的运动了，一年四季都可以进行了。

北方寒冷干燥的冬季，最适合游泳，冬泳健身价值比夏季更高。游泳时，由于冷水对皮肤的刺激，使得皮肤的血管急剧收缩，大量血液被驱入内脏和深部组织，血管一次大力收缩后，必定随着一次相应地舒张，这样一张一缩血管就能得到锻炼，使人体能更快地适应这种冷热交替的变化。所以，冬泳又被称为"血管体操"。冬季游泳在一定程度上还能有效地提高人体的免疫能力，可以使人抵御冬季和春季的流感。同时，人在游泳时身体处于水平状态，心脏和下肢在一个平面上，使得血液从大静脉流回心房时不必克服重力的作用，为血液循环创造了有利的条件。心室充满了流回心脏的血液，有利于提高心血管系统的机能。另外，水的流动和肌肉的运动，都会起到按摩小动脉的作用。这种经常性的按摩，能减少小动脉的硬化，使心脏泵血时所遇到的外围阻力减少，可以防止高血压、心脏病的发生。

游泳运动除了有以上诸多优点外，同时还可塑造健美的身材，锻炼出丰满的肌肉、匀称而修长的四肢。冬泳时有以下一些注意事项：

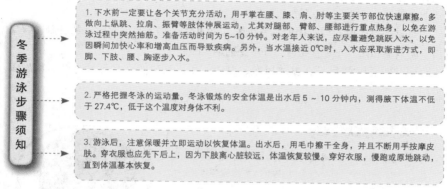

冬季游泳步骤须知

1. 下水前一定要让各个关节充分活动，用手掌在腰、膝、肩、肘等主要关节部位快速摩擦。多做向上纵跳、拉肩、振臂等肢体伸展运动，尤其对腿部、臀部、腰部进行重点热身，以免在游泳过程中突然抽筋。准备活动时间为 5～10 分钟。对老年人来说，应尽量避免跳跃入水，以免因瞬间加快心率和增高血压而导致疾病。另外，当水温接近 0℃ 时，入水应采取渐进方式，即脚、下肢、腰、胸逐步入水。

2. 严格把握冬泳的运动量。冬泳锻炼的安全体温是出水后 5～10 分钟内，测得腋下体温不低于 27.4℃，低于这个温度对身体不利。

3. 游泳后，注意保暖并立即运动以恢复体温。出水后，用毛巾擦干全身，并且不断用手按摩皮肤。穿衣服也应先下后上，因为下肢离心脏较远，体温恢复较慢。穿好衣服，慢跑或原地跳动，直到体温基本恢复。

冬季运动的最好时间在下午

最佳时间 14：00~19：00。

人体活动受"生物钟"控制，按生物钟规律来安排运动时间，对健康更有利。冬季健身在 14：00 ～ 19：00 之间比较理想。此时，室外温度比较高，人体自身温度也比较高，体力也比较充沛，很容易兴奋，比较容易进入运动状态。

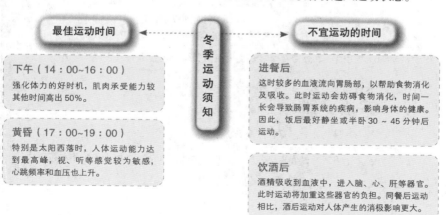

最佳运动时间 ◄┄┄┄ 冬季运动须知 ┄┄┄► **不宜运动的时间**

下午（14：00~16：00）
强化体力的好时机，肌肉承受能力较其他时间高出 50%。

黄昏（17：00~19：00）
特别是太阳西落时，人体运动能力达到最高峰，视、听等感觉较为敏感，心跳频率和血压也上升。

进餐后
这时较多的血液流向胃肠部，以帮助食物消化及吸收。此时运动会妨碍食物消化，时间一长会导致肠胃系统的疾病，影响身体的健康。因此，饭后最好静坐或半卧 30～45 分钟后运动。

饮酒后
酒精吸收到血液中，进入脑、心、肝等器官。此时运动将加重这些器官的负担。同餐后运动相比，酒后运动对人体产生的消极影响更大。

大雪时节，常见病食疗防治

治鼻窦炎多吃动物肝脏、瘦猪肉、胡萝卜

鼻窦炎是一种常见的鼻科疾病，主要症状为鼻塞流涕、头疼脑热等。鼻窦炎在寒冬时节的发病率居高不下，主要原因是人体抵抗力在气温降低时会随之下降，此时风寒湿邪便会侵入体内，使得伤风感冒在冬季甚为常见，而伤风感冒极易发展为鼻窦炎。

大雪时节，气温温差大，鼻子容易受到天气的影响，随着气温、湿度、气压开始发生变化，再加上空气污染不易扩散等各种因素的影响，鼻窦炎进入高发季节。

鼻窦炎患者要在三餐中增加维生素 A 和 B 族的摄入量，多吃动物肝脏、瘦猪肉、胡萝卜和西兰花等食物，另外不要抽烟、酗酒。

西兰花豆酥鳕鱼具有发散风寒、温中通阳之功效，适合感冒、鼻窦炎患者食用。

◎西蓝花豆酥鳕鱼

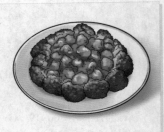

【材料】鳕鱼 1 条，西蓝花 30 克，姜末、葱花、豆豉、盐、味精、料酒、白砂糖、胡椒粉、植物油各适量。

【制作】①鳕鱼洗净；西蓝花切块焯熟。②盆中放鳕鱼、盐、料酒略腌，上笼蒸 10 分钟。③炒锅放植物油烧热，下葱花、姜末、豆豉炒香，加盐、味精、胡椒粉炒匀，浇入鳕鱼盘中，用西蓝花围盘即可。

鼻窦炎预防措施

1	积极锻炼身体，增强体质，提高免疫力，促进鼻腔中的血液循环。
2	改正挖鼻孔的习惯，防止鼻腔感染病菌。
3	戴上口罩，以防止冷空气刺激鼻黏膜。
4	注意采取措施预防感冒，防治鼻窦炎。
5	一旦鼻子周围的器官出现不适，要及早治疗，以免这些病症诱发鼻窦炎。

冠心病人少吃高胆固醇和高脂肪食物

　　冠心病是由冠状动脉粥样硬化所引起的心肌缺血、缺氧。由于低温、低气压和温差大的环境会使人的机体持续处于应激状态，其中又以心脑血管系统最甚，因此冬天往往是冠心病的高发期，其主要症状包括心绞痛、心肌梗死、心肌缺血或坏死。患上冠心病以后，注意均衡营养、少吃高胆固醇和高脂肪的食物，严控摄入的总热量，防止体重超标。

　　冬虫夏草蒸鹌鹑具有补虚损、益气血之功效，用于辅助治疗气血两虚型冠心病。

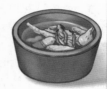

◎ **冬虫夏草蒸鹌鹑**

【材料】冬虫夏草 10 克，白条鹌鹑 2 只，料酒、姜片、葱段、盐、鸡精、鸡油各适量。

【制作】①冬虫夏草用白酒浸泡片刻，鹌鹑洗净。②盆中放盐、鸡精、姜片、葱段、料酒、鸡油、鹌鹑拌匀，腌 30 分钟，除去姜片、葱段。③蒸盘中放鹌鹑、冬虫夏草，上笼大火蒸 20 分钟。

冠心病防治措施

1	日常作息要有规律，保持平和的心态并保证充足的睡眠，善于发现生活中的美好，培养情趣，不要动辄发火或者情绪低落。
2	经常参加体育锻炼，以增强体质。
3	长期吸烟饮酒极易引发冠心病，因此要戒烟戒酒。
4	注意防治高血压、高脂血症、糖尿病等慢性疾病，因为这些病症很容易诱发冠心病。

第4章

冬至：冬至如年，寒梅待春风

冬至是中国农历中一个非常重要的节气，也是中华民族的一个传统节日，冬至俗称"冬节""长至节""亚岁"等。早在两千五百多年前的春秋时代，中国就已经用土圭观测太阳，测定出了冬至，它是二十四节气中最早制定出的一个，时间在每年的阳历 12 月 21 日至 23 日之间，太阳黄经到达 270°。天文学上也把"冬至"规定为北半球冬季的开始，冬至这一天是北半球全年中白天最短、夜晚最长的一天。

梅花素以傲雪吐蕊著称，它的花期在冬季至早春之间，此时正值农历春节前后，故有"冬至如年，寒梅待春风"之说。

冬至饮食养生：冬至吃饺子、喝鸡汤、吃花生有讲究

冬至吃饺子，馅要"对号入座"

我国北方有"冬至不端饺子碗，冻掉耳朵没人管"的俗语，可见在冬至那天吃饺子是流传已久的传统习俗。由于饺子的馅料荤素搭配，营养丰富，且蒸和煮的烹调方式也能够最大限度地保证营养不流失，可以说它是一种非常健康的食品。在此，营养专家们根据不同人群的特点推荐了几种饺子馅，大家不妨"对号入座"，在冬至前后多吃饺子。

各种馅的功效	
胡萝卜馅	胡萝卜含有丰富的胡萝卜素，能起到消食、化积、通肠道的作用，且极易吸收，因此特别适合老年人食用。
虾仁馅	虾肉富含蛋白质、微量元素和不饱和脂肪酸，脂肪含量低且容易消化，适合儿童、老人及血脂异常的人群食用。
牛肉芹菜馅	牛肉富含蛋白质，芹菜富含膳食纤维，具有降血压的功效，因而此馅特别适合高血压患者食用。
羊肉白菜馅	羊肉是冬季养生的"法宝"之一，此馅有利于提高人体的御寒能力，在冬至节气特别适合阳虚者食用。
猪肉萝卜馅	具有润燥补血、利气散寒的功效，特别适合体力劳动者食用。
韭菜鸡蛋馅	含有丰富的膳食纤维，适合口味清淡者食用。

冬至宜喝煲鸡汤

大家都知道在冬季要"数九"，而冬至正是"数九"的第一天，所谓"提冬数九"，就是指从冬至这天起，每隔九天即过一九，一共九九，九九过后春天即将来到。"逢九一只鸡，来年好身体"是民间流传的一种冬季补养方法。冬至过后，天气日渐寒冷，人体对热量和营养素的需求量大大增加，此时适当多吃营养丰富的鸡肉，可以抵御寒冷，强身健体，保证人们健康地迎接春天的到来。

鸡肉是公认的冬季进补佳品。若冬至前后选择食用鸡肉进补，最好的方法是煲鸡汤。鸡汤可以提高身体的免疫力，帮助健康人群抵御流感病毒的侵袭；对于已患流感的人群来说，多喝鸡汤亦能缓解鼻塞、咳嗽等症状。但要特别注意的是，大部分热量及多种营养成分仍然"藏"在鸡肉里，因此要一边喝汤一边吃肉，这样进补的效果才会更明显。

补肾、御寒可吃些花生

冬至养生重在固本扶阳，因此养肾是冬至养生的重中之重。花生具有补肾、润燥和御寒的功效，十分适合在冬至食用。

在挑选花生米的时候要挑选个体饱满、果仁外包衣颜色鲜艳的花生米，烹饪的时候最好采用煮的方式，煮花生易于消化，且能最大限度地保证营养不流失。五香花生米具有补肾、御寒的功效。

◎ **五香花生米**

【材料】花生米 250 克，盐、花椒粉、小茴香、桂皮各适量。

【制作】①盆中放入花生米、盐、花椒粉、小茴香和桂皮，加水至没过花生米，搅匀，腌 2 天左右，捞出花生米，滗出卤水备用。②锅中放入花生米和卤水，大火煮沸后再煮 30 分钟，捞出花生米，沥干。③将花生米放凉或风干即可。

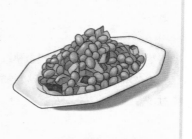

冬至药膳养生：补虚益精、清热明目、滋阴益气、补肾固精

阴虚火旺、肌肤不润，饮用甲鱼银耳汤

甲鱼银耳汤适用于阴虚火旺、肌肤不润、面色无华、眼角鱼尾纹多等症。

◎甲鱼银耳汤

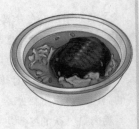

【材料】甲鱼1只，银耳50克，料酒、姜、葱、盐、味精、胡椒粉、香油各少许，冷水2800毫升。

【制作】①将甲鱼宰杀后，去头、尾、内脏及爪，将银耳用温水发透，去蒂头，撕成瓣；姜切片，葱切段。②将甲鱼和银耳同放炖锅内，加入料酒、姜、葱、水，用武火烧沸，再用文火煮35分钟，加入盐、味精、胡椒粉、香油即成。

补虚益精、清热明目，食用桑葚枸杞猪肝粥

桑葚枸杞猪肝粥具有补虚益精、清热明目之功效，对目赤肿痛、夜盲症患者最适宜。

◎桑葚枸杞猪肝粥

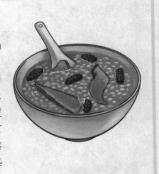

【材料】粳米100克，猪肝100克，桑葚15克，枸杞10克，盐3克，冷水1000毫升。

【制作】①粳米淘洗干净，用冷水浸泡半小时，捞出，沥干水分。②桑葚洗干净，去杂质；枸杞洗干净，用温水泡至回软，去杂质。③猪肝洗干净，切成薄片。④把粳米放入锅内，加入约1000毫升冷水，置旺火上烧沸，打去浮沫，再加入桑葚、枸杞和猪肝片，改用小火慢慢熬煮。⑤见粳米熟烂时下入盐拌匀，再稍焖片刻，即可盛起食用。

滋阴益气，补肾固精，食用虫草红枣烧甲鱼

虫草红枣烧甲鱼适用于腰膝酸软、遗精、阳痿、早泄、乏力、月经不调、白带过多等症。

◎虫草红枣烧甲鱼

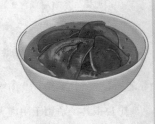

【材料】甲鱼1只，冬虫夏草3克，红枣20克，料酒、精盐、葱、姜、蒜、鸡汤各适量。

【制作】①将甲鱼宰杀，去肠杂，剥去腿油，洗干净，切成4块。②甲鱼放入锅中，放入冬虫夏草、红枣，加料酒、精盐、葱段、姜片、蒜瓣和鸡汤，上笼隔水蒸2小时取出，拣去葱、姜、蒜即成。

冬至起居养生：勤晒被褥，注意头部保暖和防风

冬至期间，应勤晒被褥

经日光曝晒后的被褥，会更加蓬松、柔软，还具有一股日光独有的香味，盖在身体上会使人感到更加舒服。

防冻准备要在冬至先防寒和防湿

低温寒冷的天气容易造成人体冻伤，所以防冻准备在小大寒之前的冬至时期就要做好。具体来说，防冻要做好以下三点：

一是防寒

在气温下降时，要及时增添衣服，衣裤既要保暖性能好，又要柔软宽松，不宜穿得过紧，以防血流不畅。除利用口罩、手套、耳套、帽子等对裸露的皮肤进行保护外，还可以涂抹一些油性的护肤品来降低皮肤的散热量。

二是防湿

衣服、鞋袜等要保持干燥，一旦受潮应及时更换。如果脚部容易出汗，可以每次洗完脚后，在擦干的脚掌和脚趾缝间擦一些硼酸粉或滑石粉，使脚部保持干燥。

三是要适当活动

避免长时间静止不动，特别是在寒冷的户外，活动量少很容易造成血液循环不畅，从而导致体温下降。另外，还要注意不要蹲过长时间，以免造成血液回流不畅。

此外，还可以用生姜片涂擦容易冻伤的皮肤部位，每天擦两次就能有效防止或减轻冻伤。

冬至起居养生

1.冬至时节应勤晒被褥

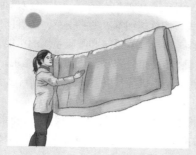

勤晒被褥能够保持被褥的蓬松干爽，杀菌除味，使铺盖舒适暖和，不容易生病。

2.冬至保暖防疾病

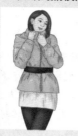

冬季是各类疾病的高发期，及时加衣可减少发病概率。

3.头部保暖很重要

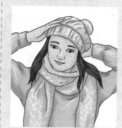

头部保暖是预防冬季多发疾病的重要措施。

冬至时节要注意头部的保暖和防风

中医上有"头是诸阳之会"的说法，就是说人体内的阳气很容易上升而聚集在头面部，也最容易通过这个部位向体外散发。在寒冷的冬天，如果不注意保护头面部，令其长期暴露在外，我们的体热就会从这里向外散，导致能量消耗、阳气受损。另外，在外界冷空气的刺激下，头部的血管很容易收缩，肌肉也会跟着紧张，极易引起风寒感冒、咳嗽、头痛、鼻炎、牙痛、面瘫、三叉神经痛等症，甚至诱发脑血管疾病，严重时则有可能导致死亡。

所以，冬至时节，一定要注意头部的保暖和防风。俗话说"天天戴棉帽，胜过穿棉袄"，在户外最好戴上帽子、口罩等对头面部加以保护，尤其不要让头部迎风吹，而且要尽量避开过道风。即使不在户外，也要注意防风，比如在车里不要大开车窗，晚上不要在打开窗户的房间睡觉。出汗后不要吹冷风，更不要马上到户外去，以免着凉感冒。洗头发时水温最好不要低于35℃，洗完头发后，等头发自然干透或用电吹风吹干后再到户外去。

冬至运动养生：溜冰、滑雪和冬泳，切忌过分剧烈

时尚运动：溜冰、滑雪和冬泳

1. 溜冰

冰面驰骋魅力难挡。溜冰能增强人的平衡能力、协调能力以及身体柔韧性，提高有氧运动能力。溜冰看似在冰面上轻盈滑行，其实并不轻松。它需要双腿控制来完成动作，也是锻炼下肢力量的极好方式。溜冰能训练人的平衡感，还有助于儿童的小脑发育。经常参加溜冰运动，不仅能改善心血管系统和呼吸系统的机能，更能有效地培养人的勇敢精神。但是，强身健体的同时，安全问题也不容忽视。另外，溜冰的时候身上不要带硬器，如钥匙、小刀、手机等，以免摔倒时伤到自己。

2. 滑雪

放松身心体验极速。滑雪运动能锻炼身体的平衡能力、协调能力和柔韧性。在滑雪的过程中，需要身体各个关节的协调配合，对于腕、肘、臂、肩、腰、腿、膝、踝等几乎所有的关节，都能起到比较好的锻炼作用。

3. 冬泳

搏击寒冷考验意志。冬泳不仅是对身体机能的锻炼，也是对人的意志的锻炼。冬泳一分钟的运动散热量，大约相当于在陆上跑步半个小时的散热量。

想尝试冬泳的人一定要逐渐适应较低的水温，方可进行冬泳锻炼。不可心血来潮，突然在17℃以下的低温水中冬泳，这样非但无益，反而对身体还有损害。另有较严重疾病的人，如药物不能控制的高血压病人、先天性心脏病人、风湿性心瓣膜病人、癫痫病人等，以及感冒初期和中期患者、尚未发育完全的孩子冬季运动量不宜过大，以免发生危险。

4. 常见的运动损伤与处理

常见运动损伤的处理方法

擦伤处理	伤口干净者一般只要涂上红药水或紫药水即可自愈。
鼻部受外力撞击而出血处理	应使受伤者坐下,头后仰,暂时用口呼吸,鼻孔用纱布塞住,用冷毛巾敷在前额和鼻梁上,一般即可止血。
脱臼处理	可以先冷敷,扎上绷带,保持关节固定不动,再请医生矫治。
骨折处理	首先应防止休克,注意保暖,止血止痛,然后包扎固定,送医院治疗。

健身运动要适当,不要过分剧烈

坚持冬练,可减少感冒等疾病的发病率。俗话说:"冬天动一动,少闹一场病;冬天懒一懒,多喝药一碗。"说明了冬季锻炼的重要。但是,冬季锻炼宜讲究科学性,应注意以下几点:

冬季锻炼注意事项

运动不宜过于剧烈	《养生延命录》中说:"冬月天地闭,阳气藏,人不欲劳作出汗,发泄阳气,损人。"适当活动,微微出汗,可增强体质,提高耐寒能力。若大汗淋漓,则有悖于冬季养藏之道。
做好准备活动	冬季气温低,体表血管遇冷收缩,血流缓慢;肌肉的黏滞性增高,韧带的弹性和关节的灵活性降低。如果没有做充分的准备活动就突然进行剧烈运动,极易发生损伤。因此,锻炼前要做好充分的准备活动,比如甩手、伸臂、踢腿、转体、扩胸等,以提高肌肉与韧带的伸展性和关节的灵活性,尽量避免运动时发生损伤。
注意呼吸	鼻腔能对空气起加温作用,并可挡住空气里的灰尘和细菌,对呼吸道起保护作用。在运动过程中,由于耗氧量不断增加,仅靠鼻来呼吸难以满足人体需要,此时可用口鼻混合呼吸:口宜半张,舌头卷起抵住上腭,让空气从牙缝中出入,以减轻冷空气对呼吸道的不良刺激。
心境应平和	冬季,阴精阳气均处于藏伏之中,机体功能呈现出"内动外静"的状态。锻炼时要保持心境平和,注意精神内守,做到心静与身动的有机结合,以保养元气。
冰雪天宜防滑	坚持冬跑者,遇冰雪天气,要特别注意防止滑跌,以避免发生意外。
健身宜在日出后	冬季空气的洁净度差,尤其是在上午8时以前和下午5时以后空气污染最为严重。因为这个季节清晨的地面温度低于空气温度,空气中有一个逆温层,接近地面的污浊空气不易稀释扩散;再加上冬季绿色植物减少,空气洁净度会更差。若此时锻炼身体,不但无益反而会有损健康。所以,冬季锻炼不宜起得过早,最好等待日出之后再进行。
注意保暖	晨起室外气温低,宜多穿衣,待做些准备活动,身体温和后,再脱掉厚重的衣裤进行锻炼。锻炼后要及时加穿衣服,尤其是冬泳后,宜迅速擦干全身,擦红皮肤,穿衣保暖。

适当摄食饮水	晨起后最好饮杯温开水,以稀释血液黏度,并洗涤体内聚积的毒素;进行健身锻炼之前,可适当吃几片面包,或喝点牛奶等,以避免发生低血糖的症状。
择好场地	冬季室外锻炼,应选择向阳、避风、安全而无污染的场地。大风、大雾的天气不宜在室外锻炼,室内锻炼时要保持空气流通。

冬至时节,常见病食疗防治

多吃新鲜水果、蔬菜防治牙痛

牙痛的发病原因多种多样,最主要的是龋齿及各种牙周病变,有些脏器的病变也会间接引发牙痛。冬至时节,天气寒冷干燥,极易上火,所以要特别注意养护牙齿及牙周部位,否则极易出现牙痛的症状。轻微的牙痛只会影响进食,如果症状比较严重,则可能导致无法咀嚼,甚至局部面颊肿胀、说话困难等。

牙痛者要注意调整饮食,多摄入些新鲜的水果、蔬菜,补充维生素和纤维素,适量摄入一些绿茶、生姜等泻火止痛的食物,同时还应避免吃辛辣、坚硬、刺激性强的食物,不要喝酒。

◎ **京糕拌梨丝**

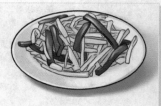

【材料】梨 1000 克,京糕 100 克,白砂糖适量。
【制作】①梨洗净,去皮、核,切粗丝;京糕切粗丝。
②取一盆,放入梨丝、京糕丝,加入白砂糖拌匀,装盘即可。

牙痛预防措施	1	定期进行口腔检查,及时发现病变。
	2	保持口腔清洁。坚持每天早晚刷牙,每次3分钟,饭后要漱口。
	3	少吃甜食,以防止龋齿的发生。
	4	避免牙齿损害。成人的牙齿不会再生,所以我们要爱护牙齿,不要咬过于坚硬的物品,减少对牙齿及牙龈的伤害。

第 5 章

小寒：小寒信风，游子思乡归

小寒是一年二十四节气中的倒数第二个节气。在小寒时节，太阳运行到黄经285°，时值公历 1 月 6 日左右，也正是从这个时候开始，我国气候进入一年中最寒冷的时段。根据中国的气象资料，小寒是气温最低的节气，只有少数年份的大寒气温是低于小寒的。

进入小寒，年味渐浓，人们开始忙着写春联、剪窗花，赶集买年画、鞭炮、香火等，为春节做准备。此刻，远在异乡的游子也匆匆结束一年的劳作，归心似箭地赶回去与家人团聚，因此自古民间就有"小寒信风，游子思乡归"的说法。

小寒饮食养生：喝腊八粥有益健康，补肾阳、滋肾阴可多食虾

小寒喝腊八粥有益健康

我国有每年农历腊月初八喝腊八粥的风俗，这个时间恰逢小寒时节。传统的腊八粥以谷类为主要原料，再加入各种豆类及干果熬制而成。关于腊八粥，现代营养专家建议，各种谷物豆类等原料都有不同的食疗作用，因此一定要结合自己的身体状况，选择合适的原料。

腊八粥常用的谷类主料有大米、糯米和薏米。其中大米有补中益气、养脾胃、和五脏、除烦止渴以及益精等作用。糯米可以辅助治疗脾胃虚弱、虚寒泻痢、虚烦口渴、小便不利等症。而薏米则能够防治慢性肠炎、消化不良等症及高脂血症、高血压等心脑血管疾病。

腊八粥中的豆类通常有黄豆、红豆等。其中黄豆具有多种保健功效，比如降低胆固醇、预防心血管疾病、抑制肿瘤、预防骨质疏松等，而红豆则可以辅助治疗脾虚腹泻、水肿等病症。

腊八粥中有一类重要的原料——干果，其中比较常用的有花生、核桃等。花生有润肺、和胃、止咳、利尿、下乳等功效。而核桃则有补肾纳气、益智健脑、强筋壮骨的作用，同时还可以增进食欲 、乌须生发，更为可贵的是核桃仁中还有医药学界公认的抗衰老成分维生素 E。

虚不受补有对策："冬令进补，先引补"

脾胃虚弱是"虚不受补"的主要原因。进补所用的补品多营养丰富，滋腻厚重，而脾胃虚弱的人食用后往往无法很好地消化和吸收，甚至会因消化不良致使

身体更加虚弱。另外脾有湿邪也是导致"虚不受补"的一个原因，各种滋补品对脾有湿邪的人不仅没有任何补虚的功效，反而容易引起腹胀便溏、嗳气呕吐的不良反应，严重时还会出现湿蕴化火，口干、衄血、皮疹等症状。

针对"虚不受补"的现象，中医学在总结了几千年的进补经验后，得出"冬令进补，先引补"的对策，包括食疗引补以及中药底补。食疗引补，就是用芡实、红枣、花生加红糖炖服，或服用生姜羊肉红枣汤，先调节脾胃。而中药底补则适用于脾有邪湿的人，在进补前至少一个月就开始服用健脾理气化湿浊、开胃助消化的中药，先恢复脾胃功能，等到冬令时节再进补。

补肝益肠胃可吃些金针菇

金针菇不仅具有补肝益肠胃的作用，还可以补益气血，因此是一种非常好的小寒养生进补蔬菜。

在食用金针菇的时候有一点要注意，那就是金针菇一定要煮熟煮透，这样可以避免鲜金针菇中的有害物质进入人体。而在挑选食材的时候也要注意，鲜金针菇最好选择菌柄均匀整齐、15厘米左右长、新鲜无褐根、基部粘连较少而且菌伞没打开的。

金菇海鲜酱汤具有补肝益肠胃的作用。

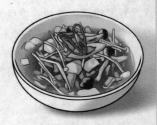

◎金菇海鲜酱汤

【材料】金针菇350克，虾仁、鱿鱼各200克，绿豆芽、菠菜、豆腐泡各150克，盐、白砂糖、胡椒粉、醋、黄酱、葱花、姜末、植物油各适量。
【制作】①鱿鱼洗净，切丝，加醋腌制5分钟；虾仁、金针菇、绿豆芽分别洗净；菠菜洗净，掰开；豆腐泡洗净，切小块。②炒锅放植物油烧热，下葱花、姜末爆香，倒入适量水，放入黄酱，烧开后放入金针菇、豆腐泡、菠菜、绿豆芽煮5分钟，再放入虾仁、鱿鱼，加盐、白砂糖、胡椒粉、醋调味，煮熟即可。

补肾阳、滋肾阴可多食虾

小寒进补最好阴阳同补，虾肉既可补肾阳又能滋肾阴，具有补而不燥、滋而不腻的特点，是小寒时节的最佳进补食物。

优质的虾应大小适中，身形周正，附肢完整，壳带光泽，不易翻开，体表呈现青色或青白色，在水里能够喷出气泡，勿食用体色发红、身软、无头的不新鲜虾，在处理虾的时候要注意，应挑去虾背上的虾线。

吃虾时最好配以干白葡萄酒，因为其中的果酸具有杀菌与去腥的效果。对吃虾过敏及患有过敏性疾病，如过敏性鼻炎、过敏性皮炎、哮喘等的人群，应慎食。

虾仁炒百合有补肾阳之功效。

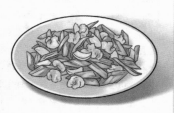

◎虾仁炒百合

【材料】虾仁300克，百合、西芹各100克，胡萝卜半根，干淀粉、蛋清、胡椒粉、盐、白酒、鸡精、葱花、植物油各适量。

【制作】①虾仁去虾线；百合撕小瓣；西芹去叶，切段，焯后沥水；胡萝卜去皮，切丝。②大碗中放虾仁、干淀粉、蛋清、胡椒粉、盐、白酒、鸡精拌匀，腌制2分钟。③炒锅放植物油烧热，放入葱花爆香，放入西芹、胡萝卜、百合翻炒，加入虾仁炒至变色，撒盐、鸡精，翻炒片刻即可。

小寒药膳养生：补虚弱、强筋骨，清热、化痰止咳

补虚弱、壮腰膝，强筋骨，食用虫草排骨炖鲍鱼

虫草排骨炖鲍鱼具有补虚弱、壮腰膝、强筋骨、益气力之功效，适用于老年人肺气肿、咳嗽、动脉硬化、白内障、骨质疏松等症。

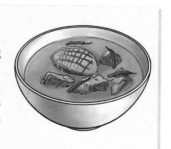

◎虫草排骨炖鲍鱼

【材料】猪排骨200克，冬虫夏草3克，枸杞15克，鲍鱼肉60克，鸡汤、料酒、葱、姜各适量。

【制作】①将鲍鱼肉洗干净，排骨洗干净，切成小块，放入开水中余一下，捞出，用凉水冲干净。②鲍鱼、排骨放入砂锅，加入鸡汤，用微火炖煮3小时。③加入料酒、冬虫夏草、枸杞、葱、姜、盐继续炖半小时即成。

滋阴润燥、补气养血，食用百合花鸡蛋羹

百合花鸡蛋羹具有滋阴润燥、补气养血之功效，可用于辅助治疗贫血症。

◎百合花鸡蛋羹

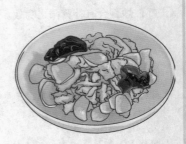

【材料】鲜百合花25克，鸡蛋4个，菠菜叶30克，水发玉兰片、水发银耳、水发黑木耳均20克，香油3克，色拉油8克，湿淀粉30克，料酒10克，盐4克，味精2克，葱末3克，胡椒粉2克，素高汤200克，冷水适量。

【制作】①鲜百合花择洗干净，用开水烫一下捞出；蛋清、蛋黄分别打入两个碗里，每碗内放入适量盐、味精、胡椒粉，拌均匀。②炒锅上火，放入适量冷水烧沸，下入鸡蛋清，待浮起时捞出控水，再放入鸡蛋黄，待熟后也捞出控水。③坐锅点火，下色拉油烧至五成热时，放葱末炒香，加入素高汤、玉兰片、银耳、黑木耳、百合花烧沸，加入料酒、盐、味精调味，放入蛋清、蛋黄、菠菜叶，用湿淀粉勾芡，最后淋上香油，出锅即成。

补肝肾、益筋髓、壮筋骨，饮用枸杞海参汤

枸杞海参汤具有补肝肾、益筋髓、壮筋骨之功效，适用于阳痿、遗精、滑精及肝肾两虚的腰膝冷痛、软弱无力等症。

◎枸杞海参汤

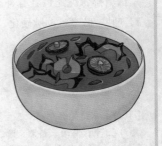

【材料】枸杞20克，海参（水发）300克，香菇50克，料酒20克，酱油10克，白糖10克，盐3克，味精2克，姜3克，葱6克，植物油35克。

【制作】①海参用水发透，切成2厘米宽、4厘米长的块；枸杞洗干净，去果柄、杂质；香菇洗干净，切成3厘米见方的块；姜切片，葱切段。②将炒锅放到武火上烧热，加入植物油，烧至六成热时加入姜、葱爆香，下入海参、香菇、料酒、酱油、白糖，加适量水，武火烧沸，文火焖煮，煮熟后加入枸杞、盐、味精即成。

神疲乏力，食用当归生姜羊肉汤

小寒时节正是吃麻辣火锅、红焖羊肉的好时节，这个时节可以食用当归生姜羊肉汤，此汤适用于神疲乏力等症状。

◎ 当归生姜羊肉汤

【材料】当归 20 克，生姜 30 克，羊肉 500 克，黄酒、调料适量。

【制作】①将羊肉洗净，切为碎块。②锅内放入羊肉，加入当归、生姜、黄酒及调料，炖煮 1 ~ 2 小时，食肉喝汤即可。

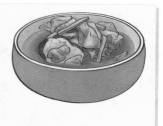

虚弱无力、腰膝酸软，食用羊肾红参粥

羊肾红参粥具有益气壮阳、填精补髓之功效，适用于虚弱无力、腰膝酸软、畏寒怕冷、耳聋耳鸣、性功能减退等肾阳不足的患者。

◎ 羊肾红参粥

【材料】鹿肾（或羊肾）1 只，红参 3 克，大米 100 克，调料少许。

【制作】将羊肾切开，剔去内部白筋，切为碎末，红参打为碎末，大米洗净，加入适量水及调料，煮 1 小时后即可食用。

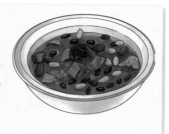

肾虚腰痛腿软、畏寒怕冷，食用胡桃仁饼

胡桃仁饼具有补肾御寒、润肠通便的功效，适用于肾虚腰痛腿软、畏寒怕冷、大便干结等肺肾两虚的患者。

◎ 胡桃仁饼

【材料】胡桃仁（或核桃仁）50 克，面粉 250 克，白糖少许。

【制作】将胡桃仁打为碎末，与面粉混合在一起，加水适量，搅拌均匀，烙为薄饼即可食用。

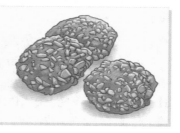

清热，化痰止咳，食用丝瓜西红柿粥

丝瓜西红柿粥具有清热、化痰止咳、生津除烦之功效，另外，患有痤疮的人可长期食用。

◎ **丝瓜西红柿粥**

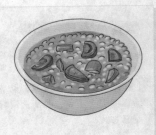

【材料】丝瓜500克，西红柿3个，粳米100克，葱姜末、盐、味精适量。

【制作】①丝瓜洗净去皮，切小片西红柿洗净切小块备用。②粳米洗净放入锅内，倒入适量清水置火上煮沸，改文火煮至八成熟，放入丝瓜、葱姜末、盐煮至粥熟，放西红柿、味精稍炖即可食用。

小寒起居养生：防止冷辐射伤害

小寒时节应防止冷辐射伤害

因为小寒的时候是一年天气中开始最冷的时候，所以，防止冷辐射对身体的伤害非常重要。

据环境医学指出，在我国北方严寒季节，室内气温和墙壁温度有较大的差异，墙壁温度比室内气温低3℃～8℃。当墙壁温度比室内气温低5℃时，人在距离墙壁30厘米处就会感到寒冷。如果墙壁温度再下降1℃，即墙壁温度比室温低6℃，人在距离墙壁50厘米处就会产生寒冷的感觉，这是由于冷辐射或称为负辐射所导致的。

人体组织受到负辐射的影响之后，局部组织出现血液循环障碍，神经肌肉活动缓慢且不灵活。全身反应可表现为血压升高，心跳加快，尿量增加，感觉寒冷。如果原先患有心脑血管疾病、胃肠道疾病、关节炎等病变，可能诱发心肌梗死、脑出血、胃出血、关节肿痛等多种症状。

所以，在寒冷的气候条件下，人们应特别注意预防冷辐射及其所带来的不良影响。

严冬时节外出、睡前洗头有损健康

许多人都有睡前洗头的习惯，头发在外面露了一天，确实会沾上许多尘埃，而且洗头也能消除疲劳。但是，这样的做法会对健康造成不好的影响，因为在经过一天的劳累后，晚上是人体最疲劳、抵抗力最差的时候。晚上洗完头发如果不擦干，湿气就会在头皮滞留，长期这样就会使气滞血瘀，经络阻闭，郁积成患。尤其小寒时节气温低，寒湿交加，使得睡前洗头给身体健康带来的伤害更大。

既然临睡前洗头对健康不利，那早晨出门前洗可以吗？答案是否定的。因为天气寒冷，万一头发没有彻底擦干，出门后被寒风吹到，就非常容易感冒。如果经常这样做，就不只是感冒了，还可能使关节出现疼痛等不适，严重者还会出现肌肉麻痹的现象。

小寒运动养生：公园或庭院步行健身

冬练三九要先做好准备活动

俗话说"冬练三九，夏练三伏"，但是，在气温极低的三九寒冬人体各器官会发生保护性收缩，而肌肉、肌腱以及韧带的弹力和延展力也都会降低，同时关节灵活性也变得较差。此时我们的身体愈发僵硬、不易舒展，还有干渴烦躁的感觉。在这种状态下，如果直接进行锻炼，非常容易发生肌肉拉伤、关节扭伤等意外。所以冬天锻炼身体的时候，一定要做好准备活动，先热身，使身体的各部位充分进入兴奋状态，这样，才能既保证了"冬练三九"的效果，也防止了由此带来的健康隐患。

热身一般分为两步：首先要进行 5 ~ 10 分钟的动态有氧活动，活动强度不宜过大，一般为最大运动的 20% ~40%，锻炼者感觉心律稍有增加即可，适当的活动有慢跑、快走等。这一步可使身体略微发热，为接下来的活动做准备。

小寒起居养生

1. 应防止冷辐射伤害

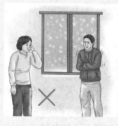

最好的方法是远离辐射源，也就是过冷的墙壁和其他物体，在睡觉时至少要离开墙壁 50 厘米。如果墙壁与室内温度相差超过5℃，墙壁就会出现潮湿甚至小水珠。此时可在墙前置放木板或泡沫塑料，以阻断和减轻冷辐射。

2. 避免外出、睡前洗头

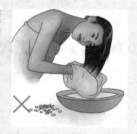

严寒冬季最好不要在外出和睡觉前洗头，如果实在需要洗，那洗后应马上擦干或是用电吹风吹干头发，这样，至少能够防止湿气在头上滞留导致受寒或者经络阻塞。

在这之后，需要做的是把肌肉和关节伸展一下。通常我们的大肌肉群、关节、下背部以及锻炼时涉及的肌肉和关节都需要伸展，以便达到更好的锻炼效果。我们可以通过压腿、压肩和下腰等简单动作来伸展肌肉，并充分活动各个关节。伸展运动要使肌肉有轻微的拉伸感，而且每个动作维持 15 ~ 30 秒才会有效果。

一般而言，热身的时间只需 10 ~ 15 分钟就可以，不过锻炼者要根据自己的实际情况适当调整。

公园或庭院步行健身，老少皆宜

比起其他的健身活动，步行健身锻炼有其独到之处，它不需要任何体育设施，在公园或庭院都可进行，还可活跃人的思维，使灵感频频来临，是一项老少皆宜的健身运动。

步行能加快体内新陈代谢过程，消耗多余的脂肪；能降低血脂、血压、血糖以及血液黏稠度，提高心肌功能；刺激足部穴位，增强和激发内脏的功能。

轻松而愉快的步行，给人以悠然自得、无拘无束的感觉，是一种精神享受，还有助于缓解紧张情绪，对安神定志也有良好的调适作用。

小寒运动养生

1. 锻炼前要做好准备活动

锻炼者要根据自己的实际情况进行热身运动，如老年人锻炼或者锻炼环境温度低、锻炼强度较大时，热身的时间应该稍加延长，同时要注意的是准备活动应避免蹦跳和过于激烈的动作。

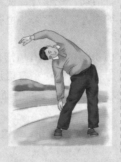

2. 步行是小寒时节老少皆宜的运动项目

冬季步行健身，可根据体质、年龄和爱好加以选择，是散步还是走健身步等。建议中老年人最好走健身步——步子要大些，速度宜慢些，每分钟走60～70步是比较好的选择。

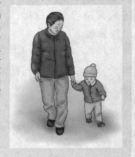

小寒时节，常见病食疗防治

吃排骨、蛋黄、番茄防治面瘫

人们常说"冷在三九，热在三伏"，而"三九天"就在小寒的节气内，因此说小寒是全年最冷的节气。这个时节人们从暖和的室内走到寒冷的室外，面部被冷风直吹，面部血管受刺激后会自动收缩，如果受风时间长，就非常容易诱发口眼㖞斜，也就是人们平时所说的面瘫。面瘫是一种以面部表情肌群运动功能障碍为主要特征的常见病。

◎ **防风葱白粥**

【材料】大米100克，防风12克，葱白50克，盐适量。
【制作】①大米淘净，防风洗净，葱白切段。②砂锅中倒入清水，放防风、葱白，大火烧开，改小火煎汁，盛出过滤后备用。③砂锅中倒入清水，放入大米，大火烧开，倒入药汁，改用小火煮至粥成。撒盐，搅匀即可。

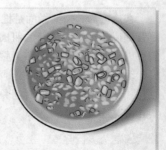

　　排骨、深绿色蔬菜、蛋黄、奶制品、番茄等富含钙和B族维生素的食物能促进面部肌肉群以及面神经功能恢复正常，面瘫患者应多食。防风葱白粥能够促进面部肌肉群恢复正常。

	面瘫、肌肉酸痛预防措施
1	保暖防风，不要让冷风直接吹到面部。
2	锻炼身体，提高机体免疫力。
3	多做面部按摩，并经常活动面部，锻炼面部肌肉，降低患面瘫的风险。
4	预防感冒，感冒会增加患面瘫的风险。
5	调节情绪，精神紧张会使人更容易患面瘫，所以要注意自我调节，保持心情愉悦。

第6章

大寒：岁末大寒，孕育又一个轮回

大寒是二十四节气中的最后一个节气，在每年阳历1月20前后也是表示天气寒冷程度的节气，是天气寒冷到极致的意思。大寒一过，一个新的轮回又开始了。正所谓冬去春来。在我国南方的一些地方，特别是农村，每到大寒至立春这段时间，有很多重要的民俗，如尾牙祭、祭灶和除夕等。

大寒饮食养生：御寒就吃红色食物，滋补就食用桂圆

大寒时节宜多吃"红色"食物御寒

天气寒冷时我们是不是应该多选择些可以生热、保暖的食物呢？营养学家给了我们肯定的答案，并提示说，颜色红润、具有辛辣味及甜味的食物都有这样的效果。

在冬天可多吃一些辛辣的食物，如辣椒、生姜、胡椒等，它们分别含有辣椒素、芳香性挥发油、胡椒碱等物质，有增强食欲、促进血液循环、驱寒抗冻的作用，还能改善咳嗽、头痛等症状。

红色食物不仅能从视觉上吸引人，刺激食欲，而且从中医学角度分析，这类食物还有非常好的驱寒解乏之功效。更可贵的是，红色食物可以帮助我们增强自信心、意志力，提神醒脑，补充活力。其中枸杞搭配桂圆肉或生姜，直接冲泡饮用，就能很好地驱寒发热。另外，香甜的红枣也是极佳的驱寒食品。由于气虚而导致手脚冰凉的患者，可以把枣肉和黄芪、大米一起煮制，喝前也可再加入少许白糖，便有很好的益气补虚、健脾养胃的功效。

多喝红茶或黑茶有益健康

大寒时节，人的新陈代谢减慢，各项生理活动均不是十分活跃。这时候多喝些红茶或黑茶可以起到扶阳益气的功效，对身体非常有利。

红茶种类繁多，主要有祁红、闽红、川红、粤红等。红茶性味温甘，蛋白质含量较高，具有蓄阳暖腹的作用；红茶中黄酮类化合物含量也丰富，可以帮助人体清除自由基，杀菌抗酸，还能预防心肌梗死。此外，红茶还有去油、清肠胃的功效。冲泡红茶最好用沸水，并加盖保留香气。黑茶在存放时可产生近百种酶类，使它具有补气升阳、益肾降浊的作用，能很好地辅助治疗肾炎、糖尿病、肾病。

黑茶还能帮助肠胃消化肉食和脂肪，并调整糖、脂肪和水的代谢，因此非常适宜在大寒时节饮用。专家建议，由于黑茶为发酵茶，冲泡时第一杯水应倒掉，不宜饮用。

降低胆固醇、预防心血管疾病可多食用燕麦

燕麦有很好的健脾开胃之功效，这恰好符合大寒时节调养脾胃的需求。另外燕麦是一种对心血管十分有利的食物，它有助于降低胆固醇，促进血液循环，能有效预防心血管疾病。

挑选燕麦时要注意，优质的燕麦应呈浅土褐色，颗粒完整，并有淡淡的清香味，另外，燕麦片的煮制时间不宜过长，否则会造成营养成分的损失。虾皮燕麦粥可降低胆固醇、预防心血管疾病。

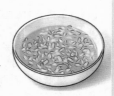

◎ **虾皮燕麦粥**

【材料】燕麦60克，虾皮、水发紫菜、大米各20克，鸡蛋1个，盐、味精各适量。

【制作】①虾皮洗净；紫菜洗净，撕小片；大米淘净，浸泡30分钟，沥水；鸡蛋磕入碗内打散。②大米、燕麦入砂锅，加水，大火煮沸，下入虾皮、紫菜，改小火熬至粥稠，加入蛋液、盐、味精搅匀，改大火煮沸即可。

桂圆滋补有妙用

桂圆可以抵御风寒，因此非常适合在大寒时节食用。

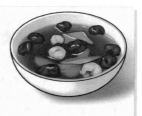

◎ **蜜饯姜枣桂圆**

【材料】桂圆肉、红枣各250克，蜂蜜、姜汁各适量。

【做法】①桂圆肉、红枣分别洗净。②锅内放入桂圆肉、红枣，加适量水，大火烧沸，改小火煮至七成熟，加入姜汁和蜂蜜，搅匀，煮熟，起锅放冷即可。

大寒药膳养生：益气止渴、强筋壮骨，补肝肾、滋阴润肠

益气止渴、强筋壮骨，饮用椰子黄豆牛肉汤

椰子黄豆牛肉汤具有益气止渴、强筋壮骨、滋养脾胃、提高免疫力之功效。

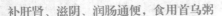

◎椰子黄豆牛肉汤

【材料】椰子1个，黄豆150克，牛腱子肉225克，红枣4颗，姜2片，盐适量，冷水适量。

【制作】①将椰子肉切块，黄豆洗干净，红枣去核洗干净，牛腱子肉洗干净，氽烫后再冲洗干净。②煲滚适量水，放入椰子肉、黄豆、牛腱子肉、红枣和姜片，水滚后改文火煲约2小时，下盐调味即成。

补肝肾、滋阴、润肠通便，食用首乌粥

首乌粥具有补肝肾、滋阴、润肠通便、益精血、抗早衰之功效。

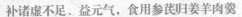

◎首乌粥

【材料】粳米100克，何首乌30克，红枣5颗，冰糖10克，冷水1000毫升。

【制作】①粳米淘洗干净，用冷水浸泡半小时，捞出沥干水分。②红枣洗干净，去核，切片，何首乌洗干净，烘干捣成细粉。③粳米放入锅内，加入约1000毫升冷水，用旺火烧沸后加入何首乌粉、红枣片，转用小火煮约45分钟。④待米烂粥熟时，下入冰糖调好味，再稍焖片刻，即可盛起食用。

补诸虚不足、益元气，食用参芪归姜羊肉羹

参芪归姜羊肉羹具有补诸虚不足、益元气、壮脾胃、去肌热、排脓止痛、活血生血、益寿抗癌之功效。

◎参芪归姜羊肉羹

【材料】羊肉300克；党参、黄芪、当归各20克，料酒5克，味精1.5克，色拉油3克，盐2克，香油2克，姜15克，湿淀粉25克，冷水适量。

【制作】①将羊肉撕去筋膜，洗干净，切成小块，调入料酒、色拉油、盐，拌匀腌10分钟。②当归、党参、黄芪、姜用干净的纱布袋包扎好，扎紧袋口。③将羊肉块、药包放入砂锅中，加适量冷水，用旺火煮沸，改用小火炖至羊肉烂熟，去药包，用湿淀粉勾芡，加入味精，淋上香油。

大寒起居养生：早睡晚起，室内通风，防煤气中毒

大寒时节，早睡晚起有利于健康

冬季是一年中的最后一个季节，也是阴气盛极、万物肃杀的季节，在冬季，自

然界生物处于休眠的状态，等待来年春天的生机。所以，为了顺应自然的规律，冬季正是人体休养的好时节，应当注意保存阳气，养精蓄锐。冬季起居，应该与太阳同步，早睡迟起，避寒就暖，最好是太阳出来后起床，才能不扰动人体内闭藏的阳气。特别是老年人，冬天不宜早起。老年人气血虚衰，冬季锻炼，绝不可提倡"闻鸡起舞"。《黄帝内经》在论述冬季养生时说："早睡晚起，必待日光。"意思是说，冬天要早些睡，早晨不要起得太早，要等到太阳出来以后才能出门。除了中医理论中提到的原因之外，冬季不宜早起的另一个原因，是因为冬天气候寒冷，气压较低，污浊的空气聚集在靠近地面的空间，太阳出来以后，气温升高，污浊空气会逐渐上浮、飘散，这个时候出门，才不至吸入太多的污浊空气。

冷天也要通风换气，预防煤气中毒

在冬季，一方面是因为户外风大，另一方面也是因为室内有暖气，所以人们总喜欢待在封闭的室内，所以，冬季常常是有害气体中毒的高发季节。其中煤气中毒在家庭生活中最为常见。每年冬天都有煤气中毒导致的伤亡事件发生。

日常生活中，有很多方法可以避免煤气中毒，不过也有一些方法并不科学，起不到预防的作用。比如用水来"吸煤气"——放盆水或泼些凉水，之所以说这个方法没有效果，是因为煤气的主要成分是一氧化碳，而一氧化碳是很难溶于水的。还有一些民间的方法，比如说在炉子上放白菜叶、橘子皮之类的，都是没有科学依据的。

所以，一定要采用安全科学的方法，比如安装风斗，既通气又挡风。另外，最重要也是最根本的方法是要经常对炉火设备比如烟囱、管道及胶皮管等进行检查，避免堵塞、漏气或倒烟的状况发生。同时一定要保证室内空气的流通，勤通风换气，不要紧闭门窗，窗户上最好能留通风口。睡觉的时候不要开着煤气，如果要在汽车里面睡觉的话，一定要记得关闭引擎，同时不要让车窗紧闭。

一旦发现有人煤气中毒，应马上把中毒者转移到空气新鲜的地方，为他解开领口，并确保其呼吸顺畅。万一发现中毒者呼吸已经停止，要立即进行人工呼吸，并马上送往医院进行抢救。

大寒运动养生：运动前做好热身活动

大寒晨起运动前应做搓脸慢跑热身活动

在大寒时节要注意防风防寒。衣着要随着气温的变化随时增减，比如在出门时可以根据自身情况适当添加外套，并戴上口罩、帽子和围巾等。有心脑血管疾病和呼吸系统疾病的患者，在大寒节气应尽量避免在早晨和傍晚出门，以防昼夜温差较大，引起疾病发作。此外，大寒时节，运动的时候要顺应"冬藏"的特性，早睡晚起，养精蓄锐。

与此同时，由于大寒节气里气温过低，尤其是在寒冷的清晨，是心脑血管疾病的高发时段，因此，最好等到太阳出来以后再进行户外锻炼，而且在运动前先要做一些准备活动，比如慢跑、搓脸、拍打全身肌肉等。这是因为户外气温比室内低，人的韧带弹性和关节柔韧性都没有之前灵活，如果不先舒展韧带肌肉马上进行大运动量活动，极易造成运动损伤。

冬季健身禁忌：用口呼吸、戴口罩等

冬季健身禁忌

1. 忌用口呼吸

冬季锻炼不宜大张着嘴呼吸，因为寒冷的空气会直接吸进口腔而刺激咽喉、气管引起咳嗽感冒，甚至进入胃部，引发胃痛。因此，在锻炼时，最好用鼻子呼吸，或用半开口腔（牙齿咬紧）和鼻子同时呼吸的"混合呼吸"。

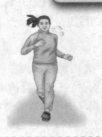

2. 忌戴口罩锻炼

口罩会挡住鼻子，影响呼吸顺利进行，从而影响氧气的吸入，使人产生憋气、胸闷、心跳加快等不适感，因此，运动的时候即使要戴面罩御寒，也不要堵住鼻孔。

3. 忌不做预备运动

在气温很低的冬季，运动前的准备活动时间一定要增加，因为气温的降低，人体的肌肉、肌腱及韧带的弹力和伸张力也降

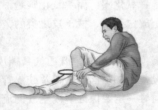

低，各关节活动的范围减少，突然活动，易发生肌肉、肌腱、韧带和关节挫伤或撕裂。如果平时只做 15 分钟准备活动的，在大寒时节最好能增加到 30 分钟，这是为了提高处于抑制状态的中枢神经系统的兴奋性和促使各内脏器官的协调及活动各关节。充分的准备活动，就是提高肌肉、肌腱、韧带的弹性和伸张性，以有效地防止损伤。

4. 忌忽视保暖

在锻炼的时候，由于运动量比较大，后期身体发热出汗，所以往往穿的衣服会比较少，有些人甚至会选择单衣、薄袜，然而，这样的衣着往往会导致着凉、受冻、感冒。对于一些持续性的运动，比如长跑锻炼等，也不能急于

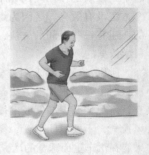

脱衣，更不能一次脱去很多，要等到身体开始感到发热时再逐渐脱下，跑完预定距离后，应立即用干毛巾擦干汗水或换下湿衣，迅速穿好衣服保暖。

5. 忌门窗紧闭，不通风换气

冬季，为了防寒，人们会习惯性地把房间门窗关得紧紧的。然而，在运动的时候，人会呼出大量的二氧化碳，如果再加上汗水的分解产物，消化道排除的不良气体等，室内空气受到的污染远远超过一般人的想象。人在这样的环境中会出现头昏、疲

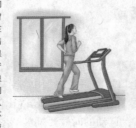

劳、恶心、食欲不振等现象，锻炼效果自然不佳。因此，在室内进行锻炼时，一定要保持室内空气流通、新鲜。

6. 忌在有污染的地方锻炼

冬季也不宜在雾霾弥漫、空气浑浊的庭院里进行健身锻炼。同时要注意，气候条件太差的天气，如大风沙、下大雪或过冷天气，暂时不要到室外锻炼。若想到室外锻炼，应注意选择向阳、避风的地方。

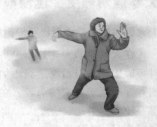

大寒时节，常见病食疗防治

脂溢性皮炎多吃富含维生素 C、维生素 E、维生素 B 族食物

脂溢性皮炎是一种慢性皮肤炎症，多发于皮脂腺分布较多的地方。典型症状为皮肤上有边缘清楚的暗黄红色斑、斑片或斑丘疹，其表面被覆油腻性鳞屑或痂皮，常伴有不同程度的瘙痒。冬天寒冷、干燥、多风的气候容易使皮肤变得干燥，破坏皮肤的水油平衡，导致脂溢性皮炎的发病率升高。富含维生素 C、维生素 E 和 B 族维生素的食物对改善脂溢性皮炎非常有效。

脂溢性皮炎预防措施	
1	多到户外呼吸新鲜空气，同时保持室内的空气新鲜，多开窗，勤通风。
2	保持皮肤的清洁，尽可能减少手和脸部的接触，因为污垢最容易引发感染。但任何清洁用品都不可过度使用。
3	肠胃功能不好也容易引发脂溢性皮炎，所以不宜多食高热量、辛辣刺激的食物。

另外，茅根茶、蒺藜消风粥、薏米山楂粥等也可以起到辅助治疗脂溢性皮炎的作用。而食用辛辣、油腻食品，甜食或浓茶、浓咖啡则会导致病情恶化。

辅助治疗脂溢性皮炎饮用茅根五味豆浆饮

茅根五味豆浆饮具有清热利尿、活血散瘀之功效，对脂溢性皮炎有辅助治疗作用。

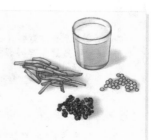

◎茅根五味豆浆饮

【材料】白茅根 30 克，五味子 15 克，豆浆 250 毫升，白砂糖适量。

【制作】①五味子、白茅根分别洗净。②锅中放入五味子、白茅根，加水 250 毫升，小火煎煮 25 分钟，去渣取汁。③原锅洗净，倒入豆浆，小火煮 5 分钟，加入药汁烧沸，撒入白砂糖，搅匀即可。

第7章
冬季穿衣、美容、心理调适策略

冬季穿衣：导热性越低的衣服保暖效果越好

冬季穿衣注意保暖

　　冬天怎样穿衣服才会暖和？有人说，多穿几件衣服，不就暖和了吗？然而问题看起来很容易，事实上还有一定的学问。衣服的主要功能不是产生热量，而是防止人体热量散失，当人体穿上衣服后，就像把身体放在一个温度比室温高、变化比室温小的空气层里，衣服既不能减少人体热量的散失，也不能保存人体中的热量，它所起到的作用只是让体内的热量缓慢散发出去而已。所以说，冬季选择一件合适的衣服很有讲究。

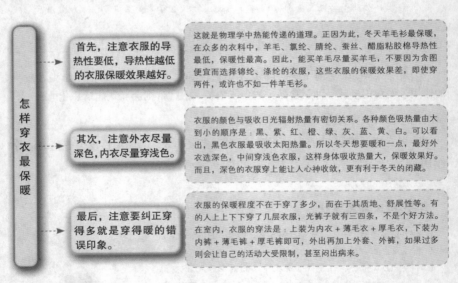

怎样穿衣最保暖

首先，注意衣服的导热性要低，导热性越低的衣服保暖效果越好。

这就是物理学中热能传递的道理。正因为此，冬天羊毛衫最保暖，在众多的衣料中，羊毛、氯纶、腈纶、蚕丝、醋脂粘胶棉导热性最低，保暖性最高。因此，能买羊毛尽量买羊毛，不要因为贪图便宜而选择锦纶、涤纶的衣服，这些衣服的保暖效果差，即使穿两件，或许也不如一件羊毛衫。

其次，注意外衣尽量深色，内衣尽量穿浅色。

衣服的颜色与吸收日光辐射热量有密切关系。各种颜色吸热量由大到小的顺序是：黑、紫、红、橙、绿、灰、蓝、黄、白。可以看出，黑色衣服最吸收太阳热量。所以冬天想要暖和一点，最好外衣选深色，中间穿浅色衣服，这样身体吸收热量大，保暖效果好。而且，深色的衣服穿上能让人心神收敛，更有利于冬天的闭藏。

最后，注意要纠正穿得多就是穿得暖的错误印象。

衣服的保暖程度不在于穿了多少，而在于其质地、舒展性等。有的人上上下下穿了几层衣服，光裤子就有三四条，不是个好方法。在室内，衣服的穿法是：上装为内衣＋薄毛衣＋厚毛衣，下装为内裤＋薄毛裤＋厚毛裤即可，外出再加上外套、外裤，如果过多则会让自己的活动大受限制，甚至闷出病来。

把全身上下武装起来

　　虽然每个人的衣着品味各不相同，尤其是在这个张扬个性的时代，每个人都希望能够穿出自己的风格，但是，相比于其他季节的服饰，冬装的实用特性更加明显，所以，在冬装的选择上，要根据自己的年龄、性别、习惯、生活方式、个人爱好、经济条件以及所从事的职业等不同情况来考虑。

1. 冬季围围巾

缠绕在颈间的围巾，如漫空飞舞的彩蝶，风情万种，并具有防风御寒之效，能使颈部免受寒冷的刺激，预防感冒和颈肩部疾病，对高血压、心血管病患者也有益处。需要提醒的是，围巾大多是由动物毛或混纺毛线织成。其纤维极易脱落，且易吸附灰尘和病菌，因此，戴围巾时不要连脖子带嘴一块捂，以免吸入脱落的纤维、灰尘与病菌。

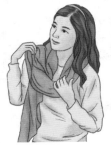

2. 冬季穿鞋

对于好生冻疮者，应及早穿棉鞋；足部经常出汗者，宜选用透气性较好的棉鞋和棉线袜；袜子和鞋垫汗湿后，要及时烤干，棉鞋内也应常烘晒。鞋袜干燥，方具有较好的保暖性。有些人喜欢把鞋子穿得紧紧的。其实，这样做很不科学。因为空气本身就具有极好的隔热保暖作用。让鞋子和脚之间充斥一些空气可以更好地起到保暖效果。而且，鞋穿得太紧，足部皮肤血管受到挤压，影响血液循环，从而降低足部的抗寒能力，容易发生冻疮。另外，冬季的鞋底要适当增厚，因为鞋底厚可增强鞋的防寒性能。若长期在冰天雪地里工作，则应穿带毛的高帮皮鞋或长筒皮靴。

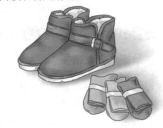

3. 冬季戴帽

俗话说："冬季戴棉帽，如同穿棉袄。"在数九寒冬，由于身上穿着厚厚的衣服，所以人体热量的主要散佚渠道就是暴露在外的头部和双手。据相关测试发现，处于静止状态下不戴帽的人，在环境气温为15℃时，从头部散失的热量约占总热量的30%，环境气温为4℃时散失的热量占总热量的60%。因此，冬季头部保暖较为重要。冬季戴的帽子最好能护住耳朵。选择帽子时，应注意使帽檐和帽顶与自己的脸形、身材相配。

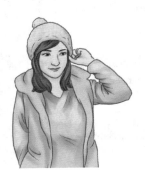

4. 冬季戴手套

除了头部之外，双手也是身体热量散佚的重要渠道，因此，戴一双手套也能起到极好的御寒作用。在选购手套时，尺码要适宜，尺码太大达不到保暖效果，尺码太小易影响手部血液循环。手套不宜和别人共用，以免某些疾病通过手套传染。老年人血液循环功能差，手足怕冷，所以，在选购手套的时候应挑选轻软的毛皮、棉绒、绒线手套。小孩手小皮肤薄嫩，手套材料以柔软的棉绒、绒线，或者弹性尼龙制品为好。

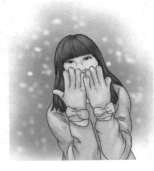

几种冬装的收藏方法

冬装收藏得当，既可来年使用，也可延长寿命。

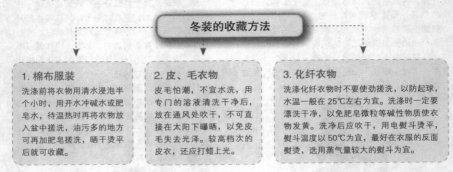

冬装的收藏方法

1. 棉布服装
洗涤前将衣物用清水浸泡半个小时，用开水冲碱水或肥皂水，待温热时再将衣物放入盆中搓洗，油污多的地方可再加肥皂搓洗，晒干烫平后就可收藏。

2. 皮、毛衣物
皮毛怕潮，不宜水洗，用专门的溶液清洗干净后，放在通风处吹干，不可直接在太阳下曝晒，以免皮毛失去光泽。较高档次的皮衣，还应打蜡上光。

3. 化纤衣物
洗涤化纤衣物时不要使劲搓洗，以防起球，水温一般在25℃左右为宜。洗涤时一定要漂洗干净，以免肥皂微粒等碱性物质使衣物发黄。洗净后应吹干，用电熨斗烫平，熨斗温度以50℃为宜，最好在衣服的反面熨烫，选用蒸气量较大的熨斗为宜。

冬季美容护理：预防皮肤干燥，注意滋阴养颜、护发

将皮肤从干燥中解救出来

常言道"女人是水做的"，事实也确实如此，科学研究表明，女人体内含有比男人更多的水分，因此，比起男人，女人更离不开水的滋润。天寒气燥的季节是体内水分的大敌，平日饮食补水不足、熬夜劳神损耗体液，已经使得水分大大缺失，冬日干冷的气候更会加重水分的流失。面对寒冷干燥的空气，以下四个步骤可以帮助广大爱美的女性挽救干燥的皮肤。

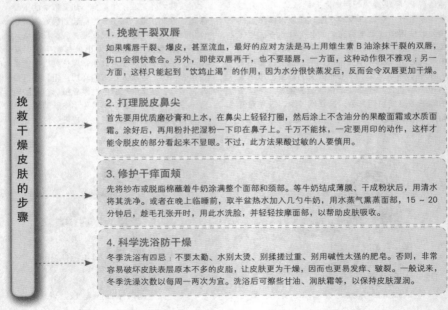

挽救干燥皮肤的步骤

1. 挽救干裂双唇
如果嘴唇干裂、爆皮，甚至流血，最好的应对方法是马上用维生素B油涂抹干裂的双唇，伤口会很快愈合。另外，即使双唇再干，也不要舔唇，一方面，这种动作很不雅观；另一方面，这样只能起到"饮鸩止渴"的作用，因为水分很快蒸发后，反而会令双唇更加干燥。

2. 打理脱皮鼻尖
首先要用优质磨砂膏和上水，在鼻尖上轻轻打圈，然后涂上不含油分的果酸面霜或水质面霜。涂好后，再用粉扑把湿粉一下印在鼻子上。千万不能抹，一定要用印的动作，这样才能令脱皮的部分看起来不显眼。不过，此方法果酸过敏的人要慎用。

3. 修护干痒面颊
先将纱布或脱脂棉蘸着牛奶涂满整个面部和颈部。等牛奶结成薄膜、干成粉状后，用清水将其洗净。或者在晚上临睡前，取半盆热水加入几勺牛奶，用水蒸气熏蒸面部，15～20分钟后，趁毛孔张开时，用此水洗脸，并轻轻按摩面部，以帮助皮肤吸收。

4. 科学洗浴防干燥
冬季洗浴有四忌：不要太勤、水别太烫、别揉搓过重、别用碱性太强的肥皂。否则，非常容易破坏皮肤表层原本不多的皮脂，让皮肤更为干燥，因而也更易发痒、皲裂。一般说来，冬季洗澡次数以每周一两次为宜。洗浴后可擦些甘油、润肤霜等，以保持皮肤湿润。

男士皮肤冬季更需要保养

　　说到皮肤的保养与护理，很多人都认为这是女性的事。事实上，男性的皮脂腺和汗腺都比女性大，皮肤酸度也比女性高，分泌的皮脂和汗液多，脸上和身上的毛发也粗而浓。再加上春节期间男人吃喝比较随意，皮肤更容易受污染、变黑、变粗糙。因此，男性更应该对皮肤进行科学、合理的护理和保养。男士护肤掌握以下几个要点：

正确的按摩方法

1	先在脸上涂一些男士专用按摩膏。
2	用手指顺着面部肌肤的纹理由下而上划圈式进行按摩。
3	每天早、晚洗脸时进行，每次按摩 10 分钟左右。
4	按摩后，用清水洗净擦干，涂上收敛水即可。

首先，对于男士来说，按摩皮肤很重要，适当的按摩可以让皮肤表层的衰老细胞及时脱落，促进面部血液循环，改善皮肤的呼吸，利用皮脂腺及汗液的分泌增加皮肤营养，提高皮肤深层细胞的活力，从而使皮肤富有光泽和弹性。

正确的"剃须法"

1	早晨是剃须的最佳时间，因为此时脸部和表皮都处于放松状态。
2	要选择品质好、刺激性小的剃须膏、皂和温和的剃须水。先净面，待毛孔放松张开、胡须变软再开始剃须。
3	操作时顺序应从鬓角、脸颊、脖子到嘴唇周围及下巴。剃须后，用温水洗脸，再用凉水冲一遍，以利于张开的毛孔收缩复原。
4	涂一些滋润液、霜等，以滋润皮肤，减少刺痛。另外，平时切忌用手或镊子乱拔胡须，以免因细菌入侵损伤皮肤。

其次，要掌握正确的"剃须法"。剃须是男人的一项非常重要的"面子工程"，然而，不当的剃须法很有可能会对皮肤造成不良的影响，所以，学会正确剃须非常重要。

最后，男士的防晒防冻也是一件很重要的事情。许多从事户外作业和活动的男士，因为常常风吹日晒，所以夏天防晒、冬天防冻尤为重要，隆冬季节外出时要涂些油脂或防冻膏，以防面部被冻伤或皲裂。晚上临睡前涂些滋润霜，如果嘴唇干裂，可涂点唇膏，使全身得到充足的营养，每一寸皮肤都能够保持湿润光泽。

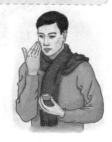

冬季最滋阴养颜的食物

冬天应多补充水分、盐分，多喝白开水或含盐矿泉水，多吃富含维生素及纤维素的水果蔬菜，尤其是下面提到的几种。

1. 黄瓜

黄瓜含有多种糖类、氨基酸、维生素C、维生素A等，除具有一定的治病作用外，黄瓜的润肤美容效果还十分突出。

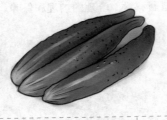

用黄瓜润肤美容可以参考以下的方法：①将黄瓜洗净，去瓤、子，捣碎取汁，用汁涂抹面部，每天1次。可使皮肤清洁光滑而柔嫩。②将黄瓜切成薄片，贴在眼角鱼尾纹处，1个小时后取下，常用可祛除皱纹。③将黄瓜片贴满面部，可使油性皮肤去除油脂，防止青春期分泌物旺盛而产生粉刺。④身体如果被晒伤后，可将黄瓜切成片放于晒伤的部位，具有很好的止痛及恢复晒伤皮肤的效果。

2. 绿豆

绿豆含有丰富的糖、氨基酸、维生素C和维生素A等。取绿豆250克用文火熬汤，等绿豆煮成花样即可，冷却后用汤擦洗面部及身体四肢，半个小时后，再用清水清洗。若长期使用，可使皮肤白皙。

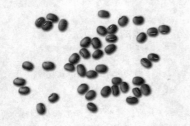

3. 丝瓜

丝瓜具有清热解毒、活血化瘀的功能，丝瓜外用还有保护皮肤、防止日晒的作用。将丝瓜捣碎，用汁抹面部，可以去除皱纹、雀斑。此外，如果在丝瓜中加少许甘油涂抹在皮肤上，更能使皮肤柔嫩有光泽，用丝瓜络洗澡擦身，可起到按摩皮肤的作用。

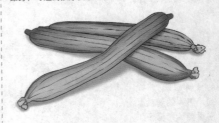

4. 西红柿

将西红柿捣碎，挤出汁，加入少许蜂蜜或甘油，每天早晚涂擦于面部，10～30分钟后洗净，常用可使皮肤增白，还可使黄褐斑、雀斑渐渐变淡，甚至完全消失。

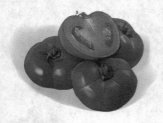

5. 百合

经常食用百合能增加皮肤营养，促进皮肤新陈代谢，使皮肤变得细嫩、洁白、红润而富有弹性，并减少皱纹。尤其对于各种发热症治愈后遗留的面容憔悴、神经衰弱、失眠多梦，更年期女性的面色苍白，有较好的恢复作用。

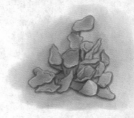

冬季护发

头发虽然不是人体最重要的部位，但也绝不是可有可无的。头发不但可保护头皮和大脑，也是人体健美的标志之一，是人体健康的晴雨表。贫血、内分泌失调、精神过度紧张和疲劳、免疫功能异常等病症，易引发头发脱落、早白等现象。

头发的健康程度是和人的身心健康紧密挂钩的，所以如果想要从根本上改善发质，只靠洗、烫、擦、润是不够的，必须从改善体内环境着手，才可治本，使头发健康生长，乌黑油亮。

蛋白质是组成头发的重要成分，因此保证合理膳食是护发的首要措施，尤其是要重视蛋白质的摄入，应适当补充核桃、板栗、虾仁、木耳、首乌、枸杞等补肾养发的食物，并适当增加含能量较高的食物的摄入。

另外，还要注意生活规律，不熬夜，不睡懒觉，坚持吃早餐，不抽烟，不喝酒；保持心情舒畅，搞好人际关系；适当做一些户外活动，多晒太阳。以上措施都有利于护发。

冬季心理调适：养心宜藏，防止抑郁

冬季养心宜藏

冬季的寒气达到了一年中的顶峰，而阳气则一直处于蛰伏状态，所以，为了顺应自然的变化，使神气内收，在冬季养生的时候要尽量做到"无扰乎阳"，以养精蓄锐，有利于来春的阳气萌生，生理上如此，心理上也是一样的道理。

在现实生活中，如果经受重大精神挫折而未能做出适当的调整，那么患病率较高；而如果经常保持思想清静，注意精神调摄者，则其抗病力较强。正如《黄帝内经》中所说："精神内守，病安从来。"所以，一定要注意让心灵宁静，而想要做到这一点，就要加强道德修养。因为良好的道德修养，有利于神志安定，气血调和，生理功能正常而有序地进行，即养德可以养气、养神。正如儒家创始人孔子所提倡的"仁者寿"。

要让心灵宁静，还必须少私寡欲。当私心太重，嗜欲不止，而又达不到目的时，就会产生忧郁、苦闷等不良情绪，从而扰乱心神，导致百病丛生。

适当地节制欲望，可减轻不必要的思想负担，使自己心中坦然，精神舒畅，有益于身心健康。正如《太上老君养生诀》中所说："且夫善摄生者，要先除六害，然后可以保性命延驻百年。何者是也？一者薄名利，二者禁声色，三者廉货财，四者损滋味，五者除佞妄，六者去妒忌。此六害不除，万物扰心，岂能清静？"

冬季要预防季节性情感失调症

一到冬天，抑郁症的患者数量就会增加，很多人都会显示出无精打采，甚至精神沮丧、意志消沉的状态，并且年复一年地出现。这就是所谓的季节性情感失调症，多见于青年，尤其是女性。

现代医学气象学的研究表明，人的心理、生理会与外界环境产生"共鸣"，而季节性情感失调症就是由于冬季特有的气候作用于人体所致。

改变这种不良情绪，要多晒太阳，多吃富含维生素 C 和维生素 B 的新鲜蔬菜和水果等，以调节大脑的功能和情绪；多参加各种娱乐活动，以激起对生活的热情和向往。

平时可听听音乐，让美妙的旋律为生活增添乐趣；积极参加体育锻炼，调整自主神经功能，缓解因自主神经功能失调所致的紧张、焦虑、抑郁等症状。

我国医学对季节性情感失调亦有所认识，并强调在枯木衰草、万物凋零的冬季，仍要保持心情愉快和乐观的情绪。当然，具体的精神调养方法还应因人而异。

幽默——生活的润滑剂

生活质量与生命长短都与平日的情绪有很大关系。情绪稳定、心胸豁达、轻松愉快的人，不但事业成功、家庭和睦、人际关系协调，而且健康方面很少出问题。

刻意的批评和无意的中伤，有时会给他人造成伤害；幽默的指点和温和的批评，却能激发出他人心中宽容与温情的火花，既能使对方领悟，又不伤和气。

面对困难时，幽默的语言能点燃人们的信心之火，创造融洽的气氛，激发出智慧之光，能把紧张的气氛冲淡，把难以解开的心结松开，把一触即发的战火熄灭。

以幽默风趣的态度对待生活，能从生活中捕捉到光明和欢乐，发掘出更多的勇气和智慧来领悟生活、面对挫折，能够感染和鼓舞他人。

幽默就像一个杠杆，利用一个合适的支点，就可以把沉重的生活变得轻松有趣。特别是在万物萧条的冬季，人们的心情较为抑郁，生活中更需要善用幽默来加以调节。

冬季要心存希望

希望是一切乐观的源头，承载着人们的理想和追求，引导着人们前行，让人们能够精神勃勃地生活。

把握希望就是要修炼心性，随时保持清醒的理智。即使身处逆境，也要坚定信念，咬紧牙关，勇敢地面对挫折和挑战，以求实现心中的理想。

希望能给心灵插上翩翩双翅，让人在有限的生命中领略无限的精神领域的风光。尤其是在冬季这个让人消沉的季节里，更应适时调整心态，让每一天都充满着希望，只有保持希望，才能够远离无止境的悲观落寞。